専門医のための
眼科診療クオリファイ

シリーズ総編集
大鹿哲郎
筑波大学
大橋裕一
愛媛大学

弱視・斜視診療のスタンダード

編集
不二門 尚
大阪大学

中山書店

シリーズ刊行にあたって

　21世紀はquality of life（生活の質）の時代といわれるが，生活の質を維持するためには，感覚器を健康に保つことが非常に重要である．なかでも，人間は外界の情報の80％を視覚から得ているとされるし，ゲーテは「視覚は最も高尚な感覚である」（ゲーテ格言集）との言葉を残している．視覚を通じての情報収集の重要性は，現代文明社会・情報社会においてますます大きくなっている．

　眼科学は最も早くに専門分化した医学領域の一つであるが，近年，そのなかでも専門領域がさらに細分化し，新しいサブスペシャリティを加えてより多様化している．一方で，この数年間でもメディカル・エンジニアリング（医用工学）や眼光学・眼生理学・眼生化学研究の発展に伴って，新しい診断・測定器機や手術装置が次々に開発されたり，種々のレーザー治療，再生医療，分子標的療法など最新の技術を生かした治療法が導入されたりしている．まさにさまざまな叡智が結集してこそ，いまの眼科診療が成り立つといえる．

　こういった背景を踏まえて，眼科診療を担うこれからの医師のために，新シリーズ『専門医のための眼科診療クオリファイ』を企画した．増え続ける眼科学の知識を効率よく整理し，実際の日常診療に役立ててもらうことを目的としている．眼科専門医が知っておくべき知識をベースとして解説し，さらに関連した日本眼科学会専門医認定試験の過去問題を"カコモン読解"で解説している．専門医を目指す諸君には学習ツールとして，専門医や指導医には知識の確認とブラッシュアップのために，活用いただきたい．

大鹿　哲郎
大橋　裕一

序

　本巻では"弱視・斜視診療のスタンダード"と題して，弱視・斜視診療の現況について気鋭の先生がたに執筆をお願いした．この領域では，すでに確立している部分も多いが，基礎的な研究や，前向き研究の発展により，新しい知見が得られている分野がある．すでに確立している分野については，臨床に即した観点から，わかりやすく解説いただいた．新しい分野として，弱視・斜視の基礎に"pulley"の概念が導入され，A-V型斜視の成因がわかりやすくなった点などを解説いただいた．また，時代とともに新しい映像機器が普及し，それに伴って検討すべき両眼視機能も変わってきている．たとえば3D映像は，映画の領域ですでに定着しているが，3D映像鑑賞時には輻湊と調節の関係が通常とは異なる．これについては，相対調節・相対輻湊の概念の復習が必要になり，このような点を解説に盛り込んでいただいた．今後は，スマートフォンの両眼視機能への影響などが新しいテーマになる可能性がある．

　弱視については，基礎研究が，動物実験から脳機能画像まで進められている．また，治療法については，前向き研究が多く行われるようになり，エビデンスが確立しつつある．このような展開を弱視の項には入れた．

　斜視の検査に関しては，脳機能画像を用いると，立体視が脳のどの部位で起こっているかなどがわかるという新しい視点が生まれた．また，眼球運動のシミュレーションソフトが開発され，経験則ではなく眼球運動の理論に基づいて，斜視手術の方針が検討できるようになった．斜視手術の基本手技としては，小切開手術について新しい観点がとりいれられた．斜視の治療は，経験則に基づくものが多く，なかなかEBM（evidence-based medicine）に即した診療ガイドラインがつくりにくい分野である．しかし，たとえば間欠性外斜視のように比較的症例数の多い斜視手術に対して，前後転術と両外直筋後転術の術後の戻りについてのEBMが確立しつつある．また，dissociated vertical complexのような新しい概念も考慮する必要がある．

　特殊な斜視の治療では，わが国から発信された術式として，古くは上斜筋麻痺に対する原田-伊藤法などがあり，近年では強度近視内斜視に対する横山法，外転神経麻痺に対する西田法がある．このように英語論文としてきちんと残しておくことが大切で，これから若い世代にがんばっていただきたいと思う．弱視・斜視の分野は地道といえるが，疾患の頻度は高く，また視覚負荷が強いスマホ全盛の時代を迎え，眼科医としてこれまで以上にこの分野を学習する必要があると考える．本書が，その一助となれば幸いである．

2014年5月

大阪大学大学院医学系研究科感覚機能形成学／教授
不二門　尚

専門医のための眼科診療クオリファイ
22 ■ 弱視・斜視診療のスタンダード
目次

1 弱視・斜視の基礎

弱視・斜視診療の考えかた	不二門 尚	2
外眼筋の解剖　カコモン読解　19 一般 14　23 一般 11　24 一般 8　24 一般 95　24 臨床 1	林 思音	7
外眼筋の作用　カコモン読解　18 一般 7　20 一般 8　22 一般 7　23 一般 12　24 一般 5	宮田 学	15
外眼筋の運動理論　カコモン読解　19 臨床 24	長谷部 聡	21
SQ　外眼筋の pulley について教えてください	河野玲華	25
輻湊・開散と斜視　カコモン読解　18 一般 73　22 一般 62	中村桂子, 菅澤 淳	29
SQ　3D 映像を見るときの輻湊と調節の関係について教えてください	神田寛行, 不二門 尚	35
CQ　AC/A 比の臨床的意義について教えてください　カコモン読解　24 一般 58	林 孝雄	38
複視と抑制　カコモン読解　21 一般 63　23 一般 70	矢ヶ﨑悌司	41
視力の発達	山下 力, 三木淳司	47
立体視の発達	森 隆史	50

2 弱視の分類，検査，治療

弱視の定義と分類　カコモン読解　24 一般 59	岡 真由美, 田淵昭雄	54
SQ　弱視の病因論について，これまでの変遷を含めて教えてください	三木淳司, 山下 力	58
小児の屈折・視力検査　カコモン読解　18 一般 74　22 臨床 2	仁科幸子	62
SQ　眼球形状発達の定量解析について教えてください	石井晃太郎	70
コントラスト感度検査	四宮加容	73
EV　弱視の治療法のエビデンス　カコモン読解　21 一般 65	内海 隆	77
EV　3 歳児眼健診の有効性	山田昌和	82

カコモン読解　過去の日本眼科学会専門医認定試験から，項目に関連した問題を抽出し解説する"カコモン読解"がついています．（凡例：21 臨床 30 → 第 21 回臨床実地問題 30 問，19 一般 73 → 第 19 回一般問題 73 問）
　　　試験問題は，日本眼科学会の許諾を得て引用転載しています．本書に掲載された模範解答は，実際の認定試験において正解とされたものとは異なる場合があります．ご了承ください．

SQ　"サイエンティフィック・クエスチョン"は，臨床に直結する基礎知見を，ポイントを押さえて解説する項目です．

CQ　"クリニカル・クエスチョン"は，診断や治療を進めていくうえでの疑問や悩みについて，解決や決断に至るまでの考えかた，アドバイスを解説する項目です．

EV　"エビデンスの扉"は，関連する大規模臨床試験など，これまでの経過や最新の結果報告を解説する項目です．

3 斜視の分類，検査

斜視の定義と分類	大月　洋	86
偽斜視　カコモン読解　23 臨床 32	宇田川さち子，杉山能子	92
SQ　斜視の病因論について教えてください	松尾俊彦	95
眼位の検査　カコモン読解　19 一般 60　21 一般 64	中井義典	99
融像の検査　カコモン読解　18 一般 15　19 一般 15　22 一般 63	若山曉美	103
立体視の検査　カコモン読解　19 一般 61　22 一般 64	勝海　修	109
網膜対応の検査　カコモン読解　18 一般 13　20 一般 72　21 臨床 31	矢ヶ﨑悌司	122
眼球運動の検査　カコモン読解　18 臨床 31	原　直人	130
外眼筋の画像診断	西田保裕	136
SQ　fMRIによる両眼視機能の評価について教えてください	吉田正樹，井田正博，野田　徹	139
眼球運動のシミュレーション	横山　連	142

4 斜視手術の基本手技

器具一覧	森本　壯	146
麻酔法　カコモン読解　19 一般 96	近江源次郎	151
結膜切開法	近江源次郎	155
後転術および前転術	森本　壯	161
斜筋手術	森本　壯	164

5 水平斜視，上下斜視の治療とその適応

乳児内斜視手術　カコモン読解　21 臨床 4	矢ヶ﨑悌司	168
CQ　内斜視術後外斜視はどのように治療すべきでしょうか？	根岸貴志	173
調節性内斜視の治療成績	村木早苗	175
後天内斜視の治療　カコモン読解　19 一般 63	溝部惠子	178
CQ　微小斜視について教えてください　カコモン読解　23 一般 68	長谷部　聡	182
間欠性外斜視の手術	初川嘉一	185
カコモン読解　24 一般 17	鈴木利根，杉谷邦子	190
カコモン読解　24 臨床 25	丸尾敏之	191
SQ　間欠性外斜視と立体視の関連について教えてください	横山　連	193
CQ　斜位近視はなぜ成人で起きるのでしょうか？	下條裕史	197
成人の恒常性外斜視の手術	丸尾敏之	200

A-V 型斜視の手術と適応　カコモン読解 19一般65　22臨床33　23一般69	野村耕治	203
上斜筋麻痺の手術と適応　カコモン読解 21一般66　21一般67　22臨床32　23臨床43　24一般60		
	三村　治, 木村直樹	210
交代性上斜位の手術	林　孝雄	217
Dissociated strabismus complex	矢ヶ﨑悌司	220

6　麻痺性斜視, 特殊な斜視の治療

麻痺性斜視のプリズム治療　カコモン読解 23臨床33	鈴木利根, 杉谷邦子	224
動眼神経麻痺の斜視手術	石倉涼子	228
外転神経麻痺の斜視手術　カコモン読解 21臨床29　21臨床34	西田保裕	230
滑車神経麻痺の斜視手術　カコモン読解 18一般71　23一般67	林　孝雄	235
甲状腺眼症の斜視手術	大庭正裕	239
眼窩骨折後の斜視手術　カコモン読解 19一般64	大庭正裕	242
CQ　癒着性斜視に対する羊膜移植術について教えてください	山田昌和	247
CQ　副鼻腔内視鏡術後の斜視について教えてください	西村香澄	250
Duane 症候群　カコモン読解 18臨床32　22一般61	羅　錦營	253
Brown 症候群　カコモン読解 23一般66　23臨床34	牧野伸二	263
General fibrosis syndrome	中泉裕子, 柴田伸亮, 渋谷恵理	266
重症筋無力症	木村亜紀子	272
慢性進行性外眼筋麻痺	木村亜紀子	275
固定内斜視　カコモン読解 18臨床38　20臨床33	横山　連	278

7　眼振の診断および治療

眼振の分類	原　直人	286
眼振の検査　カコモン読解 18臨床37　24臨床32	山下　力, 三木淳司	289
眼振の治療　カコモン読解 24一般94	木村直樹, 三村　治	294

文献*　297

索引　313

*"文献"は, 各項目でとりあげられる引用文献, 参考文献の一覧です.

編集者と執筆者の紹介

シリーズ総編集	大鹿　哲郎	筑波大学医学医療系眼科
	大橋　裕一	愛媛大学大学院医学系研究科視機能外科学分野（眼科学講座）
編集	不二門　尚	大阪大学大学院医学系研究科感覚機能形成学
執筆者 (執筆順)	不二門　尚	大阪大学大学院医学系研究科感覚機能形成学
	林　　思音	山形大学医学部眼科学教室
	宮田　　学	川崎医科大学眼科学2
	長谷部　聡	川崎医科大学眼科学2
	河野　玲華	河野眼科
	中村　桂子	大阪医科大学眼科学教室
	菅澤　　淳	大阪医科大学眼科学教室
	神田　寛行	大阪大学大学院医学系研究科感覚機能形成学
	林　　孝雄	帝京大学医療技術学部視能矯正学科
	矢ヶ﨑悌司	眼科やがさき医院
	山下　　力	川崎医療福祉大学医療技術学部感覚矯正学科
	三木　淳司	川崎医科大学眼科学
	森　　隆史	福島県立医科大学医学部眼科学講座
	岡　真由美	川崎医療福祉大学医療技術学部感覚矯正学科
	田淵　昭雄	川崎医療福祉大学医療技術学部感覚矯正学科
	仁科　幸子	国立成育医療研究センター眼科
	石井晃太郎	筑波大学医学医療系眼科
	四宮　加容	徳島大学大学院ヘルスバイオサイエンス研究部眼科学分野
	内海　　隆	内海眼科医院
	山田　昌和	杏林大学医学部眼科学教室／杏林アイセンター
	大月　　洋	岡山済生会総合病院眼科
	宇田川さち子	金沢大学医薬保健研究域医学系視覚科学（眼科学）
	杉山　能子	金沢大学医薬保健研究域医学系視覚科学（眼科学）
	松尾　俊彦	岡山大学大学院医歯薬学総合研究科眼科学分野
	中井　義典	京都府立医科大学大学院医学研究科視覚機能再生外科学（眼科学）
	若山　曉美	近畿大学医学部眼科学教室
	勝海　　修	西葛西井上眼科こどもクリニック
	原　　直人	国際医療福祉大学保健医療学部視機能療法学科
	西田　保裕	滋賀医科大学眼科学講座
	吉田　正樹	東急病院眼科
	井田　正博	荏原病院放射線科
	野田　　徹	国立病院機構東京医療センター眼科／東京医療保健大学大学院看護研究科
	横山　　連	大阪市立総合医療センター小児医療センター小児眼科
	森本　　壮	大阪大学大学院医学系研究科眼科学
	近江源次郎	近江眼科クリニック
	根岸　貴志	順天堂大学医学部眼科学教室
	村木　早苗	滋賀医科大学眼科学講座
	溝部　惠子	京都第二赤十字病院眼科
	初川　嘉一	大阪府立母子保健総合医療センター眼科
	鈴木　利根	獨協医科大学越谷病院眼科

杉谷　邦子	獨協医科大学越谷病院眼科
丸尾　敏之	丸尾眼科
下條　裕史	JCHO大阪病院眼科
野村　耕治	兵庫県立こども病院眼科
三村　　治	兵庫医科大学眼科学教室
木村　直樹	兵庫医科大学眼科学教室
石倉　涼子	鳥取大学医学部眼科学教室
大庭　正裕	札幌大庭眼科
西村　香澄	聖隷浜松病院眼科
羅　　錦營	ら（羅）眼科
牧野　伸二	自治医科大学医学部眼科学講座
中泉　裕子	金沢医科大学眼科学講座
柴田　伸亮	金沢医科大学眼科学講座
渋谷　恵理	金沢医科大学眼科学講座
木村亜紀子	兵庫医科大学眼科学教室

1．弱視・斜視の基礎

弱視・斜視診療の考えかた

　黄斑円孔のような網膜の微細な解剖学的疾患は，これまで診断が困難であったが，近年，光干渉断層計（optical coherence tomography；OCT）の進歩により，比較的容易に診断がつくようになった．これに対して，弱視や斜視のような機能的な疾患は，脳機能画像などの進歩はあるが，OCTのような決定的な診断力はなく，伝統的な心理物理的な検査に基づく診断が重要となる．

　問診で重要なのは，患者は何が一番困っているかを聞くことであり，診察で重要なのは，検査データを適切に読むことと，診察室での検査を的確に行うことである．

問診のポイント

弱視の問診：小児の弱視・斜視の患者は，自覚的な訴えは少ない．弱視は，眼位異常がない場合，多くは3歳児検診で見いだされる．斜視に伴う弱視の場合は，固視交代ができるかどうかがポイントとなる．固視眼が固定している場合は，非固視に弱視が疑われる．また，片眼を遮閉して，嫌悪反応が認められる場合，非遮閉眼に弱視が疑われる．

小児の斜視の問診：小児の斜視は，両親が気づくことが多い．発症がいつかは，目標となる立体視を考えるうえで重要である．立体視の感受性期は，生後6か月以内に発症する乳児内斜視に関しては，1歳半くらいまでに終わる．一方，生後1歳ぐらいまで眼の平行性が保たれた後に内斜視となる，調節性内斜視に関しては，6歳頃まで感受性期間は続く（図1）[1]．感受性期間内に眼位の平行性が得られなければ，後から治療を行っても立体視を得ることは困難である．斜視が間欠性であれば，治療後の立体視は良好なことが多い．調節性内斜視は，間欠性内斜視で発症することが多いので，内斜視が間欠性か恒常性かを問診で聞く必要がある（図2）．間欠性外斜視は，目立つかどうかがポイントとなる．家族だけが気づく程度であれば，問題はないが，同級生に指摘されると精神的ストレスになる可能性があるので，手術を考慮するポイントになる．

成人の斜視の問診：成人の斜視は，整容上の問題なのか，複視が問

文献はp.297参照．

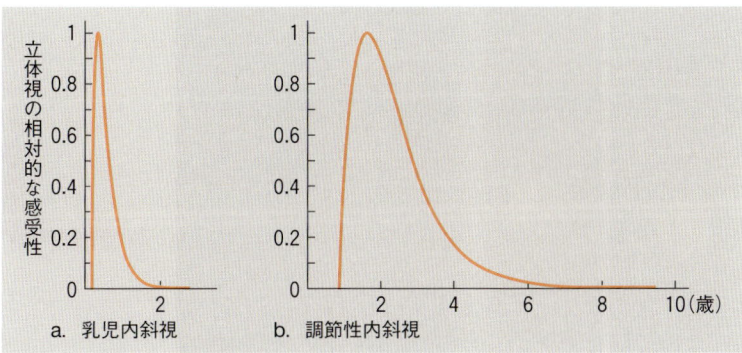

図1 立体視の感受性期
乳児内斜視では，立体視の感受性期は生後2歳頃までに終わる．生後1歳以降に発症する調節性内斜視では，立体視の感受性期は6歳頃まで続く．
(Fawcett SL, et al：The critical period for susceptibility of human stereopsis. Invest Ophthalmol Vis Sci 2005；46：521-525.)

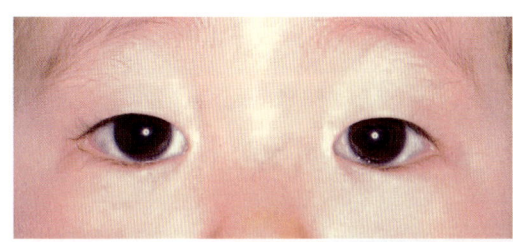

a．眼位は正位．

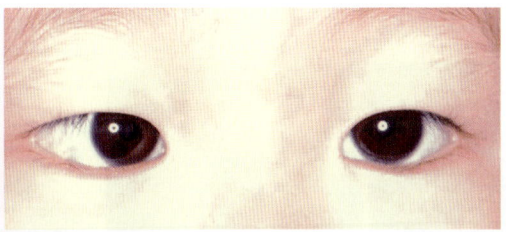

b．眼位は内斜視．

図2 間欠性内斜視の症例
調節性内斜視の初期には，間欠性内斜視の状態がみられる場合が多い．この時期に眼鏡を処方すれば，比較的良好な立体視が得られる．

題なのか，眼精疲労が問題なのかを把握する必要がある．小児期に斜視の手術の既往がある場合は，術眼について聞く必要がある．

診察のポイント

弱視患者に対する診察：弱視患者の治療は，屈折異常を判定したのち，適切な眼鏡処方をすることに尽きる．3歳未満の小児の場合，診察室での検影法による屈折検査が重要である．3歳以上では，自覚的屈折検査の信頼性が乏しい場合，調節麻痺薬点眼後の他覚的屈折検査が必要になる．固視検査は直像鏡による検査が基本だが，微小視野計による固視検査も有用である（**図3**）．器質的疾患を除外するためには，散瞳下で前眼部検査を行い，部分白内障（**図4**）や水晶体形成不全などの器質的疾患の鑑別を行う．また眼底検査では，黄斑低形成などの鑑別が重要である．内斜視に合併した屈折異常の場合は，アトロピン点眼後の屈折検査が重要になる．
斜視患者に対する診察：斜視の検査では，遮閉試験による斜位か斜

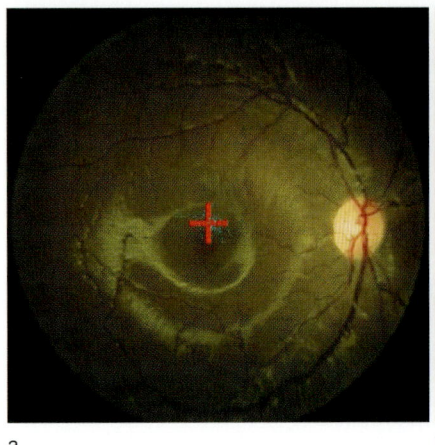 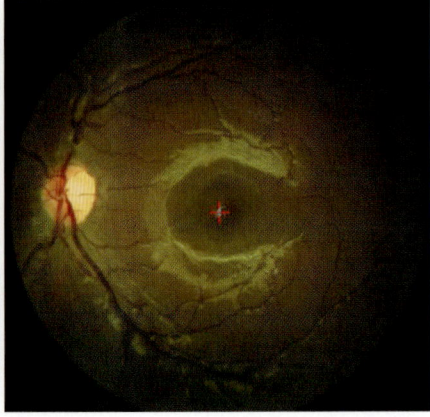

a.　　　　　　　　　　　　b.

図3　弱視眼の微小視野測定
視力が正常の左眼（b）では，中心固視ができているが，視力（0.2）の右眼（弱視眼，a）では，偏心固視となっている．

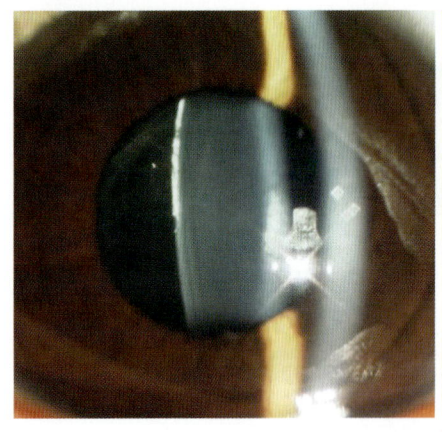 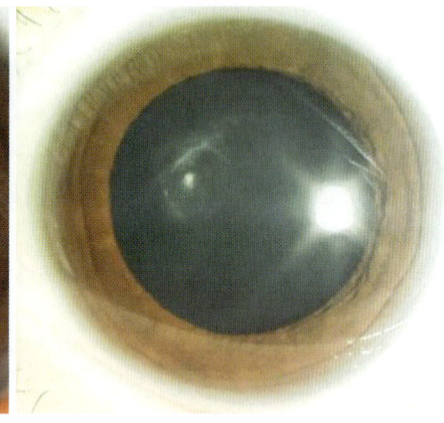

a.　　　　　　　　　　　　b.

図4　部分白内障の症例
近医より弱視の疑いで紹介された症例．左眼視力（0.2）で瞳孔中央に混濁はみられないが（a），散瞳すると周辺部の水晶体に混濁がみられた（b）．

視かの鑑別がまず必要である．第1眼位での検査の後，9方向眼位での遮閉試験が次に必要になる．水平第2眼位では下斜筋過動のチェック，垂直第2眼位ではV型，A型の鑑別が重要である（**図5**）．また，上下斜視がみられた場合には，頭部傾斜試験が上斜筋麻痺の鑑別に重要である．近見時に複視を訴える場合は，輻湊近点の測定も必要になる．成人の眼筋麻痺の場合，Hessチャートが有用である．回旋を伴う斜視の場合，スリット光投影による回旋斜視角測定は，暗室検査として有用である（**図6**）[2]．過去に斜視手術を受けた既往のある場合，細隙灯顕微鏡検査が有用である．結膜の瘢痕から，その部位の外眼筋に手術が行われたことを判定することが可能で

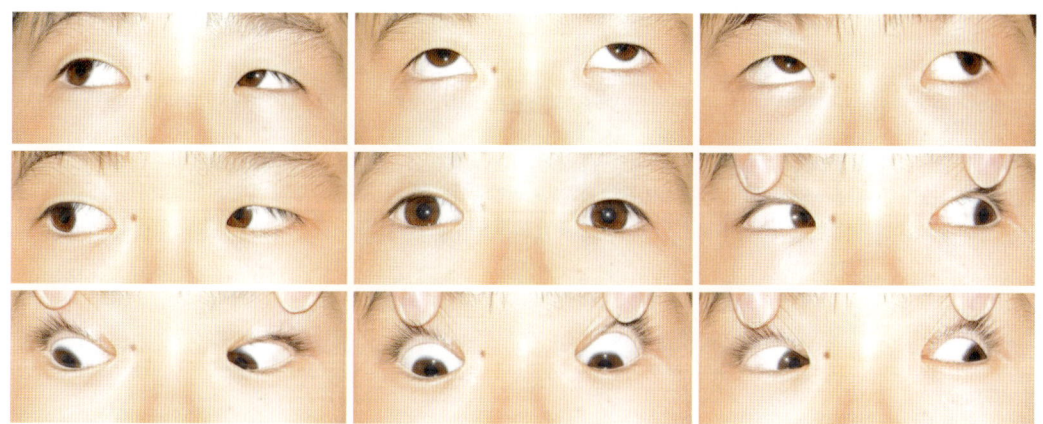

図5　9方向の眼位測定
この症例では，第1眼位では外斜視が，水平第2眼位では下斜筋過動が判定される．垂直第2眼位ではV型の外斜視が判定できる．

る．これは，再手術をするときの術式選択に大きな手掛かりとなる．

斜視患者に対する説明で必要な観点

長期的な視点：小児の斜視に関しては，成長とともに眼位が変化する可能性があることを説明する必要がある．乳児内斜視の術後には，20〜27％が外斜視に移行することが報告されている[3]．術後，間欠性外斜視が恒常性の外斜視になれば再手術が必要になることを説明する必要がある．小児の間欠性外斜視は，両眼視時の近視化はほとんどなく[4]，眼精疲労を訴えるケースも少ない．しかし，斜視角が大きい場合，成人になって斜位近視が生じる可能性がある．したがって，斜視角が大きい場合は，将来的に眼精疲労が起こる可能性も含めて説明する必要がある．

融像に関する動的な観点：成人の上下斜視の場合，正面視で両眼の融像ができても，視線を動かした場合に融像するのに時間がかかり，眼精疲労を訴えたり，車の運転に差しつかえることがある．この場合，眼位が正位でも角度が小さければ，プリズム眼鏡の処方が有効な場合があることに留意するべきである．

正面以外を見た場合の複視に関する観点：複視に関する治療を希望する場合は，どの眼位で複視を感じるかが重要である．第1眼位で複視を感じなくても，下方視の複視が強い場合は，日常生活に不便があるので，手術適応となる（**図7**）．この場合，diplopia fieldが評価に役に立つ（**図8**）．

これからの弱視・斜視診療では，このような観点を踏まえて，患者

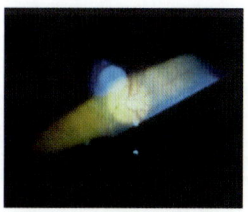

a.

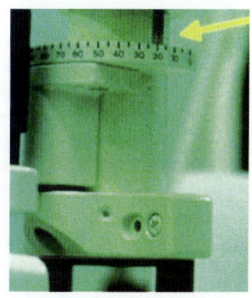

b.

図6　スリット光の眼底投影による回旋斜視角の測定

被検者の眼底に，水平または垂直方向にスリット光を投影し（a），自覚的に水平または垂直に見えるか，傾いて見えるかを聞く．傾いていると答えた場合は，スリット光を水平または垂直に見えるまで回転し，その角度を読みとることにより（b），回旋斜視角の定量ができる．

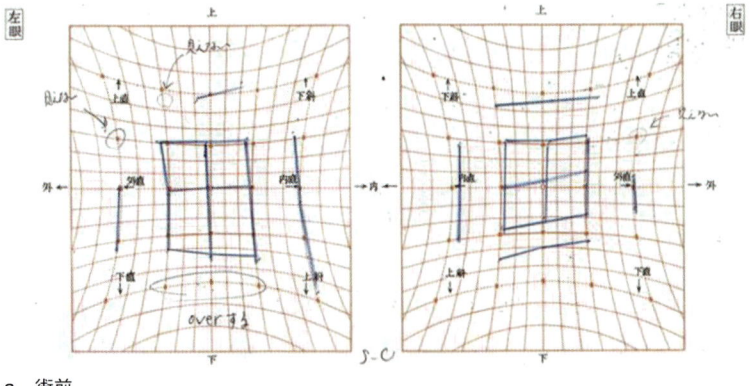

a. 術前

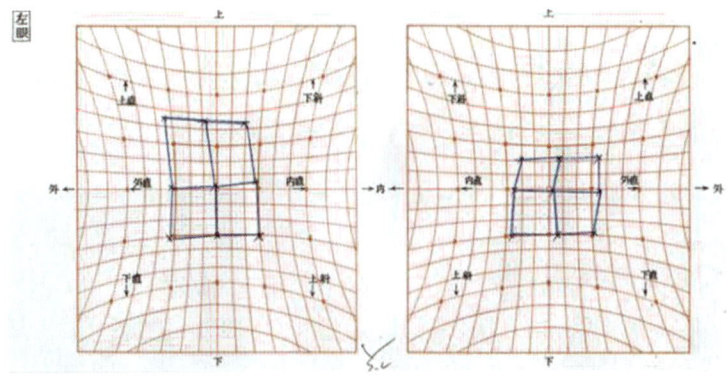

b. 術後

図7 甲状腺眼症の症例のHessチャート
正面では斜視角は小さいが，下方視時に右眼下転障害がみられる（a）．右下直筋切除短縮術を施行後，右下転障害は改善している（b）．

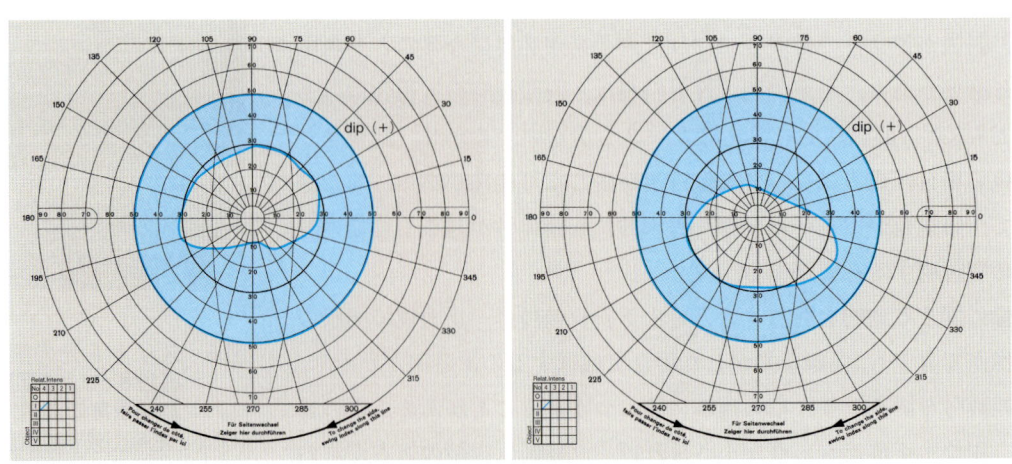

a. 術前　　　　　　　　　　　b. 術後

図8 甲状腺眼症の症例のdiplopia field
図7の症例では，術前下方10°までしか単一視できていなかったが（a），術後下方30°まで単一視できるようになった（b）．

の日常生活で何が問題かを問診で聞き，小児の場合は長期的観点を，成人の場合はQOLの向上のための観点を踏まえた説明が必要である．

（不二門　尚）

外眼筋の解剖

外眼筋の起始部，付着部

下斜筋を除く4直筋と上斜筋は総腱輪から始まり，眼球へ向かって走行する（図1）[1]．上斜筋は途中，滑車を通る．下斜筋は眼窩内鼻側下部の涙嚢窩後稜の骨膜を起始部とする．

外眼筋の付着部はすべて強膜であり，4直筋付着部の角膜輪部からの距離は，直筋それぞれで異なる（表1）．内直筋は5.5 mm[*1]，下直筋は6.5 mm，外直筋は7.0 mm，上直筋は7.7 mmである．内直筋かららせんを描くように輪部からの距離が長くなっており，これをTillauxのらせんと呼ぶ（図2）．上斜筋の付着部は，上直筋付着部耳側端から約5～7 mm後方に前端があり，扇状に広がった形をしている．下斜筋の付着部は，外直筋付着部から約10 mm後方に前端があり，後端は黄斑部の0.2～1 mm下方，2 mm前方に位置する（図3，4）．

付着部の腱の幅は，4直筋および下斜筋は10 mm前後であるのに対し，上斜筋は前述のように扇状に広がっているため10～18 mmと幅広い（表1）．隣り合う直筋の付着部端との距離は，それぞれ約

文献はp.297参照．

[*1] 内斜視手術の際に測定した輪部から内直筋付着部までの距離は，3.0～6.0 mm（平均4.4 mm）と個人差が大きい[2]．特に乳児内斜視では，眼球が成長途中であるため，付着部がより輪部近くに存在する可能性がある．そのため，斜視手術の際，付着部からの距離で筋の後転量を決定するのみならず，輪部からの距離も考慮に入れる必要がある．

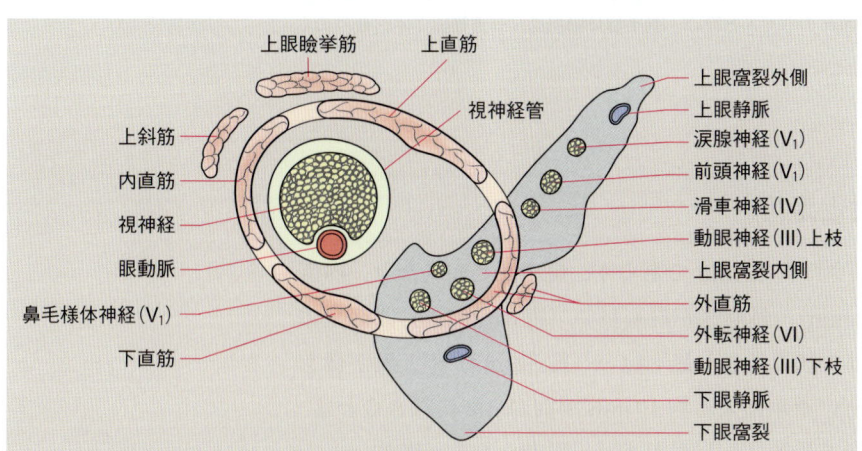

図1　左眼の眼窩先端部と総腱輪の解剖
(Helveston EM：Surgical management of strabismus. 5th ed. Oostende：Wayenborgh Publishing；2005. p.34.)

表1 外眼筋の長さと付着部

	筋の長さ(mm)	腱の長さ(mm)	腱の幅(mm)	付着部までの距離 (mm)*	まつわり距離 (mm)
内直筋	40	4	10.3〜11	5.5	6
外直筋	40	8〜9	9.2〜10	6〜7	12〜13
上直筋	40	6	10.5〜11.5	7.5〜8	6.5〜9
下直筋	40	5.5〜7	9.8〜10.5	6.5	6.5〜10
上斜筋	28〜34	26〜30	10〜18	—	5〜12
下斜筋	36〜37	1	9〜14	—	15〜17

*角膜輪部から付着部中央までの距離．諸論文からの概算値．

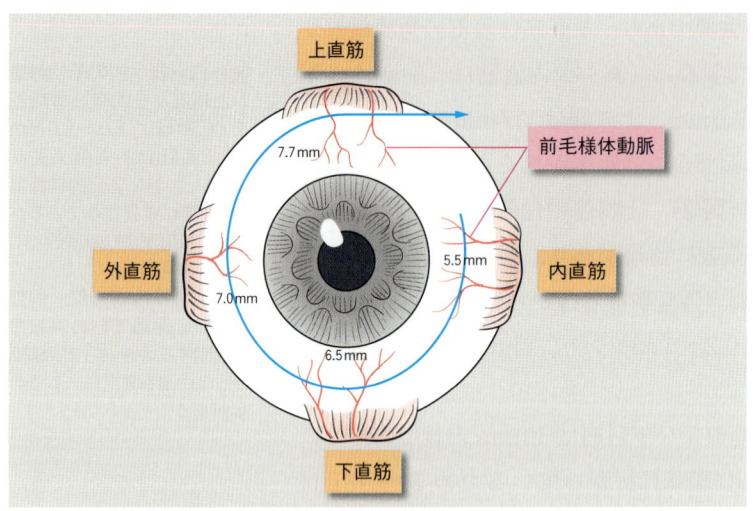

図2 右眼の外眼筋付着部と前毛様体動脈
角膜輪部から4直筋付着部までの距離は，内直筋からららせんを描くように距離が長くなっており，これをTillauxのらせんと呼ぶ．前毛様体動脈は，外直筋に1本，残りの3直筋に2本存在する．

10mmである．

外眼筋の長さと走行

　4直筋の筋の長さは約40mmであるが，腱の長さが異なり，内直筋が最も短く（4mm），外直筋が最も長い（約8mm）．外眼筋全体でみると，上斜筋の筋の長さが最も短い（約32mm）が，腱が最も長く（26〜30mm），滑車に入る約10mm手前から腱に置き変わる．一方，下斜筋の腱の長さは，わずか1mm程度である（**表1**）．
　水平直筋（内外直筋）の走行は眼球の内外側に付着しているため，作用方向は水平作用のみであるのに対して，上下直筋は視軸から

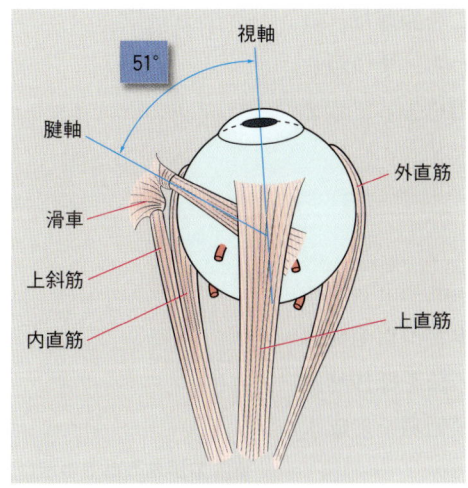

図3 上方から見た上斜筋(右眼)
上直筋との関係を示している.

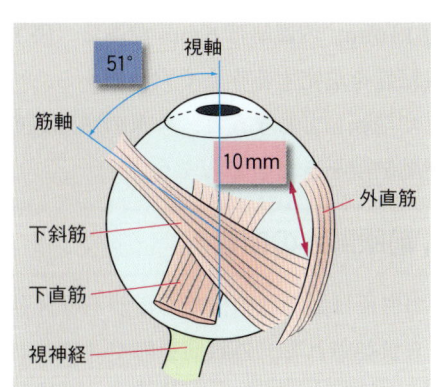

図4 下方から見た下斜筋(左眼)
下直筋との関係を示している.

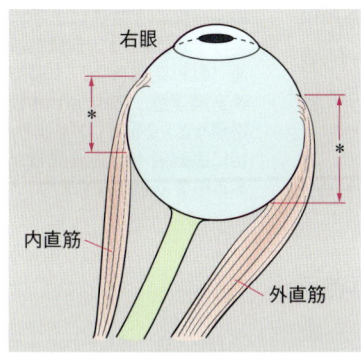

図5 まつわり距離(＊)

23°外転して走行しており,上下斜筋は視軸から51°内転して走行しているため,眼位に関係する筋の作用は少し複雑になる.

上斜筋の走行:上斜筋の付着部は,ほかの外眼筋に比べて最もバリエーションが豊富であり,臨床的な上斜筋麻痺の原因にもなっている.上斜筋は上直筋の下を走行しており,上直筋と筋鞘を共有している.滑車は,線維軟骨でできた鞍状の構造物で,眼窩内壁と上壁の辺縁(前頭骨滑車窩)に存在している.

下斜筋の走行:下斜筋は,下直筋の下を眼窩に沿って外上後方に走り,外直筋付着部より10mm後方強膜に付着する.下鼻側の渦静脈は,下斜筋の遠位側で覆われている.

まつわり距離

図5[3)]のように,外眼筋が起始部を出て初めて眼球に接する点から付着部までの,筋が眼球と接している距離をまつわり距離という.

外直筋は約13mm，内直筋は6mmである（表1）．この距離は，斜視手術の後転量を決定するうえで大切である．すなわち，まつわり距離を越えて後転してしまうと，本来の眼球運動作用を失ってしまい，眼球運動制限をきたしてしまう．

外眼筋，前眼部への血管

4直筋への血液は眼動脈の枝である前毛様体動脈（anterior ciliary artery）から供給される．外眼筋を除く3直筋に2本ずつ前毛様体動脈の枝が入るが，外直筋には1本のみである．この前毛様体動脈は，直筋付着部付近で分岐した後，強膜に入り上強膜循環を形成する[*2]．

静脈血は，主に渦静脈より流出する．渦静脈は，個人差はあるが主に4本存在している．網膜側から見ると眼球赤道部の後方に膨大部をつくり，強膜内で2〜4mm走行した後，輪部後方14〜18mmのところで強膜から出る．また，上耳側渦静脈は上斜筋の後方付着部近傍で，下耳側渦静脈は下斜筋付着部近傍で認められるため，斜筋手術の際は渦静脈の存在に注意が必要である．

外眼筋の神経支配

外眼筋を支配する神経は，動眼神経，外転神経，および滑車神経の三つの脳神経である．動眼神経と外転神経は上眼窩裂内側から眼窩内に入り，動眼神経は上枝と下枝に分かれ，上枝は上直筋（および上眼瞼挙筋）を，下枝は内直筋，下直筋，下斜筋を支配する．外転神経は外直筋を支配する．滑車神経は，上眼窩裂外側から眼窩内に入り上斜筋を支配する（図1）．

外眼筋の組織，周辺組織

外眼筋は，骨格筋と同様に横紋筋線維で構成されている．骨格筋との大きな違いは，骨格筋は速筋線維のみであるのに対して，外眼筋は速筋線維と遅筋線維から構成されていることである．眼球運動には，迅速な運動に働く衝動性眼球運動と緩やかな運動や眼球を固定保持するために働く滑動性眼球運動があるが，速筋線維は前者に，遅筋線維は後者に関与している．また，外側の眼窩層と，内側の眼球層とに分けることができ，眼球層に速筋線維が多くみられる．また，筋紡錘などの自己受容体があり，これらが眼位保持，眼球運動調整，疼痛[*3]に影響を及ぼすと考えられている．

[*2] 前眼部の血液供給は，70〜80％が前毛様体動脈に由来し，残りは3時と9時方向から強膜に入る長後毛様体動脈に由来する．このため，一度に3直筋以上手術を行ってしまうと，前眼部虚血（虹彩毛様体炎，小嚢胞状角膜浮腫，Descemet膜皺襞など）を起こしてしまう．特に高齢者や心血管異常がある患者で起こりやすい．

[*3] 局所麻酔の斜視手術時に感じる疼痛には，結膜由来のものと筋由来のものがある．筋由来の疼痛は，筋切除や通糸時に感じるのではなく，外眼筋を引っ張る際に感じる．これは，筋紡錘にある伸張に感受性をもつ受容体（stretch receptor）が刺激されるために起こる．

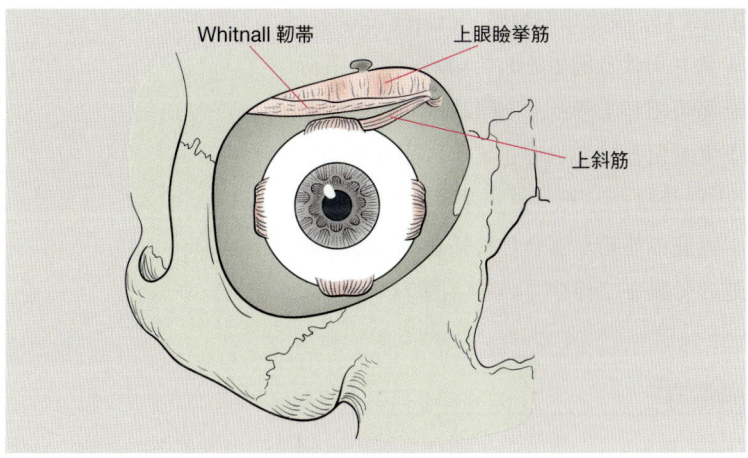

図6　Whitnall 靭帯と上斜筋との関係（右眼）
Whitnall 靭帯は，上眼瞼挙筋と上斜筋の滑車部を釣り上げる働きをしている．
（Helveston EM：Surgical management of strabismus. 5th ed. Oostende：Wayenborgh Publishing；2005. p.47.）

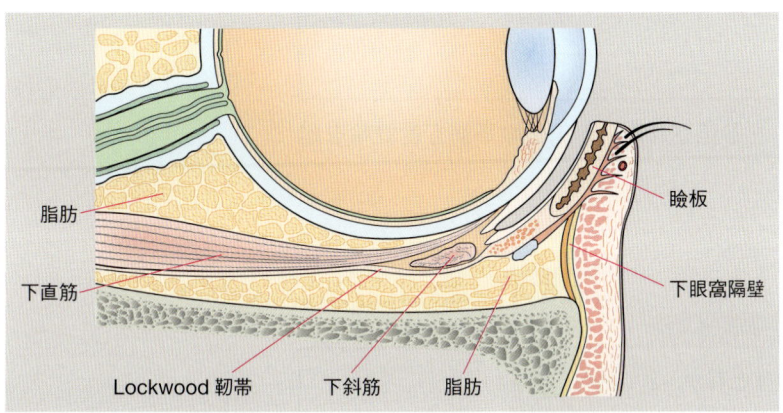

図7　眼窩下部の矢状断
Lockwood 靭帯と下斜筋，下直筋の関係を示している．
（Helveston EM：Surgical management of strabismus. 5th ed. Oostende：Wayenborgh Publishing；2005. p.37.）

　外眼筋を支える周囲の組織には，Tenon 嚢，直筋の作用方向を制御する pulley，上斜筋を釣り上げる働きをしている Whitnall 靭帯，下斜筋と下直筋の筋鞘が癒合した組織である Lockwood 靭帯などがある．
Tenon 嚢：前部 Tenon 嚢と後部 Tenon 嚢がある．前部 Tenon 嚢は角膜輪部で結膜および強膜と癒着し視神経まで及んでおり，眼窩脂肪と外眼筋・眼球とを隔てている．後部 Tenon 嚢は直筋全体を包みこんでいる筋鞘と，各外眼筋間を眼球周囲にリング状につないでいる筋間膜からなる．成人になると退縮し薄くなる．
Whitnall 靭帯：Whitnall 靭帯と滑車内の上斜筋腱は，共通の筋膜か

ら構成されている．Whitnall 靭帯は，眼瞼挙筋腱膜（levator aponeurosis）と滑車部の上斜筋腱を釣り上げる働きをしているため，手術時の盲目的操作で上斜筋腱を傷めてしまうと，上眼瞼挙筋の弱化をきたし，上眼瞼内側の眼瞼下垂を引き起こしてしまう（図6）[1]．

Lockwood 靭帯：Lockwood 靭帯はハンモックのように眼球を下から支えている．下斜筋と下直筋の筋鞘が癒合した結合組織で，前方で下眼瞼の瞼板や眼窩下壁の骨膜まで伸びている（図7）[1]．

カコモン読解 第19回 一般問題14

総腱輪が起始部とならないのはどれか．
a 上直筋
b 下直筋
c 上斜筋
d 下斜筋
e 上眼瞼挙筋

解説 本文および図1を参照されたい．上眼瞼挙筋も総腱輪を起始部とする．

模範解答 d

カコモン読解 第23回 一般問題11

外眼筋の解剖で正しいのはどれか．2つ選べ．
a 上斜筋以外は総腱輪が起始部である．
b 下斜筋は下直筋の上を眼球壁に沿って走行する．
c 4直筋の中でまつわり距離が最も長いのは外直筋である．
d 前毛様動脈は内直筋に2本，他の3直筋にはそれぞれ1本である．
e Lockwood 靭帯は下斜筋と下直筋の筋鞘が癒合した結合組織である．

解説 本文を参照されたい．
a．下斜筋以外は総腱輪を起始部とする．
b．下斜筋は下直筋の下を眼窩壁に沿って走行する．
d．外直筋以外に2本ずつ存在する．外直筋は1本．

模範解答 c, e

> **カコモン読解** 第24回 一般問題8

外眼筋で正しいのはどれか．
a 平滑筋である．
b 自己受容体を持たない．
c 腱の長さは上斜筋が最も長い．
d まつわり距離は下斜筋が最も短い．
e 付着部の腱の幅は約15mm前後である．

解説　a．骨格筋である．
b．自己受容体を持つ．
d．外眼筋のなかで，まつわり距離が最も長いのが下斜筋（**表1**）．
e．約10mm前後．

模範解答　c

> **カコモン読解** 第24回 一般問題95

下直筋後転術で下眼瞼後退を誘発するのはどれか．
a 内側眼瞼靱帯
b 外側眼瞼靱帯
c Lockwood靱帯
d Whitnall靱帯
e Wieger靱帯

解説　Lockwood靱帯は，下斜筋と下直筋の筋鞘が癒合した組織で，前部は下眼瞼の瞼板にまで及んでいる．そのため，大量の下直筋後転を行うと下斜筋や下眼瞼も後方へずれてしまい，下眼瞼後退を引き起こす．
a．内側眼瞼靱帯：上下の瞼板の内側と涙嚢溝の前の上顎骨の前頭突起を結合している靱帯．
b．外側眼瞼靱帯：上下の瞼板の外側と頬骨の眼窩縁の結節を結合している靱帯．
d．Whitnall靱帯：上斜筋手術の際にこれを損傷すると，上眼瞼挙筋鼻側部が弱化する．結果，眼瞼下垂を引き起こす．
e．Wieger靱帯：水晶体後面と硝子体前面を環状につないでいる靱帯．

模範解答　c

カコモン読解 第 24 回 臨床実地問題 1

右眼球と外眼筋の位置関係の模式図を図に示す．正しいのはどれか．
a ⓐ　b ⓑ　c ⓒ　d ⓓ　e ⓔ

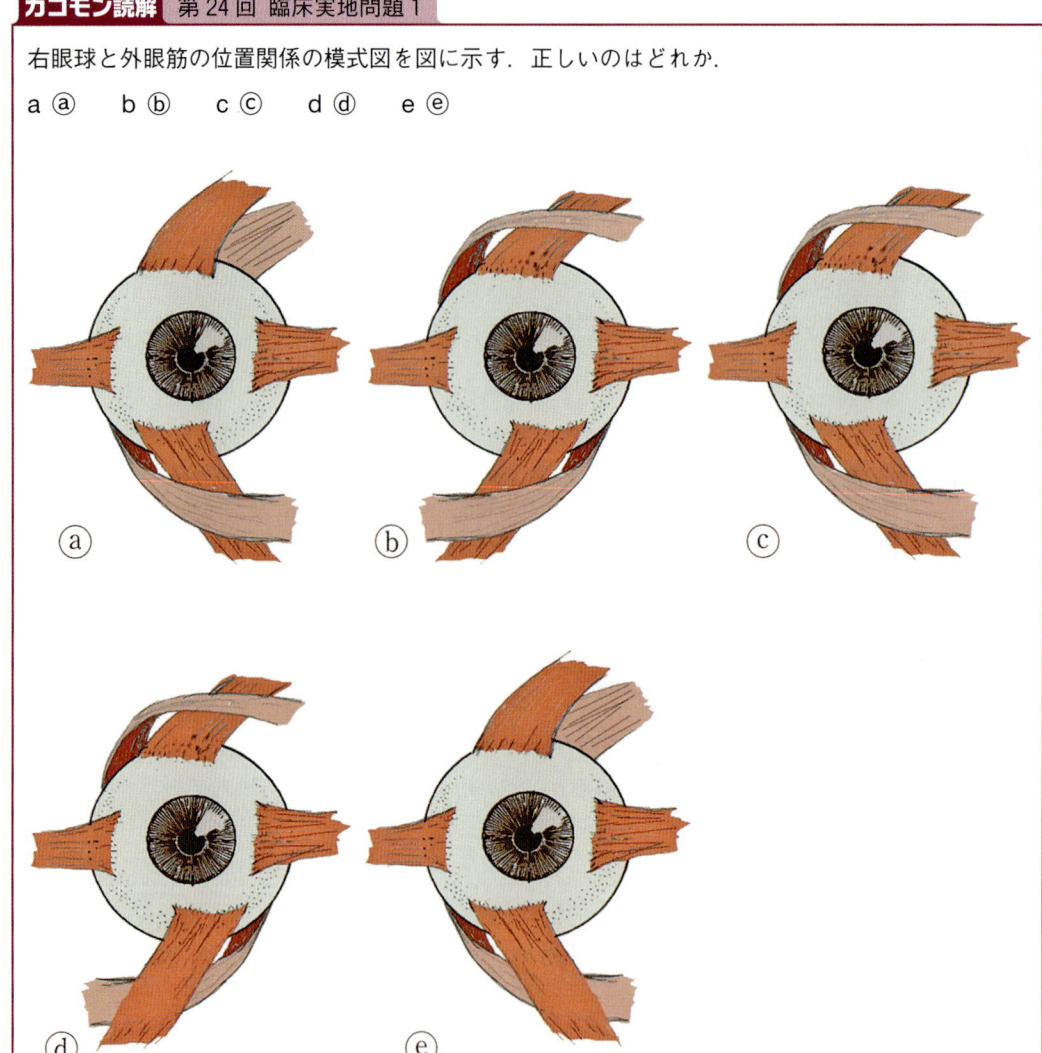

解説　斜筋の走行がポイントとなる．斜筋は，眼球の外側に付着部があり，上下それぞれの直筋の下を（すなわち，上斜筋は上直筋より眼球側を，下斜筋は下直筋の下で眼窩に沿って）走行する．

模範解答　a

（林　思音）

外眼筋の作用

外眼筋の作用方向と強さ

眼球運動は，水平・垂直・回旋成分に分けることができる．それぞれ Fick 座標の回旋点を通る垂直軸・水平軸・前後軸を軸に回転すると考えられる（**図1**）．各外眼筋の正面位から始まる眼球運動に与える筋の収縮による作用方向を成分ごとに**表1**に示す．これらは眼球の位置により，作用の大きさや向きが変化する．特に上下直筋や上下斜筋（まとめて上下筋という）の種々の眼位における作用は難解であるが，**図2**に示す正面位における上下筋と視軸との解剖学的な位置関係を知っていれば理解しやすい．上下直筋は視軸より 23°外側を走行しており，上下斜筋は視軸より 51°内側を走行している．上下筋の走行と視軸が一致した場合，上下転作用が最大となり，筋の走行と視軸が直行した場合，回旋作用が最大となる．具体的な視線の向きと最大となる垂直・回旋方向の作用を**表2**にまとめる．また，上下筋でも各成分における作用の大きさは一律ではなく，直筋では垂直，回旋，水平方向の順に大きく，斜筋では回旋，垂直，水平方向の順に大きい．時に混乱してしまう上下筋の回旋作用の方向をわかりやすくするために**図3**に模式図を示す．

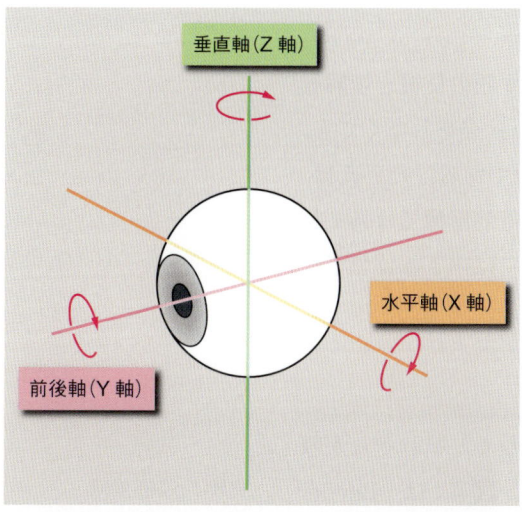

図1 Fick 座標
眼球運動における垂直・回旋・水平成分の中心軸は，それぞれ水平軸（X軸）・前後軸（Y軸）・垂直軸（Z軸）である．

表1 正面位における筋の作用

	水平	垂直	回旋
内直筋	内転	—	—
外直筋	外転	—	—
上直筋	内転	上転	内方
下直筋	内転	下転	外方
上斜筋	外転	下転	内方
下斜筋	外転	上転	外方

表2 視線の向きと最大となる垂直・回旋方向の作用

	上下作用	回旋作用
上下直筋	外転23°	内転67°
上下斜筋	内転51°	外転39°

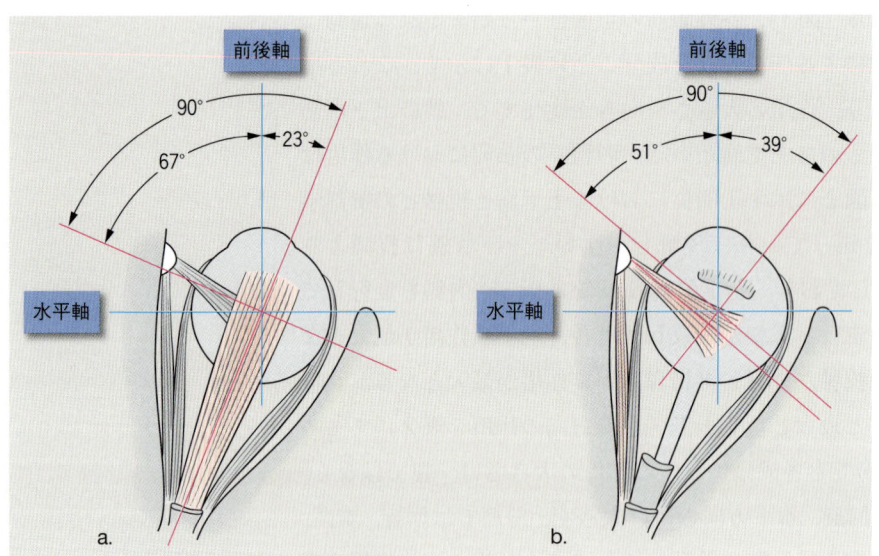

図2 上下筋の走行と眼球の位置関係（図は右眼を上から見たもの）
a. 上下直筋. 外転23°で筋の走行と視軸が一致し, 内転67°で直行する.
b. 上下斜筋. 内転51°で筋の走行と視軸が一致し, 外転39°で直行する.

　以上の点を踏まえて各筋の作用を最もよく表す眼の位置を理解しておけば，麻痺筋を診断する際に役立つ．特殊な検査をしなくても，眼球運動を見るだけでおおよその見当がつくのである．たとえば，上直筋は外転位で最も上転作用が強いので，上直筋麻痺では外上転位で最も上転障害が目立つ．同様に上斜筋麻痺では内下転位で下転障害が目立つ．

外眼筋の共同作用

　外眼筋は単独で眼球を動かしているわけではなく，それぞれが収縮したり伸展したりしてバランスをとっている．図4[1]は，Boeder

文献は p.297 参照.

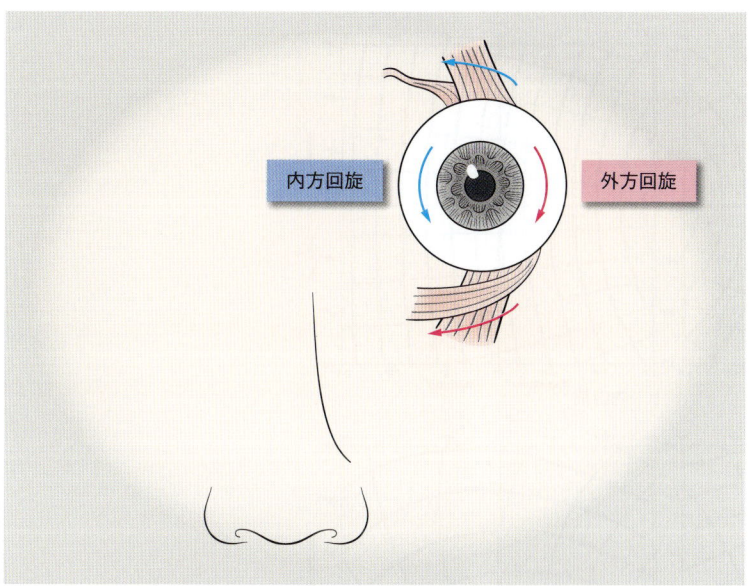

図3 上下筋の回旋作用の模式図
眼球上部に付着する上直筋と上斜筋には，内方回旋作用がある．
眼球下部に付着する下直筋と下斜筋には，外方回旋作用がある．

理論による外眼筋の共同作用の方向と大きさを示した図である．実線が収縮，破線が伸展を示す．負の数が大きいほど収縮が強いことを示し，正の数が大きいほど伸展が強いことを示している．この六つのチャートから見ると，たとえば20°内転で30°上転の位置では，それぞれの作用は外直筋が2，内直筋が−4.7，上直筋が−6.2，下斜筋が−4.3，下直筋が−3.6，上斜筋が−5.3であることがわかる．

ひき運動とむき運動

単眼性の眼球運動をひき運動（duction）といい，両眼が同時に同じ方向を向く共同運動をむき運動（version）という．これらの観点から，以下のように筋を呼ぶことがある．

ともひき筋（synergistic muscle）：同じひき運動をする筋．上ひき時は上直筋と下斜筋，下ひき時は下直筋と上斜筋である．

ともむき筋（yoke muscle）：むき運動において，それぞれの眼で作用する筋．右むき時は，右眼外直筋と左眼内直筋である．

はりあい筋（antagonistic muscle）：運動する方向と反対方向へ作用をする筋．ひき運動におけるはりあい筋を直接はりあい筋といい，内直筋と外直筋，上直筋と下直筋，上斜筋と下斜筋のことである．むき運動におけるはりあい筋を間接はりあい筋といい，側方視における右眼外直筋と左眼外直筋である．

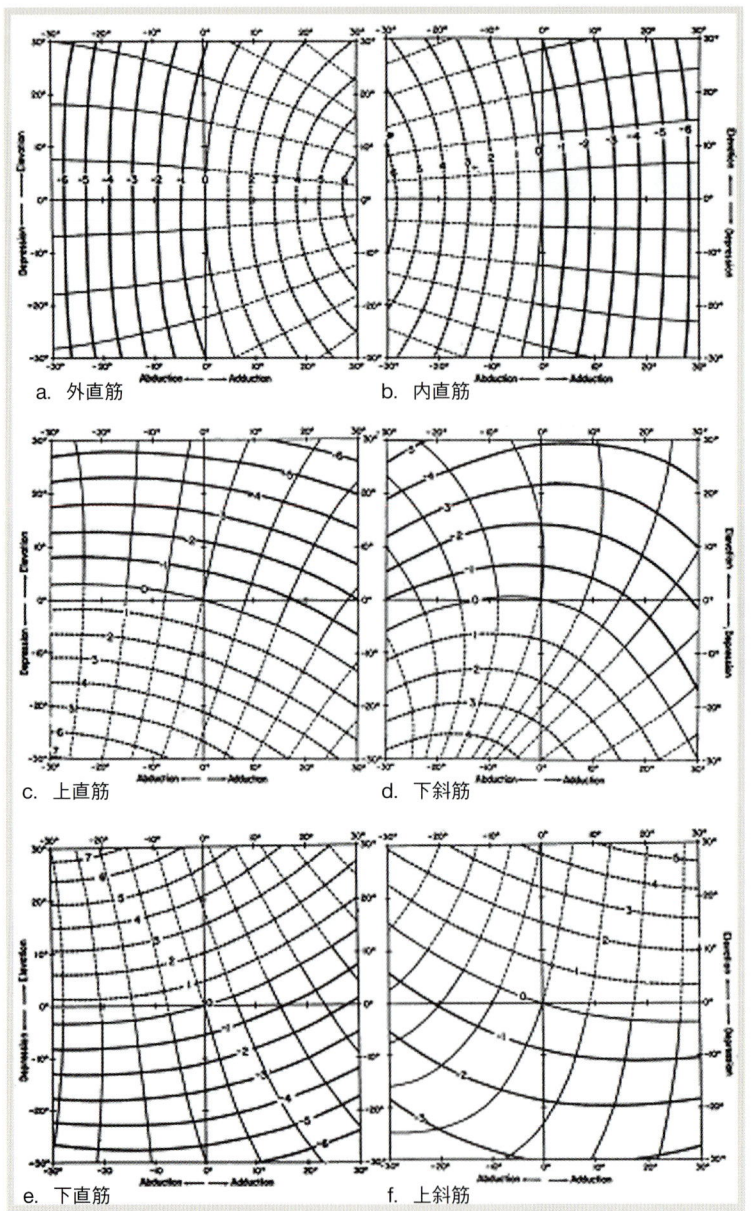

図4 外眼筋の共同作用
(Boeder P：Cooperative acting of extraocular muscle. Br J Ophthalmol 1962；46：397.)

よせ運動

　両眼性の運動で，相反する方向への眼球運動をよせ運動（離反運動，vergence）という．ある両眼性眼位から両眼もしくは片眼を内側へ向ける運動を輻湊（内よせ，convergence）といい，ある両眼性眼位から両眼もしくは片眼を外側へ向ける運動を開散（外よせ，divergence）という．

カコモン読解　第18回　一般問題7

上斜筋の下転作用が最も強い内転角度はどれか．
a 13°　　b 23°　　c 39°　　d 51°　　e 67°

解説　上斜筋は内転51°で下転作用が最大となり，外転39°で内方回旋作用が最大となる（**図2，表2**）．

模範解答　d

カコモン読解　第20回　一般問題8

外眼筋と作用の組合せで正しいのはどれか．2つ選べ．
a 外直筋―――下転，外方回旋，外転
b 上直筋―――上転，外方回旋，外転
c 下直筋―――下転，外方回旋，内転
d 上斜筋―――下転，内方回旋，外転
e 下斜筋―――上転，内方回旋，内転

解説　表1を参照されたい．筋の作用方向を覚えていなくても，dに関しては日常診療でしばしば経験する上斜筋麻痺の病態を知っていれば間接的に解答できる．

模範解答　c, d

カコモン読解　第22回　一般問題7

yoke musclesの組合せはどれか．
a 右眼上直筋―――右眼下斜筋
b 右眼外直筋―――右眼内直筋
c 右眼外直筋―――左眼外直筋
d 右眼外直筋―――左眼内直筋
e 右眼内直筋―――左眼内直筋

解説　yoke muscleがともむき筋であることを知っているかどうかで決まる問題である．用語は日本語だけでなく，英語でも知っておく必要がある．ちなみに，bは直接はりあい筋，cは間接はりあい筋．eはほとんど使われない用語なので本文では割愛したが，ともよせ筋である．

模範解答　d

> **カコモン読解** 第23回 一般問題12
>
> 眼球が67°内転している状態で，外方回旋作用が最も強いのはどれか．
> a 上直筋　　b 下直筋　　c 上斜筋　　d 下斜筋　　e 外直筋

解説　67°内転することは日常的にはほとんどないが，この状況下で回旋作用が最大となる，つまり筋の走行と視軸が直行するのは上下直筋である（**表2**）．これと上直筋は内方回旋作用，下直筋は外方回旋作用であること（**図3**）を合わせて考えれば，解答できる．

模範解答　b

> **カコモン読解** 第24回 一般問題5
>
> 第一眼位における眼球運動で外方回旋に関わるのはどれか．2つ選べ．
> a 外直筋　　b 上直筋　　c 下直筋　　d 上斜筋　　e 下斜筋

解説　第一眼位で回旋に関与するのは，上下直筋と斜筋である（**表1**）．外方回旋作用があるのは，眼球下部に付着する下直筋と下斜筋である（**図3**）．

模範解答　c, e

（宮田　学）

外眼筋の運動理論

19世紀の生理学者の名前を冠した以下の法則は，両眼視や眼球運動の根幹をなす理論であり，現在に至るまでさまざまな科学的方法論により研究されてきた．いずれも，斜視や眼球運動異常に対する治療を考えるうえで重要な概念である．

Listing則[*1]

第1眼位から，任意の注視方向をとる場合，眼球の回転軸は，原則的に眼球の回旋点を通り，第1眼位に垂直な平面—Listing平面（図1）上にあるという法則である（Donders則も同様）．これにより，第3眼位（図1d）においても，網膜像の経線方向のずれや両眼間の回旋視差が起こらず，空間感覚は一定に保たれる．3対の外眼筋により，どのようにこの法則が維持されているかという疑問については，眼球赤道部を取り囲む眼窩pulley組織がゴム膜のような作用をしているという説や，融像性輻湊運動による神経学的な順応であるとする説がある．

[*1] 臨床的には，上下回旋斜視ではListing則が成り立たなくなることが知られており，逆に上下直筋・斜筋に対する斜視手術では，可及的にListing則を正常化する術式が選択されるべきであろう．

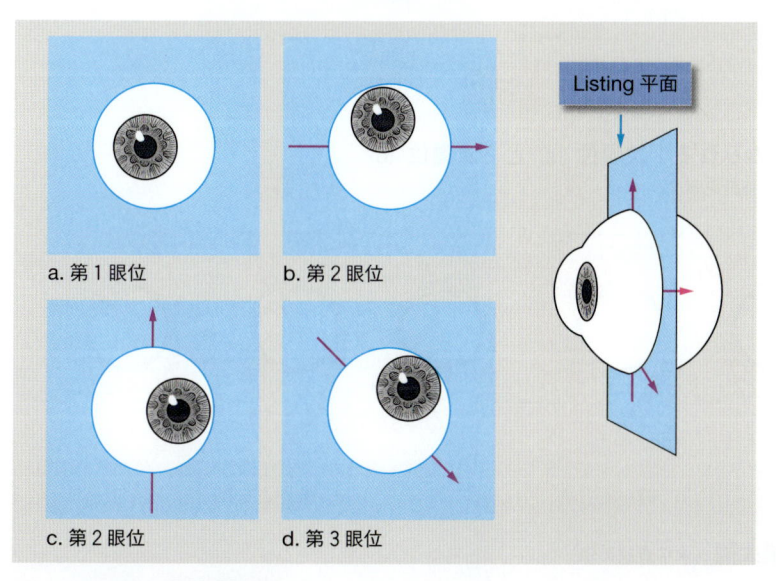

図1 Listing則の模式図

a. 第1眼位
b. 第2眼位
c. 第2眼位
d. 第3眼位

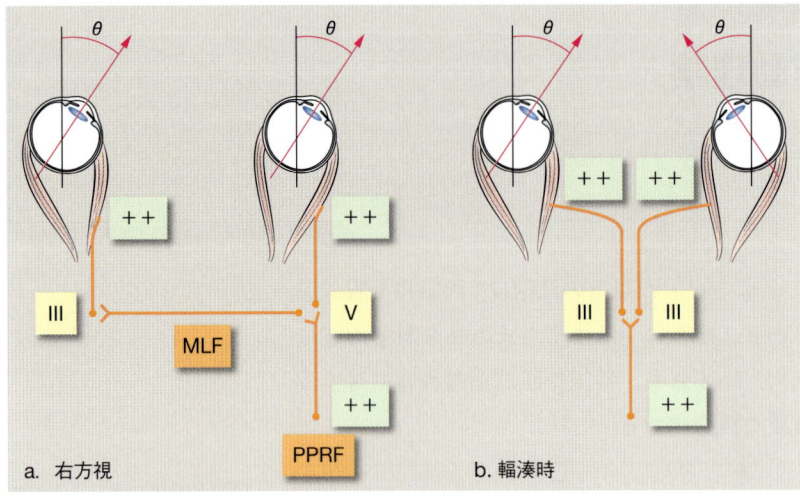

図 2　Hering 則の模式図（右方視〈a〉，輻湊時〈b〉の例）
MLF：medial longitudinal fasciculus（内側縦束）
PPRF：paramedian pontine reticular formation（傍正中橋網様体）

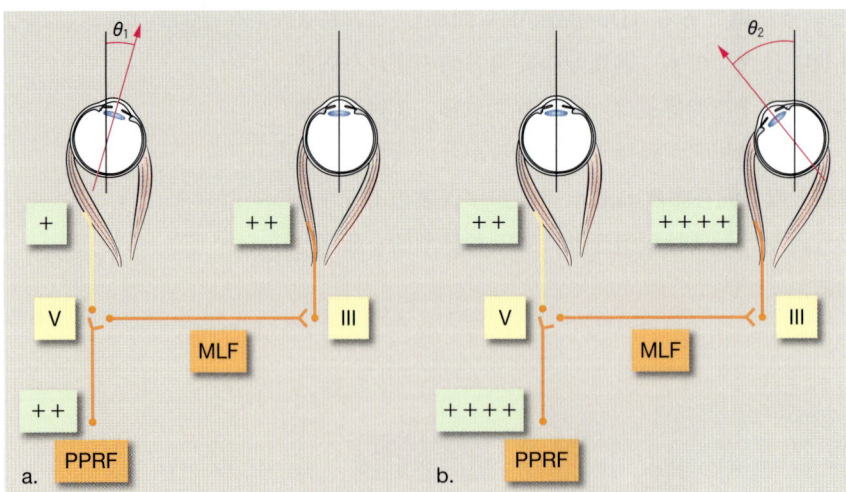

図 3　左眼外転神経麻痺にみられる 1 次偏位（a）と 2 次偏位（b）
薄い黄色のラインは麻痺した外転神経を示す．

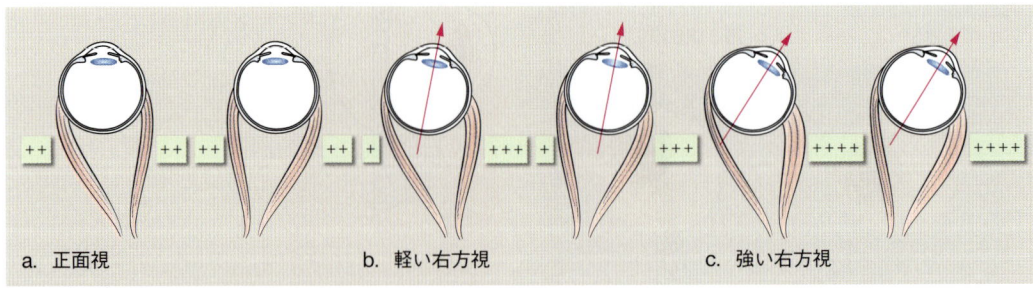

図 4　Sherrington 則の模式図（水平直筋の例）

Hering 則

Hering 則（Hering's law of equal innervation）は，むき運動（**図 2a**），輻湊開散運動（**図 2b**）とも，両眼等量の神経イナーベーションが，担当する外眼筋に伝達されるという法則である．注視方向を変えても眼位ずれが生じないのは，このメカニズムによるものである[*2]．Hering 則は，第一に眼球運動の神経系の構造に由来すると考えられる．たとえば右方視をとる場合（**図 2a**），右側の傍正中橋網様体（paramedian pontine reticular formation；PPRF）からのイナーベーションは，同側の外転神経核と MLF（medial longitudinal fasciculus；内側縦束）を介して反対側の動眼神経核の両方に伝わる．このため，右眼の外直筋と左眼の内直筋は等量（θ）収縮することになる．

Sherrington 則（図 4）

Sherrington reciprocal innervation 則とは，はりあい筋（内直筋と外直筋，上直筋と下直筋，上斜筋と下斜筋）のうち一方の筋の張力が増加すると，もう一方の筋の張力は低下するという法則である[*3]．

[*2] 臨床的には，注視方向によらず斜視角が一定の共同性斜視（Hering 則が保たれている場合）では，右眼を手術しても，左眼を手術しても同様の矯正効果が得られる．麻痺性斜視では，健眼で固視したときの眼位ずれ（1次偏位）より，麻痺眼で固視したときの眼位ずれ（2次偏位）のほうが大きくなる．これは固視眼を正面位にもってくるより（**図 3a**），麻痺眼を正面位にもってくるほう（**図 3b**）が，より大きなイナーベーションが必要となり，これが偏位眼に伝達されるからである．

[*3] 臨床的には，外転神経麻痺に対する筋移動術（Hummelsheim 法など）では，一対の水平直筋や水平直筋の付着部を麻痺筋側に移動させることにより一定の張力をつくり，残ったはりあい筋である内直筋の弛緩作用のみで外転運動を回復させようとする治療である．

カコモン読解　第 19 回 臨床実地問題 24

25 歳の女性，複視を訴えて来院した．固視眼を変えて撮影した正面位の眼位写真を図に示す．この所見を説明する法則はどれか．

a Bielschowsky
b Donders
c Hering
d Listing
e Sherrington

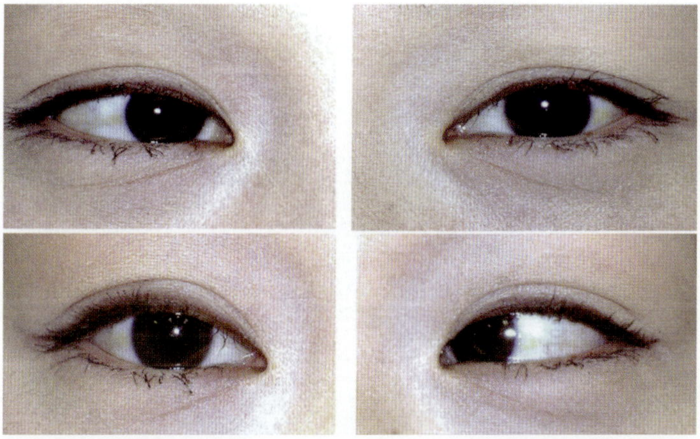

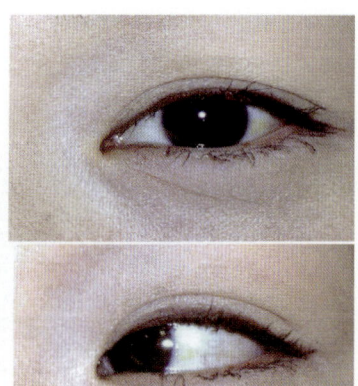

解説 角膜反射に注目すると，上段の写真では，左眼では瞳孔中心に，右眼では瞳孔外側に偏位しているため，右眼内斜視と診断できる．下段の写真では，右眼では瞳孔中心に，左眼では瞳孔外側に偏位しているため，左眼内斜視と診断できる．右眼固視のほうが角膜反射像のずれが大きく眼位ずれが大きい．これは，右眼外転神経麻痺麻痺における1次偏位と2次偏位を示した眼位写真であろう．この現象はHering則によって説明できる（図3）．

模範解答 c

（長谷部　聡）

1. 弱視・斜視の基礎

サイエンティフィック・クエスチョン
外眼筋の pulley について教えてください

Answer pulley は，眼球赤道部からやや後方にかけて Tenon 嚢内に存在する，外眼筋をとり囲むコラーゲンを主体とする結合組織です．機能的には，外眼筋の起始部として眼球運動にかかわります．pulley に偏位や緩みがあると眼位の異常，ひいては眼球運動に問題が生じます．

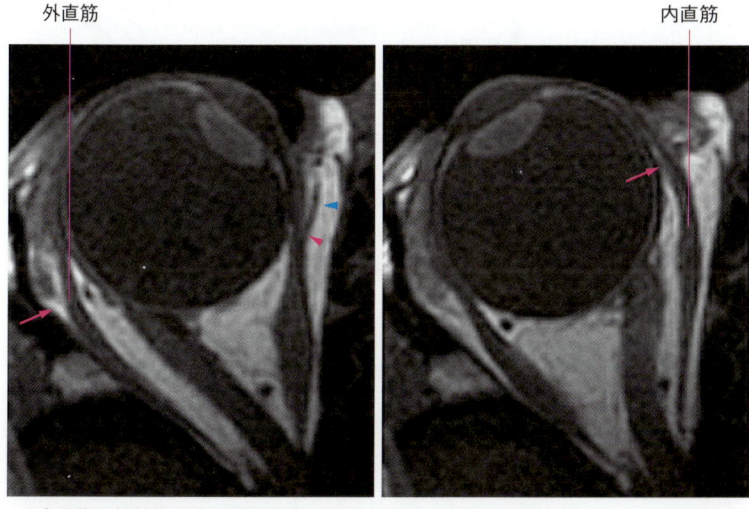

a. 水晶体と視神経を含む断面画像（左図：内転，右図：外転）

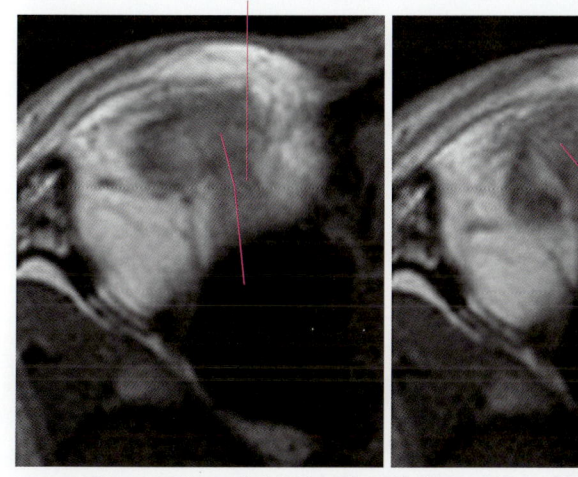

b. a の図と同じ眼位の下直筋付近の断面画像（左図：内転，右図：外転）

図 1　右側眼窩 MRI 軸位断（T1 強調画像）

a. 内転時，内直筋の生理的付着点（強膜付着部）における接線方向と筋腹の走行は一致するが，外転時では内直筋の生理的付着点における接線方向と筋腹の走行は異なる．すなわち，内転および外転時に，pulley と推察される位置では水平筋の屈曲（赤矢印）を示す．また，内直筋 pulley は，内転時に後方（赤矢頭）が外転時に前方（右図，赤矢印）へ偏位する．青矢頭は pulley のサスペンションの一部と推察される．

b. 下直筋の筋腹後方は眼球回転の影響を受けないが，前方は眼球赤道部後方で屈曲する．この屈曲点（赤矢印）が下直筋 pulley の位置に相当する．下直筋の前方の角度変化は，a の眼球の回転角度の半分にとどまる．

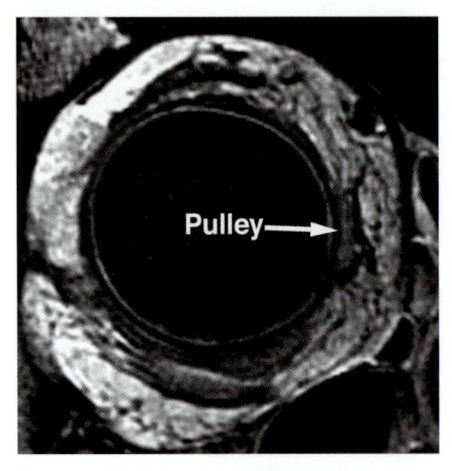

図2 右側眼窩MRI冠状断（造影T1強調画像）

内直筋（高信号）をとり囲むpulley（低信号）が認められる．
（写真提供：Joseph L. Demer先生．）

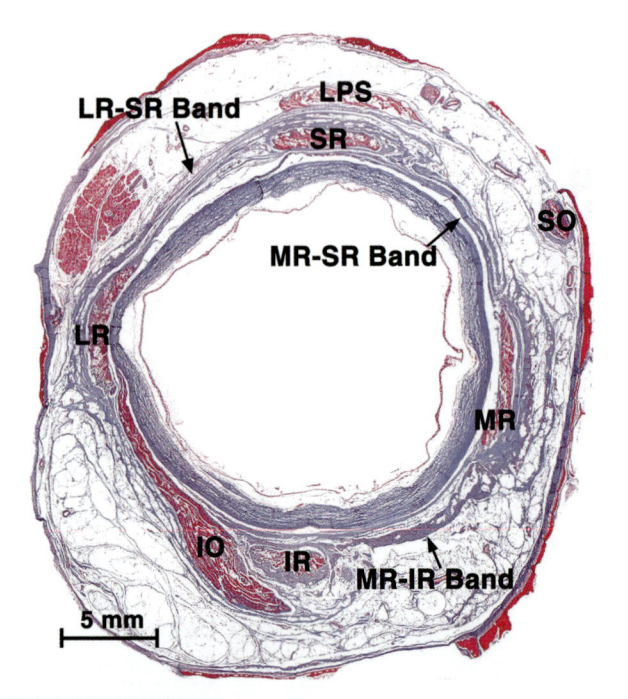

図3 右眼窩組織冠状断（Masson trichrome染色）

各直筋をとり囲むコラーゲン（紫）を主体とするスリーブ状の結合組織（直筋pulley）は，帯状の結合組織で連結され，眼球をとり囲む輪状構造を呈す．
MR-SR Band：内直筋-上直筋バンド
MR：内直筋
MR-IR Band：内直筋-下直筋バンド
IR：下直筋
IO：下斜筋
LR：外直筋
LR-SR Band：外直筋-上直筋バンド
SR：上直筋
LPS：眼瞼挙筋
SO：上斜筋
(Kono R, et al：Quantitative analysis of the structure of the human extraocular muscle pulley system. Invest Ophthalmol Vis Sci 2002；43：2923-2932.)

クエスチョンの背景

Millerが1989年にpulleyの概念を最初に提唱した[1]．Millerは，眼筋後方（起始部寄り）の走行がむき眼位に関係なく変化しないことをMRIで見いだし（図1），次のような仮説を唱えた．すなわち，眼球と接する赤道部付近の外眼筋はスリーブ状の結合組織（図2）を介して眼窩壁に固定され，この部の結合組織（pulley）が機能的起始部に代わることを唱えた．

pulleyの構造[2-5]

pulleyは，コラーゲン，エラスチン，平滑筋から構成された支持組織で，眼球赤道部からやや後方のTenon嚢内に存在し（図3, 4），直筋をとり囲むスリーブ状の構造（直筋pulley，図2, 4）はトランポリンのようなサスペンションで眼窩壁から吊られ（図1a，青矢

文献はp.297参照．

1．弱視・斜視の基礎　27

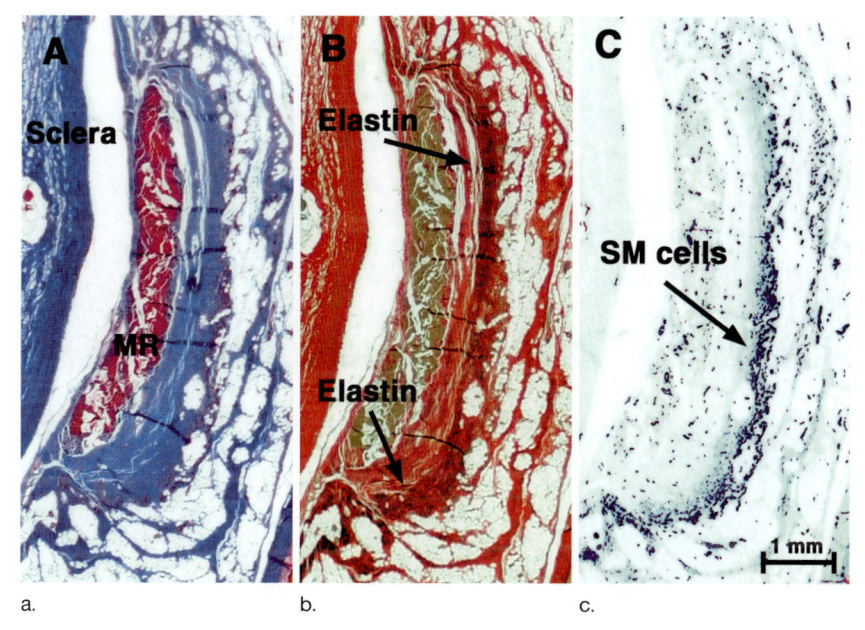

A	B	C
Sclera MR	Elastin Elastin	SM cells 1 mm

a.　　　　　　　　　　b.　　　　　　　　　　c.

図4　pulley 組織の構成要素（内直筋 pulley）
a. Masson trichrome 染色．密なコラーゲン（濃青）が認められる．
　MR：内直筋，Sclera：強膜．
b. van Gieson 染色．エラスチン（Elastin）の密な沈着（黒）が認められる．
c. human smooth muscle α-actin 免疫染色．大小の平滑筋細胞（青）が眼窩側を中心に認められる．
SM cells：平滑筋細胞
（Kono R, et al：Quantitative analysis of the structure of the human extraocular muscle pulley system. Invest Ophthalmol Vis Sci 2002；43：2923-2932.）

頭），眼球をとり囲むように帯状につながる（図3）．斜筋にも pulley 組織があり，直筋の外側でつながり，ジンバル様の構造を成す．

pulley の眼球運動モデル[3,5,6]

　Demer は，眼球層の筋線維は眼球強膜に，眼窩層の筋線維は眼球には付着せず pulley 結合組織に付着すること[*1]，眼球層の筋線維は眼球を回転させ，眼窩層の筋線維は pulley を介して眼球回転の方向をコントロールすること，pulley が筋の収縮・弛緩に伴って前後方向に移動すること（図1，5）を組織学的解析や MRI 画像解析で明らかにした．

　Demer はさらに，機能的起始部として働く pulley というものを想定すれば，中枢神経系で制御されると考えられていた Listing の法則が，眼窩結合組織という末梢レベルでより合理的に説明できることを提唱した．その基本となる half-angle rule[*2] を MRI 画像で示す（図1，5）．視線を水平方向に移動（眼球を垂直軸まわりに回転）させると下直筋の前方だけが走行を変え（図1b 中の屈曲点が下直筋

[*1] 外眼筋は，眼球側の眼球層と眼窩側の眼窩層の二層から成り，各層は特徴的な筋線維で構成される．眼窩層の血液循環量は，眼球層のそれよりも約50％多いことが知られている．

[*2] Listing's half-angle rule
Tweed らにより提唱された仮説．眼球の回転軸の変化が，眼球回転の変化量の1/2ならば，Listing の法則が成り立つという理論．

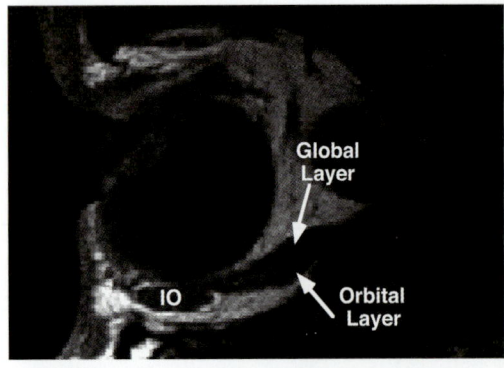

図5 下直筋の走行に平行な面での矢状断MRI（T1強調画像）

a. 上方視
b. 正面視
c. 下方視

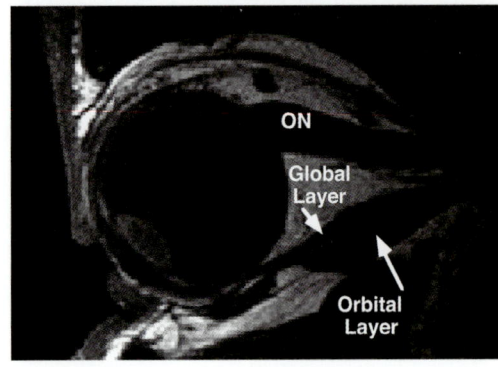

下直筋の眼球層と眼窩層の間に，薄く明るい脂肪隔膜による境界を認める．眼球層は強膜へ付着し，下方視では収縮して筋厚が適度に厚くなっている．眼窩層は下直筋および下斜筋 pulley が結合した部位に付着し（MRI では，直接確認できない），下方視にて収縮し筋厚は著明に厚くなる．下斜筋とその周囲結合組織は，上方視時は前方へ，下方視時は後方へ移動するが，水晶体やその他の眼球構造物と比較し約半分の偏位である．

IO：下斜筋　　　Global Layer：眼球層
IR：下直筋　　　Orbital Layer：眼窩層
ON：視神経
（写真提供：Joseph L. Demer 先生.）

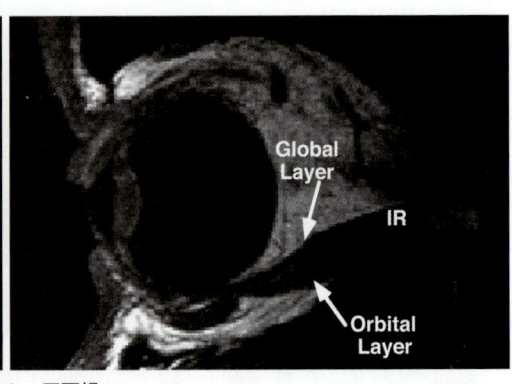

の pulley の位置に相当する），下直筋の走行（角度）変化量（**図1b**）は眼球回転変化量（**図1a**）の約 1/2 であることが確認できる．視線を垂直方向に移動（眼球を水平軸まわりに回転）させたときも水平方向と同様に，水晶体やその他の眼球構造物の移動距離と比較すると，下斜筋とその周囲結合組織の後方への移動距離は約 1/2 である（**図5**）ことが確認できる．

アンサーからの一歩

A-V 型斜視に認められるような直筋 pulley の位置異常や不安定性，外傷などによる pulley の可動性の障害などが pulley の異常による斜視の原因として知られている[5]．最近では，加齢や強度近視による pulley の変性・異常によって，外眼筋の位置異常が生じ斜視を発症するという報告[7]や，頭部傾斜時の直筋 pulley の機能的異常による上下斜視の報告などがある[8]．これらは pulley が眼球運動に深くかかわっているという裏づけでもある．pulley に対する斜視手術の報告も散見されており，今後の研究が期待される．

（河野玲華）

輻湊・開散と斜視

輻湊と開散

　輻湊・開散は三次元空間において，奥行き方向へ移動する物体に視線を追従させるとき，または異なる距離に置かれた二つの物体の間で視線を移動させるとき，物体の網膜像を両眼の中心窩に維持するための眼球運動で，両眼が内むきあるいは外むきというように逆方向に動く．輻湊と開散は正反対の機能であるので，同時に起こることはない．

　輻湊（convergence）は両眼の視線が眼前の一点に向かって収束する運動であり，能動的に行われる眼球運動である．開散（divergence）は両眼の視線を遠方の注視点に向かって拡散する運動をいう．開散は輻湊後の単なる反運動で，受動的なものでしかなく，平行状態に戻すことをさすといわれていたが，開散麻痺という病態もあり，開散も独立した運動と認められる傾向になっている．

　輻湊と開散は，両眼の同一方向のむき運動（version）とともに作用することで，異なる距離や方向にある物体に対して両眼単一視を実現している．特に輻湊は日常両眼視で重要な働きをしていて，近見時には輻湊とともに，調節と縮瞳が近見反射として同時に生じ，互いに密接に関連している．

輻湊と開散の発達

　輻湊は生後早い時期からみられるが，運動範囲は成人ほど大きくなく，正確性に欠け，速度も遅い．生後眼位が安定する時期は3～6か月であり，立体視もこの時期に発達することを考慮すると，輻湊運動の発達は感覚性の融像とほぼ同時期に発達すると考えられ，生後6か月頃にほぼ成人の域に達し，生後18か月頃に完成するといわれている．この時期の暗黒下の眼位がわずかに内斜の位置にあることから，輻湊のなかでも緊張性輻湊がほかの輻湊より前に発達するものと理解される．開散の発達については詳細な研究はないものの，出生直後でも近見輻湊後に遠見眼位に復することから，輻湊と

文献は p.298 参照．

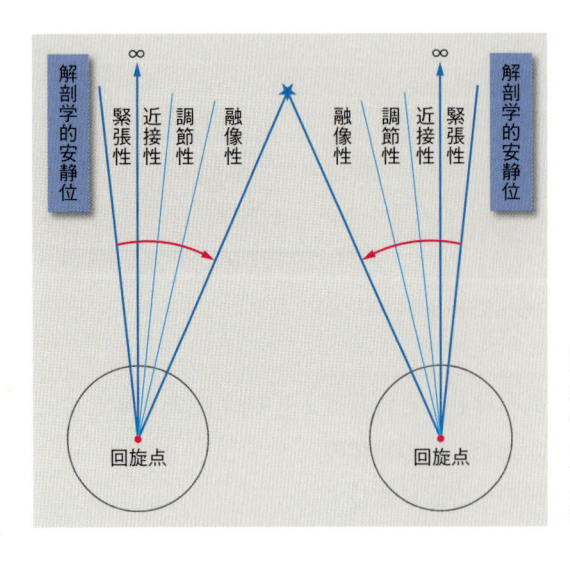

図1 輻湊の要素
輻湊の四要素は両眼単一視するために、連動しながら作用しているが、一定の比率があるわけではなく、関与の程度は状況により変動している。

ほぼ同じ頃に発達していくと考えられる．ただ，幼小児期においては，緊張性輻湊の発達が先行するためか，輻湊のほうが開散よりも優勢といわれている．

また，調節と関連している調節性輻湊に関しては，AC/A（accommodative convergence/accommodation；調節性輻湊対調節）比[*1]で表し，輻湊の発達に伴い，生後6か月頃にはほぼ成人の域に達し，生後18か月頃には正常のAC/A比が成立すると考えられている．このAC/A比の値は成人になっても大きく変化するものではないが，老化により若干低値となる傾向がある．

[*1] AC/A比の詳細は，本巻"AC/A比の臨床的意義について教えてください"（p.38）を参照されたい．

輻湊の種類

輻湊は次の四つの要素からなっている（図1）．緊張性輻湊（tonic convergence），調節性輻湊（accommodative convergence），融像性輻湊（fusional convergence），近接性輻湊（proximal convergence）．それぞれ，両眼の視差，網膜像のぼけ，対象までの距離感覚によって惹起されるが，日常の両眼視においてはこの四つの輻湊運動は分離して別々に起こるのもではなく，一定の比率があるわけでもない．これら四つの要素の関与の程度は状況により変動し，うまく組み合わせて発現され，左右眼それぞれの視線を意図する目標に正しく向けている．実際の輻湊の詳細なメカニズムはまだよくわかっていない．両眼単一視を実現するための最終的な調整は融像性輻湊が担当している．

緊張性輻湊：頭蓋骨の中で眼窩が外方に開いて向いていて，ヒトの解剖学的安静位は外斜の状態にある．これを日常の遠方視下の眼位，

つまり無限遠へ左右眼が平行して向かう眼位へ寄せてくる輻湊である．生命，覚醒，意識のもとに不随意に発動される．これが過剰なら内斜に，不足なら外斜となるといわれている．幼小児期には緊張性輻湊が優勢である．

調節性輻湊：物を明視しようとする調節意図に付随し，一定の比率（AC/A比）のもとに誘発される輻湊である．1歳半～2歳頃から認められる．単に調節よって誘発される輻湊とするのは，あいまいで誤解を生じやすい．調節のなかでも調節意図の発動（調節命令）によって調節性輻湊は起こる．特に，遠視例において遠視を打ち消そうと調節を意図すると，誘発される調節性輻湊によって内斜視化し，調節性内斜視となることがある．逆に，調節（意図）を弛緩させると開散が誘発される．

融像性輻湊：ほかの輻湊をすべて発動しても輻湊が不十分な場合に，両眼の網膜からの像を一致させようとして随意的に発動される輻湊であり，運動性融像ともいわれる．融像性輻湊によって調節（輻湊性調節）が起こり，わずかに近視化する．上述の調節性輻湊と表裏一体となって日常の近見を行っている．逆に，ほかの輻湊で輻湊が過剰な場合は開散が発動され，調節の弛緩（遠視化）を伴う．

特殊な例であるが，比較的大きな偏位角の外斜位があるときに融像性輻湊で正位にもちこもうとすると，輻湊性調節によって近視が顕性化することがあり，これを斜位近視（phoria myopia）という．

近接性輻湊：見ようとする物体の感覚的な接近感により，心因性に不随意に発動される輻湊である．病態は解明されていない．

輻湊，開散に起因する斜視

調節性内斜視（accommodative esotropia）：調節性内斜視は，遠視眼において物を明視しようとして調節したときに，調節性輻湊が働き内斜視になる斜視で，遠視の矯正により斜視角が減少する後天性内斜視である．屈折性調節性内斜視，部分調節性内斜視，非屈折性調節性内斜視などがある．

臨床的な特徴としては，通常，中等度の遠視を伴い，はじめ正位のときと内斜視のときがあり，近くを見ようとすると内斜視になる例が多い．その後，遠近ともに内斜視になってくる．斜視角は乳児内斜視より小さく，変動しやすい．発症年齢は見ようとする意志が強くなる1歳半から3歳頃が多い．屈折性調節性内斜視では，AC/A比は正常である．非屈折性調節性内斜視はAC/A比が高いために生

じる内斜視で，近見斜視角が遠見斜視角より10Δ以上大きいものをいう．両者ともに両眼視機能は良好である．部分調節性内斜視は遠視の矯正眼鏡を装用しても，遠見・近見ともに10Δ以上の斜視角が残っており，両眼視機能が不良な例が多い．

斜位近視（phoria myopia）：斜位近視とは，大きな偏位角の外斜位がある例で，両眼視時，正位の状態を保つために，かなりの融像性輻湊が必要となり，それに付随する調節反応が過度に働き，屈折値が近視化することをいう．大斜視角の外斜偏位のある成人に多い．

　両眼視時に近視化するため視力低下を自覚し，眼精疲労や眼鏡が合っていないことを主訴に，眼鏡調整を希望して受診する例が多い．両眼視時での視力検査時，屈折の近視化と縮瞳がみられる．片眼遮閉時の視力は，両眼視時の近視より軽い度数で良好な視力が得られるのが特徴である．両眼視時の視力低下に対して，安易に近視度数を上げることは，根本的な症状の改善にはならないので注意が必要である．眼精疲労で日常生活に支障をきたす場合には，治療としては眼位矯正手術が適応となる．

輻湊不全（convergence insufficiency）：融像性輻湊が不完全なために起こる．遠見時の斜視角に比し，近見時の斜視角が大きい状態で，輻湊近点が延長し（健常者は10 cm以内），近見時に外斜の眼位の状態に陥っているのに複視（生理的複視）を自覚しないという，一種の感覚異常を呈する．細かい近業作業に従事する人に発症しやすい．近年，パソコン作業などが増えたことで，VDT（visual display terminal）症候群としての発症が社会問題となっている．強い眼精疲労を主訴として来院することが多く，的確な臨床的対応が必要となるが，効果的な治療法は確立されていない．視能訓練や基底内方のプリズム眼鏡，遮光眼鏡などで改善がみられる場合もある．

　臨床的には，間欠性外斜視の症状としてみられることも多い．

輻湊麻痺（convergence palsy），輻湊不全麻痺（convergence paresis）：輻湊のどの要素が侵されるかはまだ不詳であるが，急性発症で輻湊が不能になり，近見時にのみ外斜視を呈して複視を訴える．一般に器質性疾患による．疾患としては外傷，腫瘍（松果体），血管病変などによる中脳背側病変（中脳背側症候群）が知られている．垂直注視麻痺，対光-近見反応解離（light-near dissociation）を伴う．

輻湊けいれん（convergence spasm，図2）：両眼が内斜し，外転神経麻痺に似た症状を呈する．複視，眼痛，頭痛，悪心とともに突

a.   b.

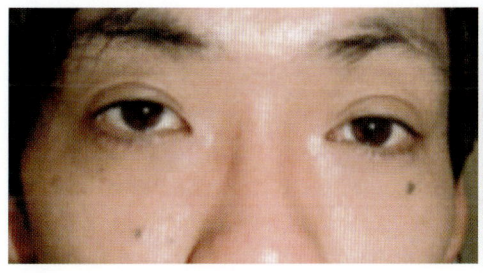

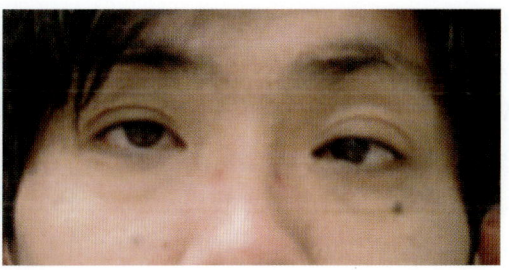

図2　輻湊けいれんの例
a. 眼位が正常のとき．屈折も正視で視力良好である．
b. 両眼が内斜したとき．屈折は強く近視化し，－10D程度を示し視力低下する．

発し，調節けいれんで著しい近視化と縮瞳を伴う．あたかも眼前の点を常時両眼で固視しているようにみえる．その状態は不随意，あるいは随意的に起こる．ヒステリー，心因性ストレス，うつ状態，脳炎後パーキンソニズムなど中枢性神経系疾患で，緊張性の一反応として起こる．

開散麻痺，開散不全麻痺（divergence palsy, paresis）：遠見時に共同性内斜視の形を呈し，突発する同側性複視を訴える．原因としては脳幹部をはじめとする頭蓋内のさまざまな病変で起こりうる．むちうち損傷後にも，しばしばこの症状が現れる．確定診断は容易ではなく，特に両側の外転神経麻痺との鑑別は臨床上困難である．EOG（electro-oculogram；眼球電図）などで外転時の衝動性眼球運動速度が低下していれば，はじめて外転神経麻痺と診断できる．むしろ開散麻痺と両側外転神経麻痺の合併のほうが実際には多く，その病態は単純ではない．片側外転神経麻痺との鑑別は容易で，第2眼位（麻痺側への側方視）における内斜偏位の増大が決め手となる．斜視領域の臨床では，遠見眼位のほうが近見眼位よりも内斜偏位が大きいとき（開散麻痺型内斜視）に，単なる症候名として開散麻痺という用語が用いられていることが多いので，留意しなければならない．治療は，複視の自覚がある場合には遠見時に基底外方のプリズム眼鏡を装用する．症状が固定すれば手術を行うこともある．

カコモン読解　第18回 一般問題73

輻湊の評価の用いる検査はどれか．3つ選べ．
a Hess赤緑試験　　b Worth 4灯　　c 大型弱視鏡
d 石原式近点計　　e プリズムバー

解説 a. Hess 赤緑試験は，赤緑眼鏡を装用して眼球運動制限を調べる検査で，輻湊の検査ではない．
b. Worth 4 灯試験は，赤緑眼鏡を装用して日常の両眼視機能を調べる検査で，輻湊の検査ではない．
c. 大型弱視鏡は，眼位や両眼視機能を検査することが可能で，両眼視機能検査として開散や輻湊の幅を測定することができる．
d. 石原式近点計は，通常は片眼遮閉して単眼での調節力を測定するが，両眼開放下にて視標を固視させ，眼前に近づけていき，両眼視ができなくなった点を測定すると輻湊近点が測定できる．
e. プリズムバーは，眼位の測定や融像幅を検査するのに用いることができる．

模範解答 c, d, e

カコモン読解 第 22 回 一般問題 62

輻湊検査に用いるのはどれか．2 つ選べ
a 大型弱視鏡　　b プリズムバー　　c Titmus stereo test
d Hess 赤緑試験　　e Worth 4 灯試験

解説 a. 大型弱視鏡は，眼位や両眼視機能を検査することが可能で，両眼視機能検査として開散や輻湊の幅を測定することができる．
b. プリズムバーは，眼位の測定や融像幅を検査するのに用いることができる．
c. Titmus stereo test は，近見での両眼視機能測定する検査で，輻湊検査ではない．
d. Hess 赤緑試験は，赤緑眼鏡を装用して眼球運動制限を調べる検査で，輻湊の検査ではない．
e. Worth 4 灯試験は，赤緑眼鏡を装用して日常の両眼視機能を調べる検査で，輻湊の検査ではない．

模範解答 a, b

（中村桂子，菅澤　淳）

サイエンティフィック・クエスチョン

3D映像を見るときの輻湊と調節の関係について教えてください

Answer 画面より飛び出す 3D 映像を見るとき，調節は画面上にピントが合うように誘発されるのに対して，輻湊角は通常より大きくなります．このように，輻湊と調節には，比例関係から外れて許容できる範囲があります．この範囲を相対輻湊，相対調節といいます．

クエスチョンの背景

最近 3D 映画が普及しているが，視聴後に眼の疲労を訴える場合もある．これは，調節と輻湊の関係が 3D 映像時には通常と異なることが関係するといわれている．

相対輻湊，相対調節とは

眼前の視標を両眼視する際，その視標距離が変化しても両眼単一視かつ明視し続けることができる．これは輻湊と調節が連動して動くからである．輻湊と調節の関係は比例しているようにみえるが，実際はある程度の幅をもっている．たとえば，近視の患者に初めて眼鏡処方したとき，眼鏡装用時にはより多くの調節を必要とするにもかかわらず，患者は近方の物を今までどおりに明瞭に両眼単一視することができる．このように，輻湊を一定に保持したまま，調節刺激を増強・減弱しても，両眼単一視かつ明視できる機能を相対調節と呼ぶ．

一方，輻湊についても同様のことがいえる．たとえば，眼前の対象物を両眼視しているとき，基底外方のプリズムで輻湊刺激を与えても，すぐに融像性輻湊を起こして両眼単一視にもち込むことができる．このように，調節を一定に保持したまま輻湊刺激を増強・減弱しても，両眼単一視かつ明視できる機能を相対輻湊と呼ぶ．

Fincham らは，輻湊刺激と調節刺激を自由に制御できる光学機器を自作し，健常被検者（32 歳）に対して相対調節遠点と相対調節近点を他覚的に測定した（図 1）[1]．中央の緑の線は，調節刺激を与えていないときの他覚的に測定された調節量を示し，ピンクと黄色のカーブは，それぞれの輻湊量における相対調節近点と相対調節遠点

文献は p.298 参照．

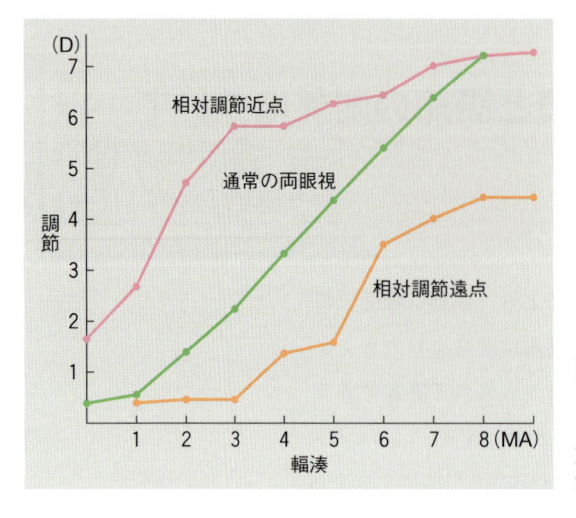

図1 輻湊の各段階における相対調節近点と相対調節遠点
(John Wiley & Sons Inc., の許可を得て転載.
Fincham EF, et al：The reciprocal actions of accommodation and convergence. J Physiol 1957；137：488-508.)

を示す．この図から，輻湊が3～5メートル角（MA）[*1]のときに輻湊性調節幅が最も大きく，輻湊が小さい場合や輻湊量が大きい場合は輻湊性調節幅が小さくなることがわかる．また，このグラフの水平軸に沿うと，各調節の段階における相対輻湊幅を読みとることができ，調節刺激が小さい場合に相対輻湊幅が小さくなることがわかる．このように，健常人では輻湊と調節の関係はたいへん柔軟に変化し，さまざまな条件下で不快感なく両眼視を行うことができるよう適応する．

[*1] メートル角（meter angle；MA）
輻湊の単位の一つで，眼の回旋点から固視標までの距離（m）の逆数のことである．たとえば，2mの距離にある視標を両眼視しているときの輻湊をメートル角で表すと，1÷2(m)＝0.5メートル角となる．

3D映像と相対輻湊

現在普及している3D映像機器では，液晶シャッターや偏光フィルタなどで両眼分離を行い，視差を与えた映像を左右眼に投射して立体感をつくりだしている．この方法では，視差により輻湊刺激が与えられるが，ディスプレイの実際の距離は変わらないため，調節距離と輻湊距離の関係が異なる状態が生じる（図2）．それにもかかわらず，画面を両眼単一視かつ明視することができるのは，まさに相対輻湊が働いているためである．

ただし，視差を大きくして相対輻湊幅を超えた輻湊刺激を与えると，融像の維持が困難となり複視をきたす可能性や，輻湊性調節によりディスプレイの明視が困難となる可能性が生じる．このような過度な視差は，3D映像視聴による眼精疲労の要因の一つと考えられている．3Dコンソーシアムが作成した3D映像の安全性にかかわるガイドラインでは，同側方向および交差方向の視差角の大きさを1°（瞳孔間距離6cmの場合，約0.3MAに相当）以内にすることが

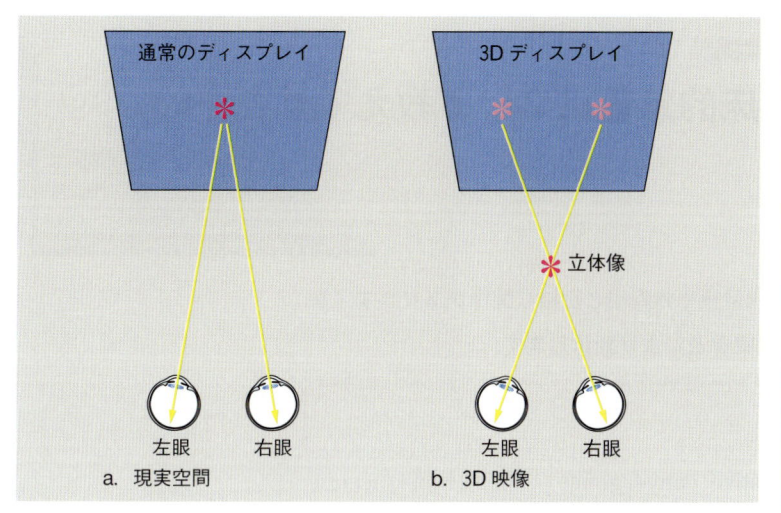

図2 現実空間と3D映像における調節と輻湊の関係の模式図
現実空間では輻湊距離と調節距離が一致するが，3D映像では輻湊距離と調節距離に乖離が生じる．

望ましいとしている[2]．また，相対輻湊幅は個人差が大きいことが実験的に確認されており[3]，このことは3D映像に対する許容限度は人によりさまざまであることを示唆している．3D映像視聴時の調節系・輻湊系の挙動と眼精疲労の関係については，まだまだ不明な点が多く今後の研究課題となっている．

（神田寛行，不二門　尚）

クリニカル・クエスチョン

AC/A 比の臨床的意義について教えてください

Answer AC/A 比は内斜視や外斜視と密接な関係があります。また、AC/A 比は加齢や薬剤点眼などにより変化します。

AC/A 比とは

AC/A とは、accommodative convergence（調節性輻湊）/accommodation（調節）のことで、AC/A 比は調節性輻湊の効率を表す。すなわち、1D の調節で引き起こされる輻湊量（Δ）を示し、AC/A 比が高いと調節による輻湊が強く働くため、特に近見で内斜視となる。AC/A 比の検査方法*1 には種々あり、正常値は 4±2(Δ/D)[1] である。AC/A 比は、生後 6 か月頃から成人の域に達し、生後 18 か月頃には正常の AC/A 比が成立していると考えられている[2]。

AC/A 比の分母の調節量には 2 種類考えられる。調節刺激の量を分母にとる場合を stimulus AC/A 比、調節反応の量をとる場合を response AC/A 比という。ただし、AC/A 比は調節反応に対する調節性輻湊量というよりも、ピントを合わせようと意図した調節刺激量に対してどれだけ輻湊するのかという考えのほうが一般的であるので、臨床的には stimulus AC/A 比で論じている[2]。

AC/A 比の異常により生じる障害

明視努力をしはじめた幼児が、最初は時々内斜視を示し、徐々に恒常性の内斜視になっていった場合は、調節性内斜視をまず疑う。調節性内斜視には、屈折性調節性内斜視、部分調節性内斜視、非屈折性調節性内斜視の三つがある。このうち非屈折性調節性内斜視（nonrefractive accommodative esotropia）*2,3 は、AC/A 比が高いことによって生じる内斜視であり、上述のように特に近見で内斜視となり、近見斜視角は遠見斜視角よりも 10Δ 以上増大するが、近見時にプラスレンズを付加すると近見時の内斜視は消失する（図 1）[3]。

AC/A 比は非屈折性調節性内斜視ではもちろん高いが、屈折性調節性内斜視でも正常よりやや高めであり、部分調節性内斜視にも正常 AC/A 比と高 AC/A 比の両者がみられる[4]。

*1 種々ある AC/A 比の検査方法のうち、大型弱視鏡による方法（major amblyoscope 法）での交代点滅法が最もよい。その理由は、明視下で行え、両眼同時視下に生ずる融像性輻湊や、遠見から近見に距離を変えることによる近接性輻湊の混入がないからである。

文献は p.298 参照。

*2 屈折は、正視、遠視、近視のいずれでも起こるが、中等度遠視が最も多い。眼鏡は、遠用度数に＋3.00D を加入した度数を近用部に入れた二重焦点レンズ、または累進屈折力レンズで処方する。

*3 この疾患名は "非屈折性（nonrefractive）" であるが、その意味は "屈折異常がみられない" と解釈するのではなく、"屈折とは関係ない" あるいは "純粋な屈折性調節性内斜視とは異なった疾患である" と解釈するのがよい。

a.

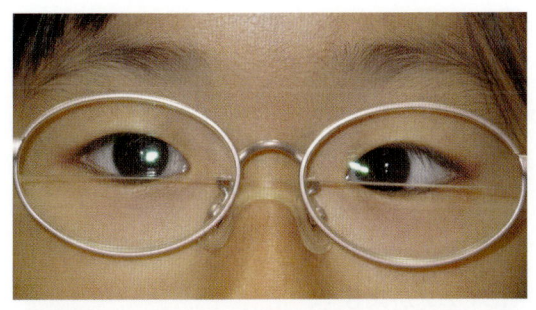

b.

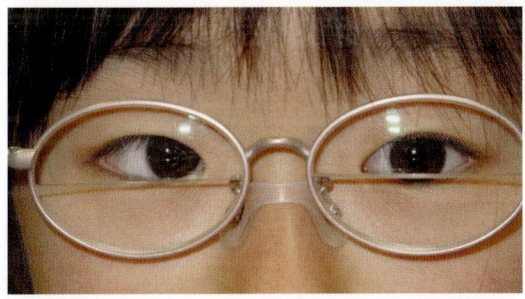

c.

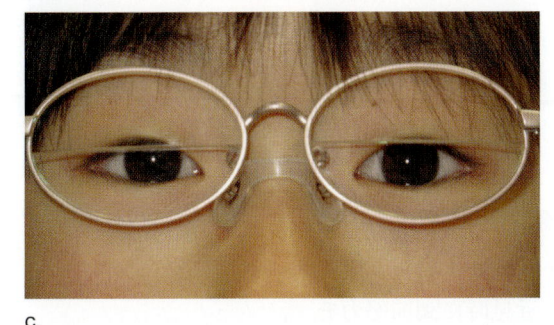

図1 非屈折性調節性内斜視
8歳,女児.上部は右眼+1.25D,左眼+1.25Dで,下部にはそれぞれ+3.00Dを加入した二重焦点眼鏡を装用している.
a. 上部での遠方視.右眼固視で+5°の内斜視がみられる.
b. 上部での近方視.左眼固視で+15°の内斜視がみられる.
c. 下部での近方視.眼位は正位となる.

逆に,AC/A比が低い場合は,輻湊不全により外斜視化のリスクがあるとの報告[5]がある.このことは,間欠性外斜視の輻湊不全型ではAC/A比が低いものが多い,ということと関連している.

AC/A比に影響を与える因子

上述のように,臨床的にはstimulus AC/A比を考えるので,調節努力に影響を与える因子は,AC/A比にも影響を与えることになる.
加齢:中高年以上で,遠見時よりも近見時の偏位角が大きい(輻湊不全型の)間欠性外斜視が多いことや,生理的近見外斜位の偏位度が大きいことから,stimulus AC/A比は加齢とともに減少すると考えられる.ただし,response AC/A比で考えると,加齢により調節反応は低下するので,加齢とともに増加する.
調節に作用する薬剤:非屈折性調節性内斜視のような高AC/A比の

症例では，副交感神経作動作用のあるピロカルピンや抗コリンエステラーゼ薬の投与により，AC/A 比が減少する．これを利用して，抗コリンエステラーゼ薬であるウブレチド®（ジスチグミン臭化物）の点眼は，非屈折性調節性内斜視の診断に用いられることがある[6]．逆に，副交感神経遮断で調節麻痺作用のあるアトロピン硫酸塩などの点眼では，AC/A 比は増加するといわれている[1]．

調節のタイムラグ：近視，若年者では調節のタイムラグが大きく，それにより stimulus AC/A 比に影響するとの報告がある[7]．

両内直筋後転術後：内直筋の張力の低下によるものであろうか，術後に AC/A 比はわずかに低下するといわれている[1]．

カコモン読解　第 24 回　一般問題 58

AC/A 比で正しいのはどれか．2 つ選べ．

a 近視では高値を示す．
b 加齢とともに増加する．
c 正常値は 4±2（Δ/D）である．
d 調節麻痺薬点眼後に増加する．
e 屈折性調節性内斜視では高値を示す．

[解説]　a．近視では，裸眼での近見時に調節努力をしないので，調節性輻湊は起こらず AC/A 比が低いようにとらえられがちであるが，高度遠視でも AC/A 比が低い症例は多く，近見時に調節努力をしても内斜視にはならない．一般的には AC/A 比と屈折との相関関係はない．

b．上述のように，stimulus AC/A 比は加齢とともに減少する．

c．正常値は 4±2（Δ/D）である．

d．上述のように，アトロピン硫酸塩などの調節麻痺薬の点眼で AC/A 比は増加する．

e．非屈折性調節性内斜視で高値を示す．

[模範解答]　c, d

（林　孝雄）

複視と抑制

両眼視とは？

両眼視（binocular vision）は，同じものを同時に見た両眼の二つの視刺激を，視覚中枢で一つのものとして統合する能力である．正常な両眼視は，同時視（simultaneous perception）・融像（fusion）・立体視（stereopsis）の三つの機能がすべて正常に働いて発揮される[1]．そのためには，①両眼とも中心固視であること，②顕性の眼位異常がないこと，③両眼の視力に大きな差がないこと，④両眼の投影された網膜像の大きさに差がない（不等像がない）こと，⑤視覚中枢に両眼視細胞が存在すること，などが必須条件となる．

文献は p.298 参照．

両眼視の異常

眼位異常が生じると，両眼の視線は偏位によって同じものを同時に見ることができなくなり，両眼視は異常となる．

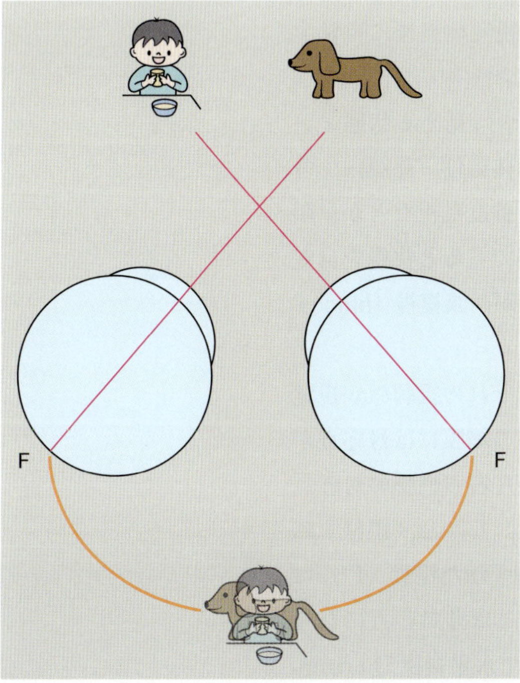

図1　混乱視
両眼の中心窩（F；fovea）に投影される，まったく異なった視刺激が重なって見える．

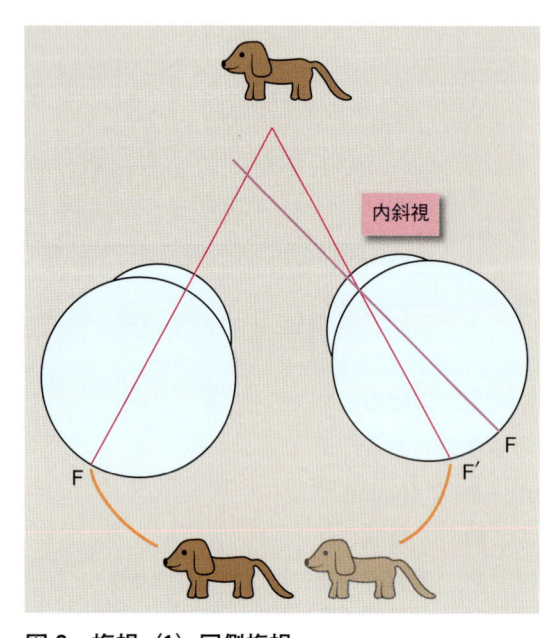

図2 複視(1) 同側複視
斜視眼の結像点(F')に生じた仮像が非固視眼(斜視眼)と同じ側に自覚される複視．非固視眼は内斜視となっている．

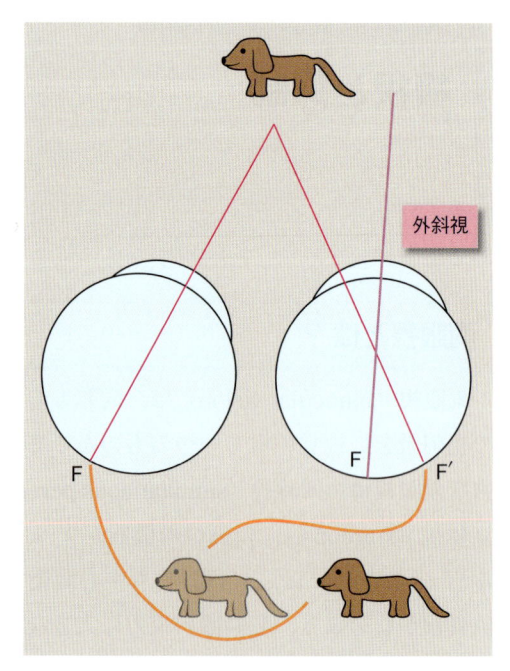

図3 複視(2) 交差性複視
斜視眼の結像点(F')に生じた仮像が非固視眼(斜視眼)と反対側に自覚される複視．非固視眼は外斜視となっている．

混乱視：片眼に神経麻痺が生じると，麻痺性斜視によって両眼の視線が一致しなくなり，両眼の中心窩に投影されるまったく異なった視刺激が重なって，何がどう見えているのかわからなくなることを混乱視（confusion）という（**図1**）．麻痺性斜視発症直後に自覚することが多く，日常生活に大きな支障をきたす．

複視：複視（diplopia）とは，一つの物体が二つに見える状態をいう．単眼でも複視を自覚することがあり，水晶体偏位・亜脱臼，多瞳孔，眼内レンズの位置異常，涙液層の異常，強度乱視などが単眼複視（monocular diplopia）の原因となる．両眼で見ると複視を自覚するが，一眼を遮閉すると複視が消失するものが両眼複視（binocular diplopia）である（**図2, 3**）．

　一つの物体から両眼の網膜に投影されたそれぞれの視刺激が視覚中枢で一つのものとして認知されるよう，左右の網膜には対応点が存在し，正常では両眼の中心窩（fovea；F）が左右眼網膜の対応点となり，正常両眼視の基礎として作用している．しかし，眼位ずれが生じると非固視眼（斜視眼）では中心窩からずれた位置（F'）に投影され，固視眼（非斜視眼）の中心窩（F）とは非対応点になり両眼複視が自覚される．像のずれる方向によって水平複視（horizon-

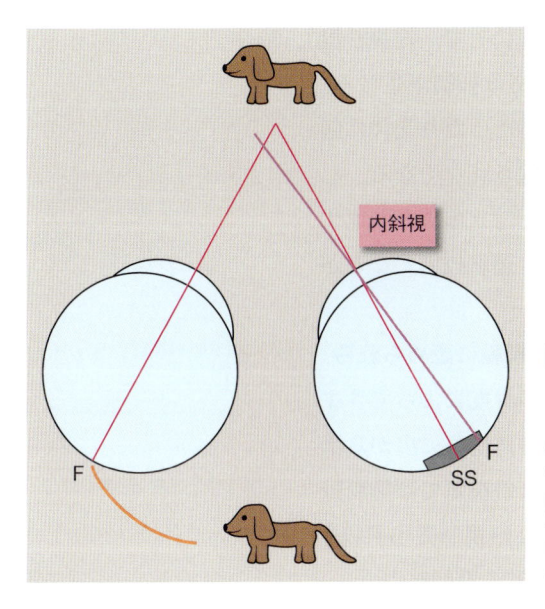

図4 抑制暗点（suppression scotoma；SS）
8〜10Δくらいの小さな斜視（微小斜視；microtropia）では，斜視眼側の固視点を含んで生じる抑制暗点（SS）によって複視が生じないようにしている．

tal diplopia），垂直複視（vertical diplopia），回旋複視（torsional diplopia）という．また通常，複視は両眼複視を意味することがほとんどである．

同側複視と交差性複視

固視眼に投影される像は真像，非固視眼に投影される像は仮像として自覚される．仮像は中心窩からずれた網膜上に結像するため，ぼんやりと見えることが多い．

仮像が非固視眼と同じ側に自覚される複視を同側複視（homonymous diplopia）といい，非交差性複視（uncrossed diplopia）とも呼ばれる．仮像が同側に見える場合には非固視眼の中心窩から鼻側に結像しているため，非固視眼は内斜視となっている（図2）．それに対し，仮像が非固視眼と反対側に自覚される複視を交差性複視（crossed diplopia）という．仮像が反対側に見える場合には非固視眼の中心窩から耳側に結像しているため，非固視眼は外斜視となっている（図3）．

抑制

両眼の網膜に異なった視覚刺激が結像すると両眼単一視ができないため，どちらか一方の図形が知覚され，時間が過ぎるとともに知覚が切り替わる両眼視野闘争（binocular rivalry）が生じる．しかし，斜視があると両眼視野闘争は消失し，一眼からの視覚刺激のみ

を受け入れ，他眼の視覚刺激を認知できないようにして，複視や混乱視を自覚させないようにする両眼視の異常である抑制が生じる．抑制は，斜視や固視眼の状態により一眼にのみ起こったり交代に起こったりする．抑制によって複視や混乱視は自覚されなくなる．しかし，両眼視は十分に発揮できなくなるため，正常立体視が関連する指の伸展動作・把握動作[2]，球技の熟練度[3,4]，運転技術[5]などが障害される．

抑制は，内斜視では鼻側網膜，外斜視では耳側網膜に認められる．抑制野の大きさは，斜視の種類，斜視角，弱視の程度によってさまざまである．間欠性外斜視の斜視時には，ほぼ耳側網膜に広がる半視野抑制となることが多い．内斜視では，大きな斜視角では抑制野も大きいことが多いが，8〜10Δくらいの小さな斜視（微小斜視；microtropia）では，斜視眼側の固視点を含んで生じる抑制暗点（suppression scotoma，図4）が認められることが多い[6]．

カコモン読解 第21回 一般問題63

抑制暗点がみられるのはどれか．3つ選べ．
a 斜視弱視　　b 経線弱視　　c 不同視弱視　　d 屈折異常弱視
e 形態覚遮断弱視

解説　健眼では中心窩で固視しているが，弱視眼では斜視や屈折異常のために中心窩を固視点として使用できず，中心窩からずれた位置を固視点として使用していることがある．抑制暗点は，弱視眼側の固視点を含む領域を抑制して，複視や混乱視を自覚しないようにする代償的両眼視異常として生じる．基本的に抑制暗点は弱視眼の中心窩で固視できないときに生じる．不同視弱視のなかでも弱視の程度が強い場合には中心固視ができず，微小斜視を合併する場合も少なくない．このような場合には，中心窩を含む抑制暗点が認められる．斜視弱視では，弱視眼での中心固視ができないため，比較的大きな領域を示す抑制暗点が認められる．形態覚遮断弱視でも固視点異常を示すことが多いため，大きな領域の抑制暗点が認められる．屈折異常弱視や経線弱視では中心固視しているため，抑制暗点が認められることはまれである．

模範解答　a，c，e

> **カコモン読解** 第 23 回 一般問題 70
>
> 斜視で抑制の有無を調べるのに有用な検査はどれか．2 つ選べ．
> a Bagolini 線条ガラス試験　　b Hirschberg 法　　c Krimsky 法
> d Worth 4 灯試験　　e プリズム遮閉試験

解説　**a．Bagolini 線条ガラス試験**：多数の直線のスジを入れたガラスを通して光源を見ると，直線のスジの垂直方向に 1 本の線条の光が認知される．2 本の線条が 45°と 135°と直交するように両眼に装用させて，2 本の線条の見えかたで抑制，網膜対応，融像を判定する（図 5）．

b．Hirschberg 法：乳幼児などで正確な定量的斜視角測定が困難な場合，眼前 33 cm の光源を見させたときに生ずる角膜反射と瞳孔の相対的位置関係より，斜視角を大まかに測定する．角膜反射像のずれは 1 mm ≒ 約 12.3°であり，角膜反射が瞳孔縁の場合は 25°，瞳孔縁と角膜縁の中間の場合は 50°，角膜縁の場合には 68°の斜視角となる．

c．Krimsky 法：眼前 33 cm の光源を見させながら，固視眼の眼前にプリズムを当て，斜視眼の向きが注視目標の位置と一致するようにプリズムを入れ替えていく．そして，一致したときのプリズムの値を斜視角として判定する．

d．Worth 4 灯試験：右に赤色レンズ，左に緑色レンズの眼鏡を掛

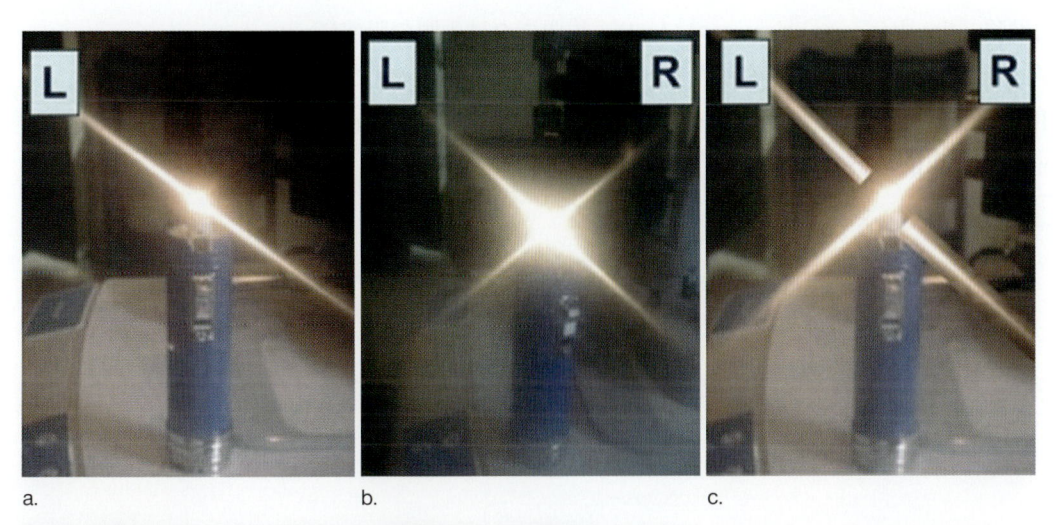

図 5　斜視があるときの Bagolini 線条ガラス試験の見えかた
a．左眼の線条しか認知できないため，右眼が抑制されている．
b．2 本の線条が認知できるため，網膜異常対応下で同時視，融像している．
c．2 本の線条は認知できるが，左眼の線条の光源部が欠けているため，網膜異常対応下での抑制暗点が生じている．

a. 左眼抑制　　　　b.　　　　　　　c. 右眼抑制

図6　斜視があるときのWorth 4灯試験の見えかた
a. 左眼が抑制されているため，2個の赤色灯が見えている．
b. 4灯全部が認知できるため，網膜異常対応下で同時視している．
c. 右眼が抑制されているため，3個の緑色灯が見えている．

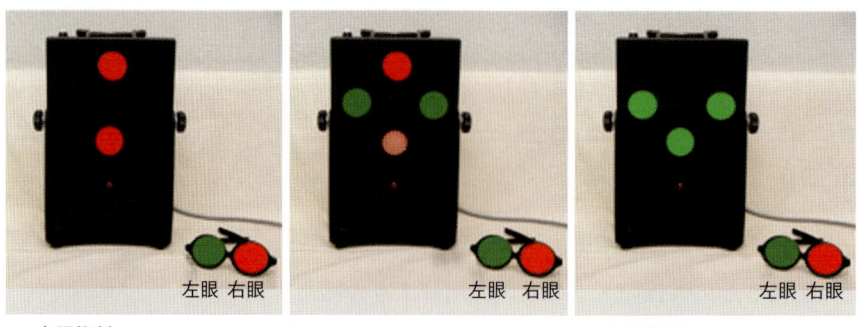

けて左右眼を分離し，一つずつの白色灯と赤色灯，二つの緑色灯，合計四つの光源の色と数を回答させる．5mと40cmの距離で行い，複視，網膜対応，優位眼の確認，抑制の有無について検査する（図6）．遠見では抑制反応であるのに対して近見では抑制なしの判定結果の場合には，抑制は抑制暗点として生じている．

e. **プリズム遮閉試験**：プリズムレンズを斜視眼の眼前において固視眼を遮閉し，遮閉を除去したときの斜視眼の動きを中和するプリズム度を測定する単眼プリズム遮閉試験（single prism cover test），固視眼の遮閉の除去と同時に斜視眼の眼前にプリズムレンズを入れて，斜視眼の動きを中和するプリズム度を測定する同時プリズム遮閉試験（simultaneous prism cover test），片眼または両眼の眼前にプリズムレンズを置き，左右眼を交互に遮閉しながら眼球の動きが中和されるプリズム度を測定する交代プリズム遮閉試験（alternate prism cover test）がある．

模範解答　a, d

（矢ヶ﨑悌司）

視力の発達

視力の発達には，屈折，調節，両眼視機能，眼位，眼球運動などのさまざまな視機能の発達が関係している．出生後において，眼軸の伸長，水晶体屈折力の変化，中心窩の形成，錐体細胞数の増加などの解剖学的発達がある．2歳頃にはすべての視神経線維に髄鞘が認められ，後頭葉ニューロンのシナプス形成が行われる．生理学的および解剖学的発達や注意および認知機能といった高次脳機能の発達も視力に関係する．

検査法とその評価

視力評価では，年齢に応じた検査法を選択しなければいけない（表1）．新生児や乳児の視力は，注視反射，対光反射，瞬目反射，追視，固視などの視反応を利用し判定されている．乳幼児期の視力において，自覚的測定が難しいため他覚的測定法による視力発達を検討した研究が報告されている．主なものとして，選択視法（preferential looking；PL法）[*1]，視運動性眼振（optokinetic nystagmus；OKN），視覚誘発電位（visual evoked potential；VEP），縞視力カードによるgrating acuity cards法によって評価されている．これらの検査による小児視力発達曲線を図1に示す[1]．乳幼児の視標に対する興味や集中力に結果が左右されることもあり，測定法が違う場合には単純には比較できない．

乳幼児から3歳までの小児の視力検査は協力が得られにくいため，特に難しく，さまざまな方法で行われる（表2）．黒円または黒

[*1] 臨床的に頻用されているgrating acuity cards法はPL法の変法であり，原理は同様であるが，検査距離や検査装置が異なる．

文献はp.299参照．

表1 新生児，乳幼児，小児の視力評価法

年齢	視力評価法	視反応
0～1歳	PL法, OKN, VEP, grating acuity cards法	注視反射, 対光反射, 瞬目反射, 追視
1～3歳	PL法, OKN, VEP, grating acuity cards法, 点視力検査法	
3～7歳	Landolt環視標による字ひとつ視力検査法	
8歳以上	Landolt環視標による字づまり視力検査法	

OKN：optokinetic nystagmus（視運動性眼振）
PL：preferential looking（選択視法）
VEP：visual evoked potential（視覚誘発電位）

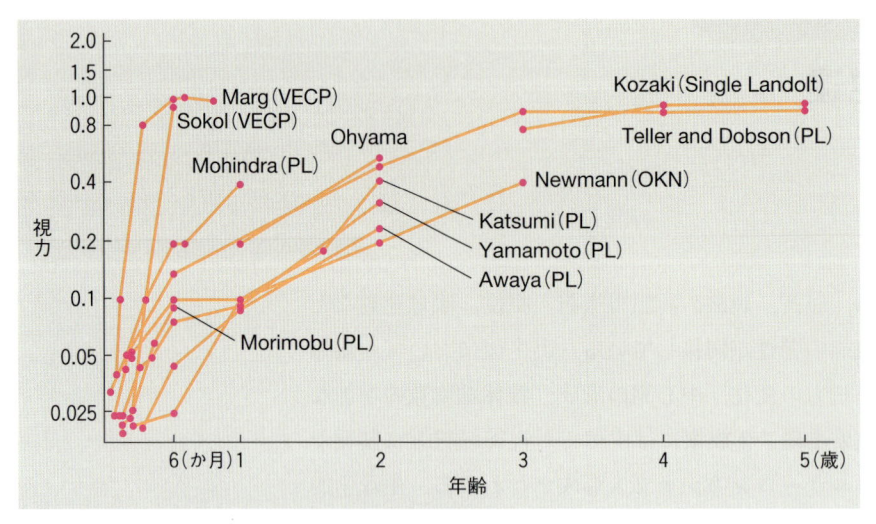

図1　種々の検査法による小児視力発達曲線

乳幼児の視力発達は，PL法，OKN，VEPなどの検査法や報告者により多少の不一致があるものの（特に乳児期），視力発達曲線には一定の傾向があることがわかる．
（粟屋　忍：乳幼児の視力発達と弱視．眼科臨床医報 1985；79：1821-1826．図2．）

表2　これまでの報告にみられる小児の視力発達

	黒円または黒球視標による最小視認閾[2]	PL法[1]	縞模様を用いた手持ち視力測定器[3]	OKN[4]
生後1か月	光覚〜手動弁	0.03	（生後4週）0.01	（新生児）0.01〜0.03
2か月	手動弁〜0.01		（生後8週）0.016	
3か月	0.01〜0.02	0.05	（生後12週）0.036	
4か月	0.02〜0.05		（生後16〜20週）0.05〜0.06	
6か月	0.04〜0.08	0.1〜0.2		0.2
8か月	0.1			
10か月	0.1〜0.15			
1歳	0.2〜0.25	0.3〜0.4		0.3
1歳6か月	0.4			
2歳	0.5〜0.6			
3歳		0.8〜1.0		

球を呈示したときの反応から求めた健常小児の最小視認閾の測定値は，生後1か月で光覚〜手動弁，2か月で手動弁〜0.01，3か月で0.01〜0.02，4か月で0.02〜0.05，6か月で0.04〜0.08，8か月で0.1，10か月で0.1〜0.15，1歳で0.2〜0.25，1歳6か月で0.4，2歳で0.5〜0.6に達すると報告されている[2]．PL法による視力発達では，生後1か月で0.03，3か月で0.05，6か月で0.1〜0.2，1歳で0.3〜0.4，3歳で0.8〜1.0に達すると考えられている[1]．縞模様を用いた手持ち視力測定器で測定し視力発達を検討した報告では，生

後4週で0.01，8週で0.016，12週で0.036，16〜20週で0.05〜0.06であり，PL法による結果とほぼ一致している[3]．OKNによる新生児視力は0.01〜0.03，生後6か月で0.2，1歳で0.3に相当する反応がある[4]．OKNは，眼球運動系に関与していることや判定の難しさ，乳幼児の集中力の程度に左右されるということに注意が必要である[5]．VEPにおいて，P_{100}頂点潜時を指標とした報告では，大きいチェックサイズ（48，60 min）に対する反応では1歳までに1.0に達するが，小さいチェックサイズ（12，15 min）では5歳でも成人レベルの反応に達していないとされている[6]．VEPは，中間透光体，網膜，視路，大脳皮質までの組織学的および神経学的変化が関与する．しかし，VEPでは乳幼児の注視状態，刺激条件，測定方法により変動するということに注意が必要である．

3歳過ぎからは，Landolt環による視力測定が可能となる．湖崎ら[7]の字ひとつ視標を用いた視力測定の報告によれば，視力1.0以上を示す割合は，3歳半〜4歳半で67.0％，4歳半〜5歳半で71.0％，5歳半〜6歳半で86.1％，6歳では1.0以上を示していたとされている．幼年型視覚の特徴として，字づまり視標による視力値より字ひとつ視標による視力値のほうが良好となる"読み分け困難"があり，この現象は8歳終わり頃まで続くとされている．

小児における視力発達評価の意義

視力は光学特性と網膜および視中枢の神経機構によって決定され，眼球から視覚中枢に至るまでの視機能を知る重要な指標となる．小児の視力発達は，種々の検査法により多少の測定値差があるが，新生児では0.03〜0.05，生後6か月児で0.1〜0.3，2歳児で0.5，3歳児で1.0が基準となる．視力は，出生時より発達が始まっており，その発達過程のなかで何らかの障害があれば弱視を生じることになる．小児における視力検査において，さまざまな視力測定法による視力発達を知り，年齢に応じた視力発達があるかどうか判定しなければいけない．年齢に応じた視力発達がみられない場合や視力の左右差がある場合は，屈折異常や斜視，弱視，器質的疾患，全身的発達遅延などの可能性を考える必要がある．小児眼科領域において，視機能を正確に把握し，その発達過程を理解することは視機能障害の早期発見，弱視治療の時期や計画，治療効果判定において非常に重要である．

（山下　力，三木淳司）

立体視の発達

　立体視は両眼視差を手掛かりとして感覚される空間知覚である．両眼視は出生時には認められず，生後3〜4か月頃から出現する．また，両眼の網膜像を中心窩に合わせて両眼単一視する輻湊運動は調節機能と連動し，網膜黄斑部の中心窩の形態的の発達に追随して出現する[1,2]．そして，感受できる両眼視差は，視力（単眼で知覚できる空間周波数）の向上とともに詳細となる．

文献はp.299参照．

正常発達と眼位異常における立体視の感受性期

　ヒトの立体視の発現（両眼視機能発達の臨界期）は，視覚刺激に対する行動反応を観察する心理物理実験から4〜6月齢とされ，その後の発達期間が立体視の感受性期といわれる[3]．また，感受性期の眼位異常や両眼間の視力差などの，両眼視差の手掛かりとなる両眼間の入力の不均衡は，立体視機能の発達を阻害または発達過程にあった立体視機能を障害する．内斜視では立体視の発現期に発症した乳児内斜視と，それ以降に発症した調節性内斜視での感受性期は区別され，後期発症ほど両眼視機能の予後はよいが，立体視が障害されうる感受性期は4歳以降まで持続する（図1）[4]．

サルを用いた実験モデルでの電気生理学的知見[5]

　視覚中枢には出生時にすでに基本的な神経連係と機能構成が存在し，出生後の感受性期には神経可塑性があり，正常な視覚経験により機能的な神経連係が初期中枢から高次中枢へと階層的に発達する．

　第一次視覚中枢（V_1）は両眼視差の検出機構の初期段階に位置し，視野が再現されるとともに，左右眼それぞれの入力に支配されたニューロンが縞状に交互に配列され眼優位性コラムを形成し，両眼からの入力を受ける視差感受性ニューロンが存在する．

　以下に，アカゲサル[*1]を用いた視覚刺激に対するV_1の活動電位記録による知見を示す．

正常発達モデル[6]：V_1には，出生後早期から両眼からの入力を受け，視覚刺激の両眼視差に同調し活動性が変化する視差感受性ニューロ

[*1] アカゲサルの立体視発現は4〜6週齢とされており，視機能発達においてはおおよそアカゲサルの週齢がヒトの月齢に相当する．

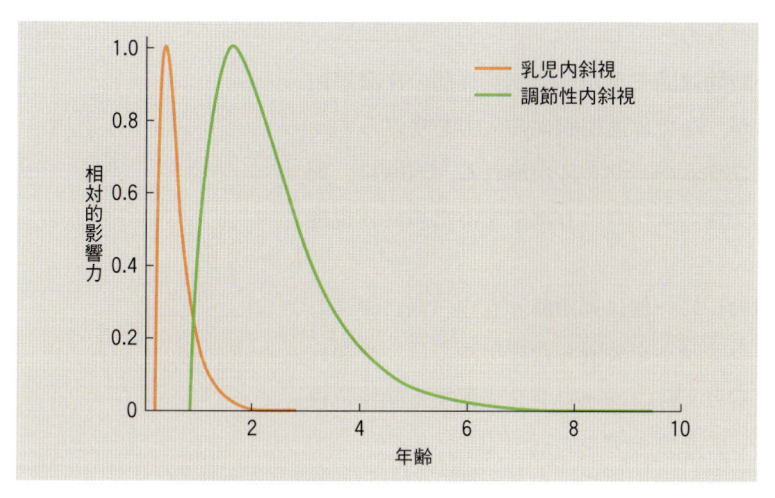

図1 ヒトの立体視感受性期
眼位異常の立体視感受性を正常両眼視発達に対する相対的重みづけにより同定すると，乳児内斜視では4.3月齢に，調節性内斜視では20月齢にピークがある．
(Fawcett SL, et al：The critical period for susceptibility of human stereopsos. Invest Ophthalmol Vis Sci 2005；46：521-525.)

ンが成獣と同等の割合で備わっている．それに対して，両眼視覚刺激時に単眼視覚刺激時よりも活動性が低下する抑制的両眼相互作用を示すニューロンが成獣の2倍以上の割合で存在している．

V_1の視覚刺激に対する活動性は出生後から徐々に強くなり，抑制的両眼相互作用は立体視の発現期に先行して減少する．また，視差感受性ニューロンの単眼刺激反応特性[*2]が完成に向かうのに連れて，感受できる両眼視差は小さくなるとともに多様化する．

乳児内斜視を想定した眼位異常モデル[7-9]：乳児期のサルに基底内方プリズムを組み込んだ軽量ヘルメットを装着した光学的内斜視モデルでは，V_1の視差感受性ニューロンは減少し，抑制的両眼相互作用を示すニューロンが増加する．

視差感受性ニューロンの損失は，立体視発現期以前よりも発現期直後に負荷したモデルのほうが大きい．また，立体視発現期から負荷すると，視差感受性ニューロンの損失は数日のうちに始まり，2週間で顕著となり，それ以降の斜視期間には影響されない．しかし，斜視期間の終了後に成獣まで正常視的環境で飼育し回復期間を設けると，4週間負荷モデルの視差感受性は正常発達モデルに比較すると強く損失されているが，8週間負荷モデルに比較し高い．

これらの結果から，立体視発現期直後の眼位異常は急速に両眼視機能を構成するニューロンの発達を障害すること，また，神経可塑性が高い期間での眼位矯正によって，それ以降に立体視機能が回復

[*2] それぞれのニューロンに反応しやすい視覚刺激の方位・方向，空間周波数，時間周波数などの特性が備わるとともに，コントラスト感度が向上する．

する可能性あることが示唆される．

形態覚遮断弱視を想定した時間遮閉モデル[10]：感受性期の片眼遮閉は形態覚遮断弱視が生じるが，V_1では遮閉眼から入力を受けるニューロンが減少し，眼優位性コラムのバランスが崩れる．同時に，両眼から入力を受ける視差感受性ニューロンも減少するため立体視機能も障害される．

乳児期のサル（3～18週齢）に一側に遮閉膜，もう一側に素通しレンズを組み込んだ軽量ヘルメットを装着したモデルでは，昼間に一定の両眼開放時間を設けると，V_1ニューロンを支配する眼優位性の構成は，開放時間に依存して正常モデルに近づく．

この結果から，両眼視させる時間を長くすることは，弱視の予防のみならず立体視機能の発達を促すうえで大切であり，先天眼瞼下垂での眼瞼挙上や不同視弱視での眼鏡常時装用の重要性が裏づけられる．

（森　隆史）

2. 弱視の分類，検査，治療

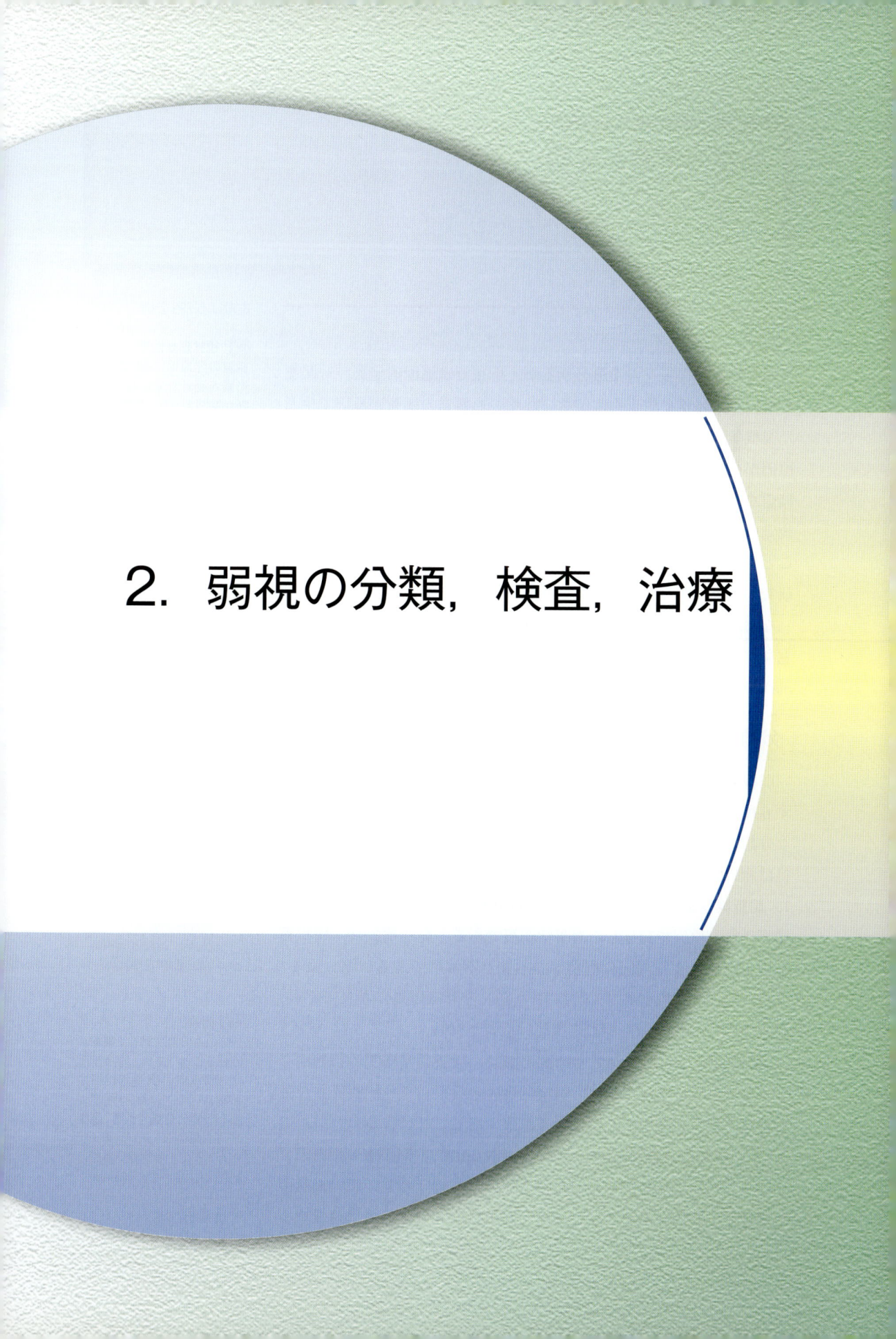

弱視の定義と分類

定義

　弱視の定義は種々の変遷をみるが，現在では原因的定義"一眼または両眼に斜視や屈折異常があったり，形態覚の遮断が原因で生じた視機能の低下"[1]が多く用いられる．弱視診療では，視機能低下の原因が視覚感受性期内[*1]にあること，視器に器質病変がないことの確認が重要である．一方，弱視の病態は，視覚感受性期内に良質な視覚刺激を受けなかったことによる大脳皮質視覚中枢の異常であることが，実験弱視の神経生理学的研究[2,3]やヒトでの画像診断学的研究[4]により明らかとなりつつある．

　なお，視器に器質病変があり，そのために抑制や斜視が生じて視覚発達が遅延する場合がある．これは，器質弱視（organic amblyopia）と呼ばれ，上記の弱視とは区別してとり扱われる．

分類

　弱視をきたす具体的な原因によって分類され，一般的に表1に示す6種類が挙げられる．

　分類は4種類[5]として説明されることもあり，その場合，経線弱視は屈折異常弱視に含まれ，微小斜視弱視は斜視弱視に含まれる．

1. 屈折異常弱視（ametropic amblyopia）：ある程度以上の両眼性屈折異常が原因で発症した両眼性弱視である．発症機転は，屈折異常の未矯正により両眼の網膜中心窩像が不鮮明であることによる．遠視では弱視となりやすいが，中等度近視では弱視になりにくい．固視[*2]は中心固視で，両眼視機能は保持される．

2. 経線弱視（meridional amblyopia）：屈折異常弱視の特異的なタイプである．発症機転は，強度乱視の未矯正により屈折異常が強い経線方向での網膜中心窩像が不鮮明であることによる．

3. 不同視弱視（anisometropic amblyopia）：不同視[*3]が原因で発症した片眼性弱視である．発症機転は，屈折度の強い眼の網膜中心窩像が不鮮明であることによる．弱視となりやすいのは遠視性不

文献は p.299 参照．

[*1] **視覚感受性期**
視覚の発達期に視的環境の影響を受けやすい視覚の未熟な期間をいう．この時期には，透光体の混濁や片眼の眼帯などにより形態覚遮断弱視を生じやすい．一方，弱視治療に対して反応を示しやすい時期でもある．

表1　弱視の分類

1	屈折異常弱視（ametropic amblyopia）
2	経線弱視（meridional amblyopia）
3	不同視弱視（anisometropic amblyopia）
4	斜視弱視（strabismic amblyopia）
5	微小斜視弱視（microtropic amblyopia）
6	形態覚遮断弱視（form vision deprivation amblyopia）

[*2] **固視**
一つのものを注意して集中して見ることである．固視状態は，固視点の網膜部位が中心窩か否かで，中心固視か偏心固視に分類される．固視状態の検査は，直像鏡や眼底カメラによる方法，角膜反射による方法などがある．

[*3] は p.55 参照．

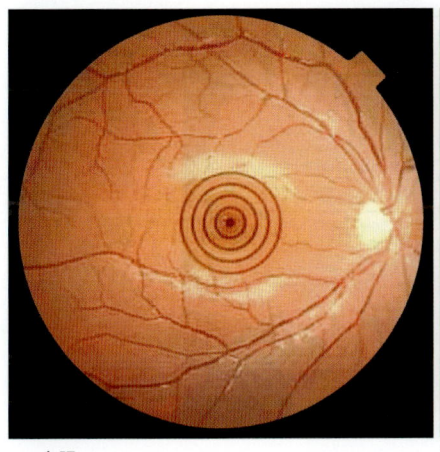

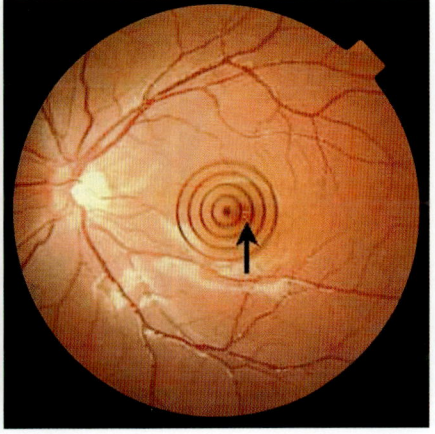

a. 右眼　　　　　　　　　　　　　b. 左眼

図1　左眼微小斜視弱視の固視状態
10歳, 女児. 眼位は10Δ内斜視で, 右眼中心固視, 左眼鼻側傍中心固視 (同心円状視標の中心：固視点, 矢印：中心窩反射) を示す.
(写真提供：土屋仁美氏. 使用機器：内田式視標付無散瞳眼底カメラ, ウチダ＆トプコン.)

同視であり, 弱視眼が+2D以上で不同視差が2D以上の場合である[5]. 固視は中心固視で, 両眼視機能は保持される.

4. 斜視弱視 (strabismic amblyopia)：斜視が原因で発症した片眼性弱視である. 発症機転は, 片眼性の恒常性斜視において複視や混乱視を防ぐための斜視眼の抑制と考えられている. 固視は偏心固視であり, 両眼視機能は不良である.

5. 微小斜視弱視 (microtropic amblyopia)：微小斜視に随伴する片眼性の弱視である. 微小斜視は斜視角がおおむね10Δ以下であり, 原発性と続発性に分けられる[6]. 原発性では調和性異常対応[*4]を伴うことが多く, 斜視眼の道づれ領[*5]を偏心固視点 (**図1**) とする弱視を伴う. 両眼視機能は斜視眼の中心窩抑制を示し, 周辺融像により大まかな立体視をもつ. 微小斜視 (弱視) を発症する要因に遠視性不同視があり, この点で不同視弱視と類似する. しかし, 両者は固視状態や両眼視機能などの特徴から区別される.

6. 形態覚遮断弱視 (form vision deprivation amblyopia)：形態覚刺激の遮断が原因で生じた片眼性または両眼性弱視である. 形態覚遮断の原因は, 先天白内障が代表的疾患であり, 角膜混濁や眼瞼下垂, 術後の眼帯などの場合もある. 症状として斜視や偏心固視を伴うことがあるが, 外斜視であるにもかかわらず鼻側周辺偏心固視 (**図2**) を呈するものを背理性固視という. 片眼性の形態覚遮断弱視は, 特に予後不良である.

[*3] 不同視
左右眼の屈折異常の程度が異なるもので, 一般的に屈折度差が2D以上のものをいう.

[*4] 調和性異常対応
固視眼の中心窩と斜視眼の道づれ領[*5]を中心として共通の視方向をもつような網膜対応の状態をいう.

[*5] 道づれ領
固視眼で固視している視物が結像する斜視眼の網膜領域をいう.

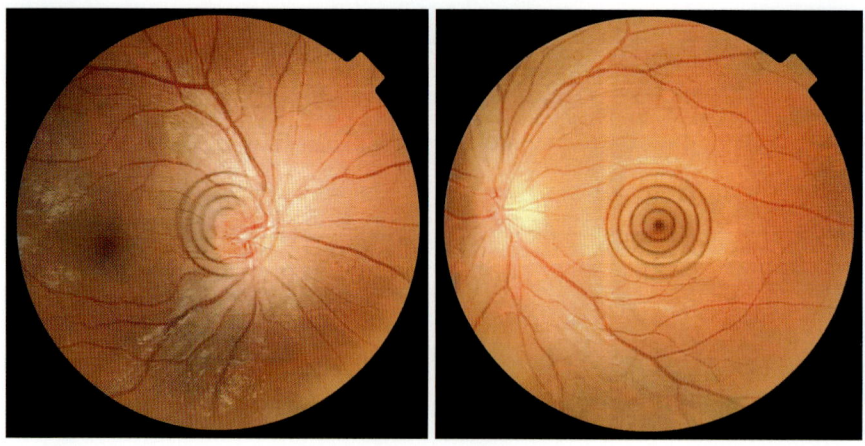

a. 右眼 b. 左眼

図2 右眼形態覚遮断弱視の固視状態
17歳，男子．眼位は20Δ外斜視で，右眼鼻側周辺偏心固視（同心円状視標の中心：固視点），左眼中心固視を示す．
（写真提供：土屋仁美氏．使用機器：内田式視標付無散瞳眼底カメラ，ウチダ＆トプコン．）

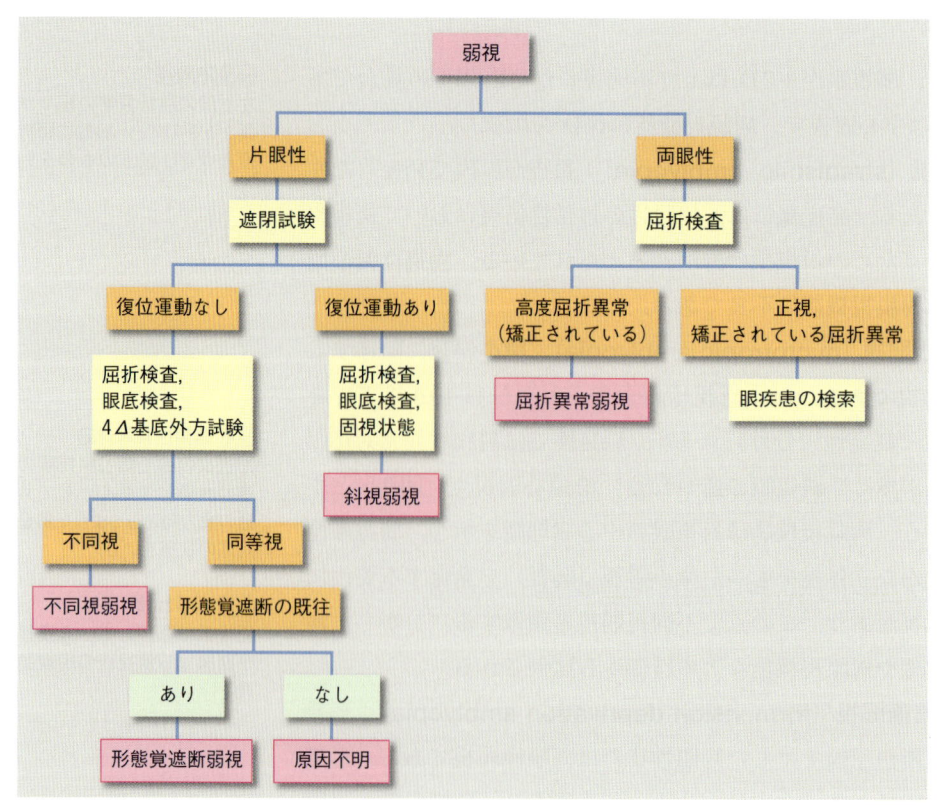

図3 弱視分類のフローチャート
(von Noorden GK, et al：Strabismus：A decision making approach. St. Louis；Mosby：1984.)

弱視分類のためのフローチャート

分類に必要な検査と，その所見をフローチャートで示す(**図3**)[7]．適切な分類により，予後予測から治療までを連続的にとらえることができる．

カコモン読解　第24回 一般問題59

形態覚遮断弱視の原因で重要なのはどれか．
a 近視性不同視　　b 遠視性不同視　　c 両眼高度遠視
d 片眼先天白内障　　e 両眼先天白内障

解説　選択肢のなかで形態覚遮断の原因となるのは白内障であり，屈折異常による像の不鮮明は除外される．また，形態覚遮断は片眼性のほうが，両眼性よりも重度の弱視となる．これは，視覚入力が不均衡の場合には大脳皮質視覚中枢での両眼競合により，視覚入力が少ない眼から投射される同側性ニューロンおよび両眼性ニューロンが萎縮を示し，不可逆的変化を示すためである．

模範解答　d

（岡　真由美，田淵昭雄）

サイエンティフィック・クエスチョン
弱視の病因論について，これまでの変遷を含めて教えてください

Answer 1980年頃までは，網膜神経節細胞レベルでの異常が弱視の本態であるとする説がありました．その後，ERGによる追試研究や一次視覚野で左右眼からの入力が統合されることから，大脳皮質（視覚野）異常説が台頭してきました．しかし，fMRIによる詳細な視覚野部位同定の評価が可能となった今も，部位異常と機能異常の関連は推論の域を出ていません．

大脳皮質異常説と網膜異常説

　通常の眼科検査では，弱視では視力が低下しているのにもかかわらず，眼球内に明らかな異常を認めることはない．それでは弱視はどの部位の異常に起因するのであろうか？

　弱視の病態は動物（ネコとサル）の実験弱視で主に視覚野において研究されてきた．幼少動物の片眼の眼瞼縫合を行うと遮閉眼に形態覚の重度の障害が起こる．そして，出生後早期に片眼の遮閉を行うと一次視覚野の神経細胞の反応性が非遮閉眼に偏ることが示された（図1)[1]．また，形態上も，弱視眼に対応する一次視覚野の眼優位（性）カラムが萎縮し，その分，非弱視眼に対応する部分が拡大する（図2）．このような機能的・解剖学的変化は，斜視弱視や不同視弱視に比べて形態覚遮断弱視においてより強い．正常な視覚野においては，左右眼と皮質細胞の連絡が比較的均等につながっているが，左右眼は競合関係にあり，一眼からの皮質への連絡が他眼を圧倒してしまうのが，異常な両眼干渉による弱視であると考えられている．臨界期（感受性期）には，この競合状態を変えられることが重要であり，ヒトの片眼弱視（臨床的には両眼弱視よりも片眼弱視が多い）における健眼遮閉治療の根拠になっている．

　一方，1980年頃までは網膜神経節細胞レベルでの異常が弱視の病態の本態である，とする報告があった．しかし，その後，弱視眼の検査時の固視不良を考慮したpattern網膜電図（electroretinogram；ERG）の研究や，実験弱視の作成方法の差異を考慮に入れた網膜神経節細胞からの単一細胞記録の追試研究において，弱視の網膜異常

文献はp.300参照．

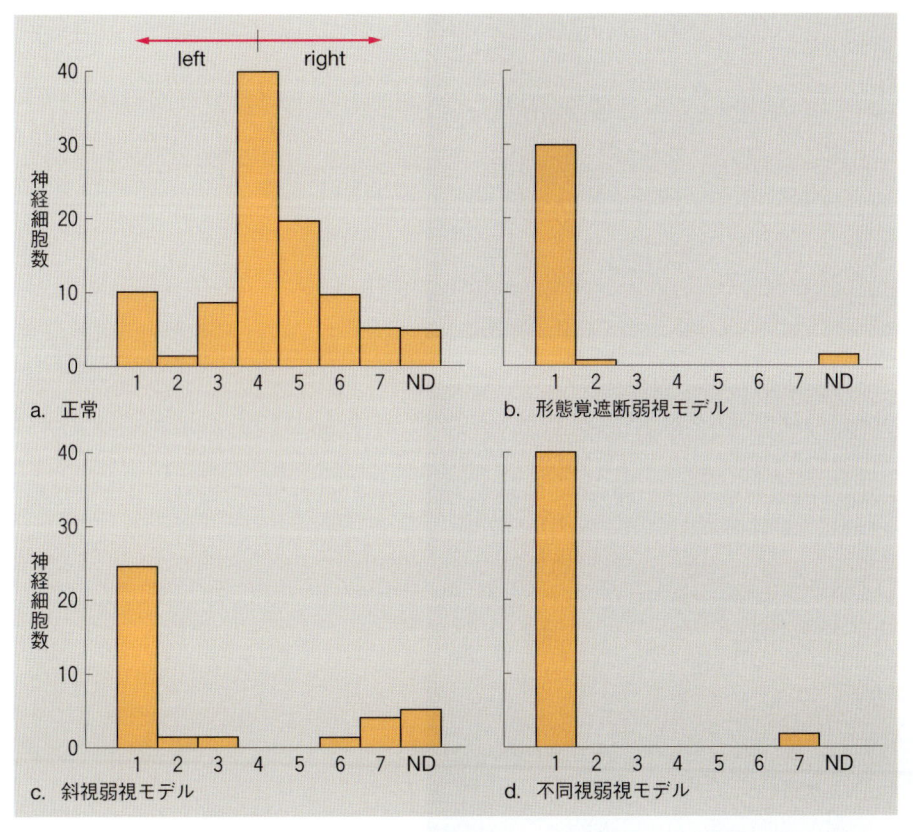

図1 サルの一次視覚野での神経細胞の応答における弱視に伴う眼優位性の変化

a は正常，b は形態覚遮断弱視モデル，c は斜視弱視モデル，d は不同視弱視モデルのサルの一次視覚野の眼優位（性）ヒストグラム．横軸の 1〜7 は眼優位性を示し，左に行くほど左眼の刺激により強く反応し，中央はどちらの眼の刺激にも反応し，右へ行くほど右眼の刺激により強く反応する細胞数を示している．弱視モデルはすべて右眼が弱視眼であるが，いずれの弱視においても，弱視眼および両眼の刺激に反応する神経細胞数の明らかな減少が認められる．
(von Noorden GK：Amblyopia：a multidisciplinary approach. Proctor lecture. Invest Ophthalmol Vis Sci 1985；26：1704-1716. Fig 6.)

説は次第に否定された．一次視覚野において左右眼からの入力が外側膝状体を経て初めて結びつき，競合の場にもなることも大脳皮質異常説を強く支持するものである．こうして大脳皮質（視覚野）異常説が台頭していき，むしろ視覚野のどの部位の障害が主なのかに研究の焦点は移された[2]．このような視覚野内での異常部位の推論を行う研究には，心理物理的な手法が有効だとされている．また，視覚野と網膜の中間に位置する外側膝状体における計測では，弱視眼に対応する層の細胞萎縮の報告にもかかわらず，実験動物における細胞応答特性からは明らかな異常は認められないとする報告が多かった．

fMRI の導入による原因論解釈

これまで，ヒトの弱視においては視路の部位別に異常の有無を検

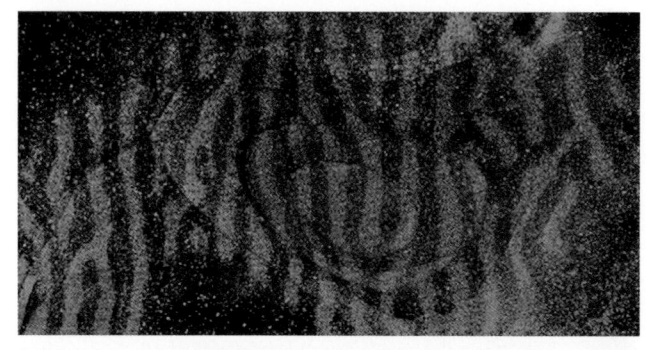

a.

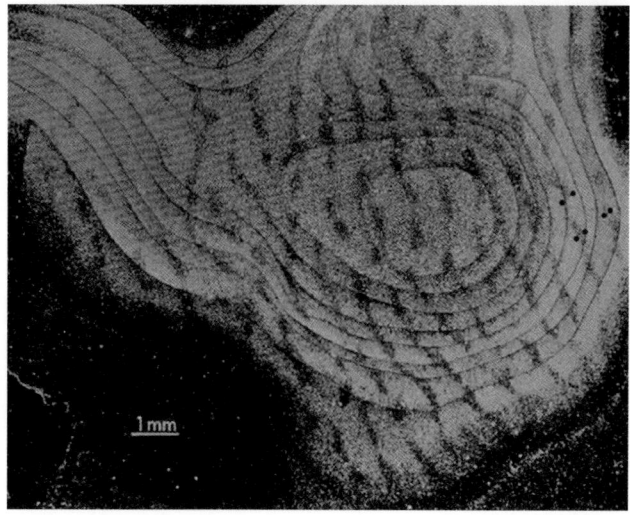

b.

図2 弱視眼に対応するサルの一次視覚野の眼優位（性）カラムの萎縮

a は正常のサル，b は右眼を生後2週で18か月遮閉し，標識のための ^{3}H-プロリンを一眼の硝子体腔に注射したサルの一次視覚野の IVC 層[*1]の断面（autoradiograph）．a では右眼と左眼の眼優位カラムがほぼ等しい太さであるが，b では遮閉した右眼（弱視眼）に対応する領域が狭い帯としてみられ，一方，他眼の領域は広くなり，部分的に癒合している．
(Wiesel TN：The postnatal development of the visual cortex and the influence of environment. Biosci Rep 1982；2：351-377. または Nature 1982；299：583-591. Fig 3.)

[*1] **一次視覚野の IVC 層**
一次視覚野は6層構造になっていて，それぞれの層には異なる研究者によって，いくつかの名前がつけられている．外側膝状体から入力を受ける層は，Brodmann によって IVC 層と名づけられている．その IVC 層では，右眼と左眼からの入力を受ける部位は隔離されていて，それぞれ右眼と左眼に対応する眼優位カラム（ocular dominance column）と呼ばれる．

討するような手段は電気生理学的な非侵襲的な手法に限られ，その空間分解能は満足できるものではなかった．しかし，近年，ヒトにおける非侵襲的な神経画像法の発達により，ついに弱視患者の局所脳機能や形態を調べることが可能になった．初期の神経画像研究において，弱視の一次視覚野の機能異常はない，とする報告もあり，弱視の異常は高次視覚野にあるとも解釈された．しかし，機能的 MRI（functional magnetic resonance imaging；fMRI）を用いた retinotopic mapping と呼ばれる詳細な視覚野の部位同定を合わせた機

能評価により，片眼弱視患者の弱視眼刺激時の一次視覚野の活性化の明らかな低下が示され，この説は否定された．さらに，この方法で，高次視覚野と一次視覚野のいずれの機能も低下していることも示された．その後，fMRIにより，さらに脳深部の小領域である外側膝状体の機能評価が行われた[3,4]．その結果は"弱視における外側膝状体の形態異常はあっても機能異常は強くない"とする，これまでの常識に照らし合わせると意外なもので，弱視眼を刺激したときの外側膝状体の反応は斜視弱視・不同視弱視・形態覚遮断弱視のいずれにおいても減弱する，というものであった．実験動物での結果とfMRIの結果の差異は，前者における麻酔の影響が考えられている．この結果から，"弱視は視覚野の病気である"という以前からの仮説は見直しを迫られることになった．さらに，このような外側膝状体の異常が網膜の異常に起因するかどうかが調べられた．fMRIにおいて弱視眼刺激時に外側膝状体の活性化低下がみられた患者では，OCT上は明らかな形態異常はみられなかったが，網膜内層の反応を反映する刺激を用いた多局所ERG（multifocal ERG；mfERG）では中心領域で振幅の低下が記録された[5]．しかしながら，mfERGの反応低下とfMRIの外側膝状体の反応低下の間には有意な相関は認められなかった．このことから，弱視において，網膜の異常から外側膝状体の異常を単純に説明できるというわけではないようである．

まとめ

弱視の異常部位については，その部位の障害が一次的か，二次的かという疑問が常につきものである．すなわち，ある部位に形態や機能の異常が見いだされたとしても，それは，ほかの部位からの影響の波及かもしれない．さまざまな状況証拠からその部位の障害が最も強いであろうと推論する報告はいくつかあるが，いまだに決定的な証拠は示されていない．現時点での弱視の研究法には神経生理学，心理物理学，脳機能学の三方向からのアプローチがあり，これらが組み合わされて弱視の病態研究が進められている．

〔三木淳司，山下　力〕

小児の屈折・視力検査

　弱視は，早期発見が予後を左右する．重症の弱視は予防もしくは早期に検出して屈折矯正や弱視訓練を行う必要があるため，弱視の診療には，乳幼児期からの屈折・視力検査法をマスターすることが不可欠である．年齢や発達状況に適した検査を選択し，小児の機嫌をとりながら要領よく行うことが大切である．

屈折検査[1,2]

文献は p.300 参照．

　不同視や強度遠視・乱視による弱視の予防・治療，さらに斜視や器質弱視の検出・治療において主要な検査である．発達途上の小児では屈折の変化が起こりやすく，容易に調節因子が混入するため注意が必要である．

検査法の選択：就学前の小児に対しては他覚的屈折値測定が主体となるが，検査法は年齢や用途によって選択する（**表1**）．3歳以降になると，顎台に顔をのせてオートレフラクトメータで測定可能となるが，非協力的な小児や乳幼児では，手持ち式オートレフラクトメータを用いる（**図1a**）[*1]．しかし体動が多く固視不良の小児，角膜

[*1] ハンディ レフ レチノマックス 2（ニコン），レチノマックス 3（Righton），AR-20 TypeR（ニデック）など．

表1　屈折検査法の比較

屈折検査法	適用	特徴（○利点，●欠点）
検影法（skiascopy）	0歳～ スクリーニング検査 精密検査	○年齢，体位，器質疾患の有無を問わない ○屈折，調節，中間透光体の異常，不正乱視を簡便に検出 ●検者の習熟を要する
手持ち式オートレフラクトメータ	0歳～ 精密検査	○年齢，体位を問わない（顎台が不要） ●固視が悪いと不正確 ●器械近視・調節の介入，乱視の混入
フォトレフラクトメータ	0歳～ スクリーニング検査	○年齢を問わない ○短時間に簡便に両眼測定 ○遠隔測定が可能 ○屈折，眼位，中間透光体の異常を検出 ●精度，測定範囲に限界がある ●散瞳下で測定困難
オートレフラクトメータ	3歳～ 精密検査	○精度が高い ●顎台が必要，非協力的な小児は実施困難

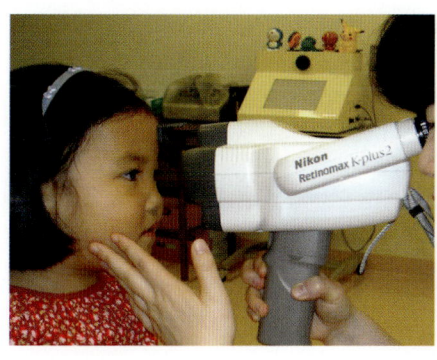

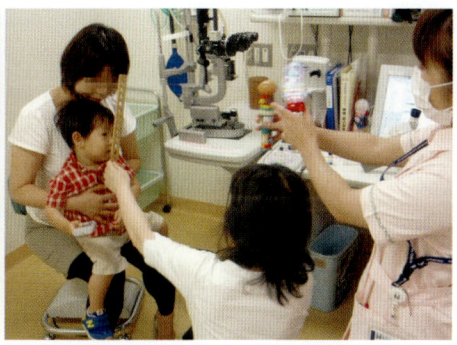

図1 乳幼児の屈折検査
a. 手持ち式オートレフラクトメータ（レチノマックス）.
b. 検影法の実践.

混濁などの器質疾患のある例では，検影法が唯一の検査法となるため，この手技をぜひマスターしてほしい．フォトレフラクトメータは，検査距離をとって短時間に測定可能であり，眼底の反射像を両眼同時にとらえて解析するため，非散瞳下での屈折，眼位，中間透光体異常のスクリーニングに適する[*2].

検影法：スクリーニング検査および精密検査に有用で，調節異常，中間透光体の異常，視性刺激遮断の程度，不正乱視についても簡便に判定できる利点がある．基本手技として，レチノスコープ（検影器）の外套（スリーブ）を上下して開散光とし，被検者の調節，検者の屈折・調節，検査距離を一定に保ち，瞳孔中心で検影を行うことが正確に測定するポイントである．実践では，親の膝の上で小児をリラックスさせ，視線の高さを合わせ，光るオモチャを使って検者の肩越しに固視目標に注意を向けさせるように工夫する（図1b）．まず50cmの距離で反射光が十分に明るく同行するかどうか（−2D以下の近視，正視，遠視）観察し，次に板つきレンズを挿入して中和点を求める．乱視がある場合には，水平方向と垂直方向に光源を動かしたときの反射光の明るさや幅，動く方向に差がある．線状光源を用いると乱視軸の検出が容易である．反射光が一様でなく暗い場合には，強度の屈折異常や不正乱視，中間透光体の異常が疑われる．板つきレンズを眼前にもっていくと嫌がって測定できないこともしばしばあり，検眼レンズを用いたオーバーレフラクションが有用である．

調節麻痺薬について：精密屈折検査には調節麻痺薬の点眼が必須である．1%シクロペントラート塩酸塩（サイプレジン®）または0.25%，0.5%，1%アトロピン硫酸塩を年齢，内斜視の有無，全身疾患の有

[*2] 現在国内で販売されている器械は，エミリーA09（プラスオプティクス）.

表2　調節麻痺薬（点眼）の使い分け（①初回検査，②再検査）

年齢（歳）	内斜視（+）全身疾患（−）	内斜視（−）または 内斜視（+）全身疾患（+）
0～2	① 0.25％アトロピン ② 0.5％または1％アトロピン	① サイプレジン® ② 0.25％アトロピン
3～5	① 0.5％アトロピン ② 1％アトロピン	① サイプレジン® ② 0.5％アトロピン
6～15	① サイプレジン® ② 1％アトロピン	① サイプレジン® ② 1％アトロピン

無によって使い分ける（表2）．サイプレジン®点眼は，アトロピン点眼に比べて調節麻痺効果が不完全（1D以内）であるが，外来で5分おきに2回点眼して45分以上経過すると当日検査が可能であり，効果は2～3日で消失する．内斜視のない例，呼吸循環器疾患など全身的リスクのある例，年長児（就学後）の初回検査に使用する．しかし点眼時に刺激性があり，まれに一過性精神運動失調をきたす例があるため，点眼したら小児から目を離さずに観察することが大切である．また，サイプレジン®点眼による屈折値をもとに治療を行っても十分な効果が得られない場合には，アトロピン点眼を用いた再検査が必要である．1％アトロピン点眼は，1日2回両眼に1滴ずつ点眼して5～7日で完全な調節麻痺効果が得られるが，劇薬のため使用方法や注意事項，副作用などについて説明書を手渡し，口頭で十分に説明する．点眼時には鼻根部を圧迫し，追加点眼しない，体調不良のときに点眼しない，発熱，顔面紅潮，口渇，アトロピン中毒の症状がみられたら点眼を中止して連絡をする，小児の手の届かないところに保存するなどの注意点を忘れないように，点眼によるまぶしさや近方視障害は点眼中止後も2週間持続するため周囲に注意を促すように説明する．初回検査では，年齢によって0.25％，0.5％に濃度を調製して処方する工夫も必要である．

視力検査[3-6]

　自覚的検査は3歳以降にならないと困難である．乳幼児期は，心理物理的な特性を利用した他覚的検査法が頻用される．弱視の発見のためには左右眼の差を検出することが重要であり，小児の外観や視覚の関与する行動を注意深く観察し，全身の発達状況を把握し，簡便な定性的検査を行うだけでも臨床上有用な所見が得られる[3]．
乳幼児の検査：まず近見に興味を引く固視目標を置いて，固視・追

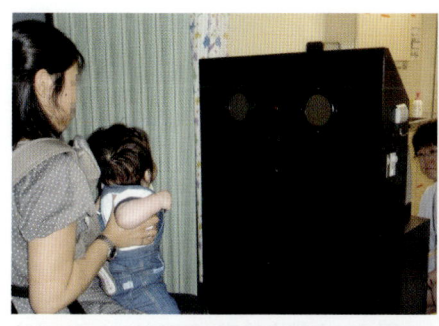

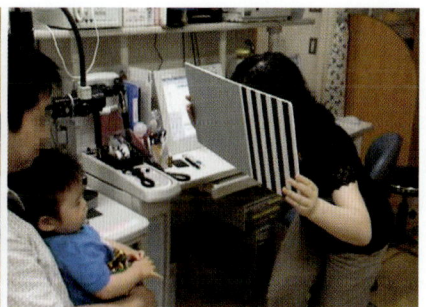

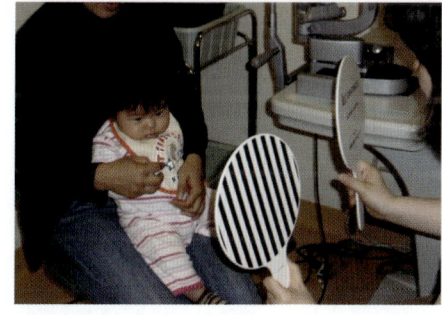

図2 乳幼児の縞視力測定
a. PL法（ミニスペースP.L. 乳幼児視力検査器）.
b. TAC（Teller Acuity Cards® ）II.
c. grating stimuli paddles（LEA Gratings）による簡便な検査.

視が両眼とも良好かどうか，片眼ずつ遮閉して観察する．片眼の視力が不良な場合には，健眼を手やアイパッチで遮閉すると非常に嫌がる（嫌悪反応）．ペンライトを用いて角膜反射が瞳孔中央にあるかどうか確認し，片眼ずつ遮閉して固視の持続性をみると弱視の程度がわかる．

　乳幼児の定量的視力検査法として，選択視（preferential looking；PL）法，視運動性眼振（optokinetic nystagmus；OKN），視覚誘発電位（visual evoked potential；VEP）が用いられる．このうち臨床上最も重要なのは，PL法による縞視力測定である[4,5]．乳幼児が均一な画面より縞模様を有する画面を好んで見る特性に基づき，さまざまな空間周波数の縞視標を段階的に呈示して視力値を測定する．生後6か月まではFPL（forced choice PL）法を用い，75％以上の正答率で縞視標を見た最大空間周波数を視力値とする．6か月～2歳まではOPL（operant PL）法を用い，ごほうびのオモチャを出して興味を引いたり，縞模様を指さしするように工夫をして測定する[6]．具体的な検査法を**図2**に示す[*3]．

PL法：PL視力検査器は，検査方法（PLまたはOPLモード），検査開始視力値，視標呈示回数を選択して，暗室で自動的に視標を呈示して測定する．縞視力カード（grating acuity card）法としてはTeller Acuity Cards®（TAC）が代表的である．正確に測定するには隔壁板

[*3]"行動観察による視力検査"として保険収載の対象となる患者は4歳未満，または通常の視力検査で測定できない例，検査法はPL，TAC，東京女子医大第二式グレーティングカード，grating stimuli paddles，Cardiff Acuity Testである．

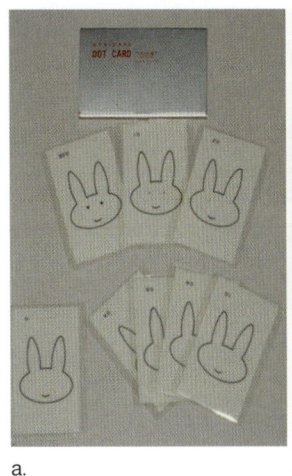

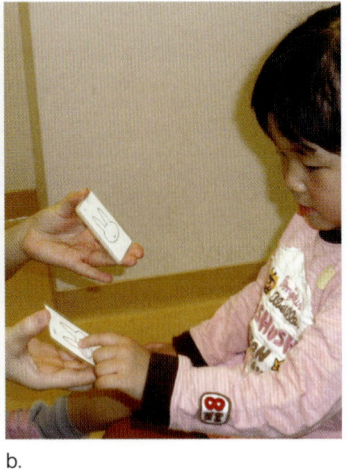

図3 点視力検査（森実ドットカード）
a. ウサギやクマの眼の大きさを視標とする．0.05, 0.1, 0.2, 0.4, 0.6, 0.8, 1.0, ドットのないカードの計8枚．
b. 30 cmの距離で眼の位置を指さしさせる．

を立て，空間周波数の低いカードから順に呈示し，のぞき穴から乳幼児の眼の動きを観察して検査を進める[*4]．両眼，片眼視力の年齢別標準チャートと比較して弱視の判断を行うことが可能であるが，乳幼児は検査状況による変動が大きい．1オクターブ（視力比2：1，空間周波数の2倍）を超える左右差があるときには弱視と判定する．

OKN（視運動性眼振）：縞模様の回転ドラムを乳幼児の眼前に呈示して眼振が起こるかどうか判定する方法であるが，実際に定量的検査を行うことは難しい．

VEP（視覚誘発電位）：後頭葉に電極を設置して眼前にフラッシュ刺激やチェッカーボード反転刺激を行い，誘発される脳波を測定する方法である．縞視力に比して高い視力値となり，生後6か月で1.0に達するため弱視の詳細な評価には向かないが，視路の異常や高度の弱視の検出に有用である．

2歳以降になると，次第に点視力検査（森実ドットカード，**図3**）やLang Stereotestなどの近見立体視検査が施行可能となり，弱視の検出に役立つ．

3歳以降の検査：一般に3歳以降になると自覚的検査が可能となる．3～8歳ごろまでは幼年型視覚で，読み分け困難があるため並列視標は単独視標より視力が低く，遠見視力は近見視力より低い．また，両眼開放視力は片眼視力より良好である．弱視眼では年長になってもこの傾向がみられる[6]．3歳児では月齢や検査状況によって視力値が異なるため，1回の検査だけで弱視と判定してはいけない．はじめに4種類の絵視標を使って，絵の形を答えるか同じ形の図を指さしさせて準備練習し（**図4**），両眼開放下で2.5 mの距離で字ひ

[*4] 同じ視標を2回連続正答したら1段階高い視標へ進み，1回誤答したら1段階低い視標へ戻り，視標の前後を数回繰り返したら終了するstaircase methodと，1視標1～2回ずつ呈示して進み，誤答が出た段階で奇数回繰り返すquick methodがある．

表3 視力の発達と検査法

乳幼児	PL	VEP	ドットカード
1か月	0.01〜0.02	0.04	—
6か月	0.04〜0.1	1.0	—
1歳	0.1〜0.2		—
2〜3歳	0.3〜1.0		0.4〜0.8

3歳以降	絵 AV	Landolt 環 AV	CV
3歳	0.5	—	
4〜5歳		1.0	
8〜9歳			1.0

PL：preferential looking
VEP：visual evoked potential
AV：angular vision
CV：cortical vision

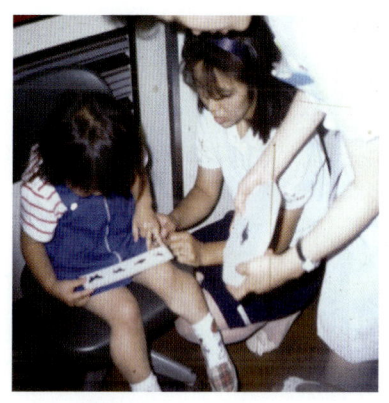

図4 絵視標による字ひとつ視力検査の準備

とつ視力（angular vision；AV）を測定，次に片眼ずつ測定して左右差をみる．4歳以降は Landolt 環単独視標を用い，ハンドル合わせ法（同じ形の模型を持たせて，切れ目の方向に合わせて回す）や指さし法（切れ目の方向を指す）で答えさせる．8歳以降は成人型視覚となるため，Landolt 環並列視標による字づまり視力（cortical vision；CV）を測定する．

年齢別の検査法と視力の発達について**表3**にまとめる．

カコモン読解 第18回 一般問題 74

乳児の視力検査で正しいのはどれか．2つ選べ．
a Landolt 環字一つ視標　　b PL 視力検査器　　c 縞視力カード
d 点視力カード　　e 森実式ドットカード

解説 乳児の定量的な視力検査法として選択視（preferential looking；PL）法，視運動性眼振（optokinetic nystagmus；OKN），視覚誘発電位（visual evoked potential；VEP）が用いられる．

a の Landolt 環字一つ視標は，読み分け困難のある 3〜8歳児の自覚的視力検査に用いる．b の PL 視力検査器は，無地視標と縞視標，乳児の興味を引く絵をスクリーンに自動的に呈示して，PL 法による視力値を測定する検査器である．検査方法（PL または OPL モード），検査開始視力値，視標呈示回数を選択することが可能であり，乳幼

児の視力測定法として精度が高い．cの縞視力カード（Grating acuity card）は，やはりPL法を利用して乳幼児の視力測定を行うもので，Teller Acuity Cards® (TAC)，東京女子医大第二式グレーティングカード，grating stimuli paddlesなどを用いると簡便に検査を行うことができる．

dの点視力カードは白い背景に1～40分のサイズの黒点を呈示し，小児にこの点を指さしさせる検査法であり，どのぐらい小さな点まで指でさすことができるか観察して視力を判定する．eの森実式ドットカードは，小児に人気のあるウサギやクマの顔の絵が書かれたカードで，眼の大きさを視標として30 cmの距離で点視力を測定する簡便な検査法である．これらの点視力カードによって2～3歳児でも視力検査を行うことができるが，乳児には利用できない．

模範解答 b, c

カコモン読解 第22回 臨床実地問題2

図A，Bを使う検査はどれか．
a Bagolini線条ガラス試験
b OKN
c Teller Acuity Cards法
d TNO stereo test
e VEP

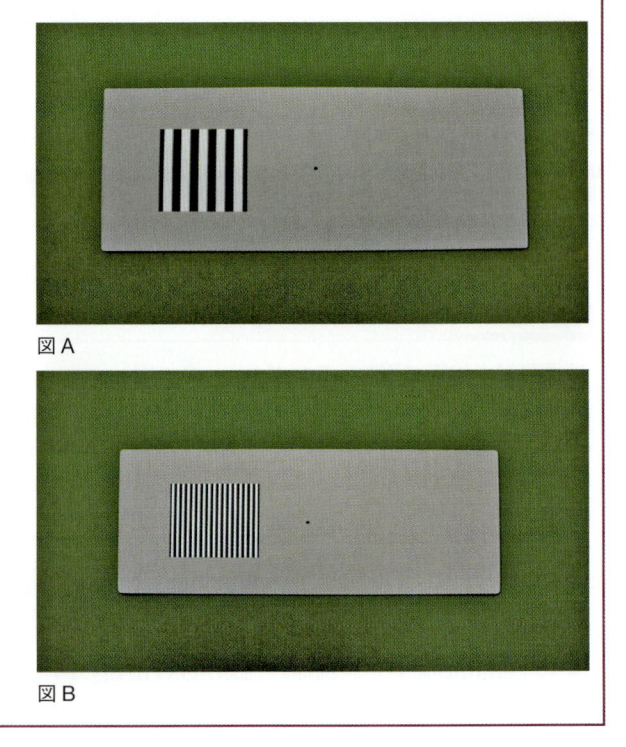

図A

図B

解説 図Aは片側に白黒の縞視標が描かれてた検査カード（25.5×55.5 cm）で，中央に小さなのぞき穴がある．図Bは図Aより高い空間周波数（縞の幅）のカードである．これは乳幼児が無地の面よ

りも縞模様を好んで見る選択視（preferential looking；PL）法を利用した c の Teller Acuity Cards® 法である．乳幼児を親の膝の上に抱かせて隔壁板を立て，空間周波数の低いカードから順に呈示する．のぞき穴から乳幼児の眼の動きを観察して検査を進める．検査カードは全部で 16 枚あり，75％ 以上の正答率を基準として，視標を見ていると判断できた最大空間周波数を視力値とする．日常臨床において乳幼児の他覚的視力測定に汎用される検査法である．

　b の OKN，e の VEP も乳幼児の視力評価に用いられる検査であるが，OKN（視運動性眼振）は黒白縞模様の回転ドラムを乳幼児の眼前に呈示して眼振が起こるかどうか判定する方法，VEP（視覚誘発電位）は種々の視覚刺激によって生じる後頭葉の脳波を測定する方法である．

　a の Bagolini 線条ガラス試験，d の TNO stereo test はいずれも両眼視機能の検査法である．Bagolini 線条ガラス試験は自然視に近い両眼視検査で，眼前に線条レンズを掛けて同時視を検出する．TNO stereo test は赤緑眼鏡を掛けて両眼を分離する近見立体視検査で，偽陽性が出にくく，細かい視差の立体視（40 秒）まで検出できる．

[模範解答]　c

（仁科幸子）

眼球形状発達の定量解析について教えてください

Answer フーリエ（Fourier）解析[*1]を使って，眼球の輪郭を数列に変換します．輪郭を数列にすることで，眼球形状の比較や統計解析ができるようになります．

[*1] フーリエ解析
積分可能なすべての関数は，三角関数によって級数展開できる理論．複雑な関数を周波数成分に分解して，より簡単に記述することができるため，音や光，振動，画像解析など幅広い分野で用いられている．

クエスチョンの背景

正視化や近視化の機序は，いまだ明らかになっていない．これらに影響を及ぼす因子として眼球形状がある．眼底は，視覚情報が投射されるスクリーンに相当し，その形状は網膜像の形成に影響を及ぼす．しかし，前眼部まで含めた眼球形状を定量的に評価する方法は定まっていない．

アンサーへの鍵

これまでの形状評価法：頭部の MRI 画像などを見比べてみても，新生児（**図 1a**）と青年期（**図 1b**）の眼球形状では，明らかに異なることがみてとれる．しかし，図示した二つの眼球形状で，眼軸と眼球幅の縦横比を比較すると，新生児では 1.03 であり青年期では 0.99 で，ほとんど差がない．また，縦横比による比較では，比が等しい

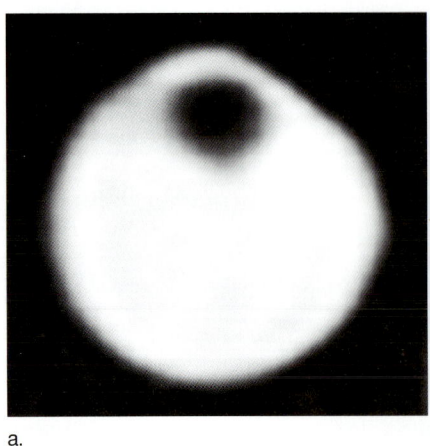

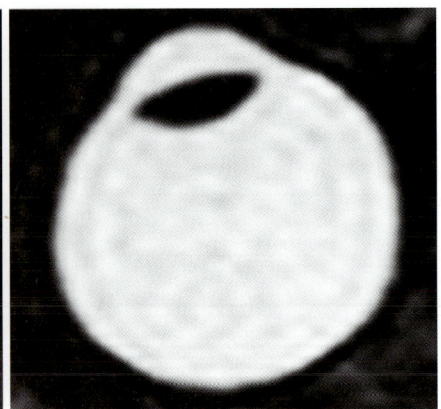

図 1　頭部 MRI 中の眼球部分（T2 強調画像）
a. 生後 1 か月．右眼．
b. 16 歳．右眼．

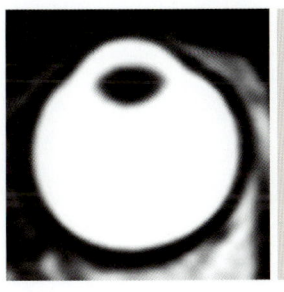

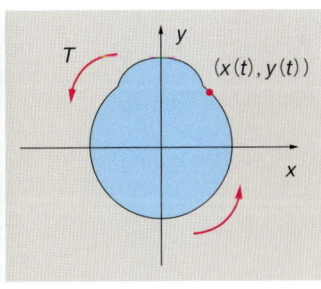

a.　　　　　　　　　　b.　　　　　　　　　　　　c.

図2　フーリエ記述子による眼球の形状評価法
a. 右眼, 頭部 MRI T2 強調画像.
b. 眼球形状を, xy 平面上で周期関数 T に変換する.
c. 周期関数 T をフーリエ解析して, フーリエ記述子を抽出する.

$$x(t) = \sum_{n=1}^{N}\left(a_n\cos\frac{2n\pi t}{T} + b_n\sin\frac{2n\pi t}{T}\right)$$
$$y(t) = \sum_{n=1}^{N}\left(c_n\cos\frac{2n\pi t}{T} + d_n\sin\frac{2n\pi t}{T}\right)$$
$$\begin{pmatrix} a_n & b_n \\ c_n & d_n \end{pmatrix}(n=1,2,3,\cdots)$$

円と菱形を区別することもできない．そこで，従来は眼球赤道部より後方の眼底に楕円をフィッティングさせて，眼底の非球面定数（Q 値）を評価する方法がとられてきた[1]．しかし，この評価法は楕円以外の形状は評価できないという欠点があった．

新しい形状評価法：形状を定量的に評価する手法は，植物や動物の形態学が進んでいる．その手法のなかで，輪郭を数列化する手法にフーリエ記述子[*2]を用いた方法がある[2]．この方法を眼球に応用する手順を図2に示す．まず，画像情報（図2a）から輪郭をキャプチャーして，xy 平面に投射し眼球形状を周期関数 $T(x(t), y(t))$ に変換する（図2b）．そして，周期関数 T をフーリエ変換し，フーリエ記述子を抽出する．これらの手順によって眼球形状（図2a）を [$4\times n$] の行列（図2c，フーリエ記述子）に変換することができる．眼球形状を十分に再現できる数列は 4×20 程度の数列と考えられており，眼球形状を 80 個の数字列で表すことができる．

ここで，この新しい眼球形状の評価法を有用な手法にするためには，もう一段階の手順が必要である．眼球形状が 80 個の数字列で表現された場合には，形状に対する個々の影響が非常に小さくなるため，評価が困難となる．そこで，多変量解析の一手法である主成分分析（図3）を用いて，[$4\times n$] 行列から形状のバリエーションに対する寄与率が高い順に第 m 主成分（$m=1,2,3,4\cdots$）まで抽出する．すると多くの場合，形状バリエーションに対する影響力が大きい順に 4～6 個程度の数値で，形状を評価することが可能になる．

実例を示すと，図1の2例は，1か月から19歳までの105例の症例群[3]から抽出した眼球画像である．ここで，フーリエ記述子を用いた主成分分析を行うと，新生児の眼球形状（図1a）は第一主成分

文献は p.300 参照.

[*2] **フーリエ記述子**
フーリエ変換によって級数展開された関数の係数．

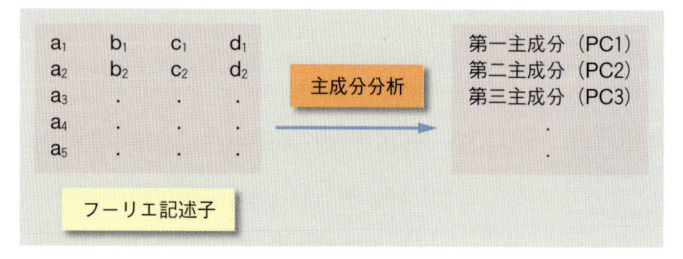

図3　フーリエ記述子の主成分分析

0.016，…第四主成分0.0059，第五主成分0.00040となり，青年期の眼球形状（**図1b**）は第一主成分−0.038，…第四主成分−0.0032，第五主成分0.071と数値化することができる．その結果，新生児と青年期の眼球形状が異なることが，数学的に妥当な手法で，定量的に示すことができる．

なお，フーリエ解析を用いた画像解析は，解析用のソフトウェアがインターネットにて公開されており[4]，だれでも自由に利用することができる．

小児眼球の正常発達の解明のために

眼球形状の発達は，視覚情報からのフィードバックを受けており，網膜から大脳視覚野まで至る神経系の発達とも相互に関連している．ヒトの視覚発達は非常に大きな研究分野であり，大脳生理学や分子生物学的な側面から，現在も盛んに研究が行われている．一方で，小児眼球の形態学的な研究は，いまだ十分とはいえず，このためにわれわれが乳幼児の網膜像形成の仕組みを理解するのを困難にしている．今後の眼科測定機器の発展に伴って，小児眼球構造のさらなる理解が深まることが期待される．

（石井晃太郎）

コントラスト感度検査

コントラスト感度とは

　視覚系の空間周波数特性（modulation transfer function；MTF）を測定する検査である．縦軸に縞のコントラストを，横軸に縞の間隔をとり，縞として見分けられた点を結んだものが視覚系のMTF，つまりコントラスト感度である[*1]．光学系MTFは右肩下がりのパターンを示し，low-pass型という（図2）．それに対し，視覚系のMTFは5 cycle/degree付近にピークを有するband-pass型を示す（図3）．眼球光学系はlow-pass型であるが，神経系はband-pass型であるため，トータルとしての視覚系はband-pass型を呈している．

検査法

　コントラスト感度の測定は，空間周波数ごとに視標が示され，コントラスト感度閾値を測定する．たとえばCSV-1000E（Vector Vision）では，3，6，12，18 cpdの4種類の空間周波数ごとに，8段階のコントラストでサンプルが並んでおり，上下2列のうち正弦波のあるほうを選択する（図4）．ほかには，文字の大きさを一定にしてコントラストだけを変化させる文字コントラスト感度検査（Pelli-Rob-

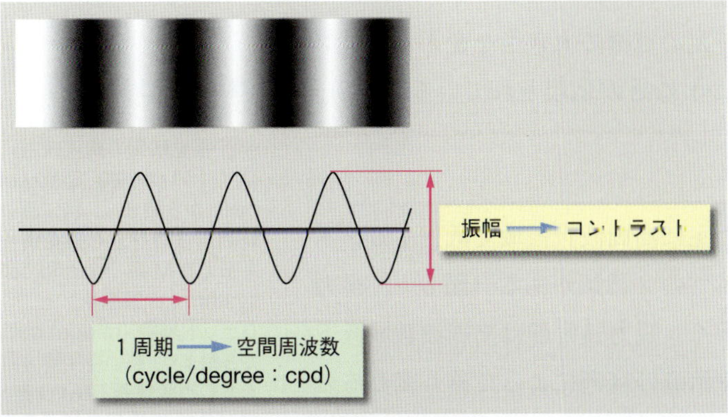

[*1] MTFは，もともと光学分野でカメラやレンズなどの画像処理能力を評価する方法として用いられていた．MTF測定には，図1のような正弦波格子縞が視標として用いられる．

図1　MTF測定に使用する正弦波格子縞
1周期の間隔が空間周波数で，最大輝度と最小輝度の差がコントラストになる．

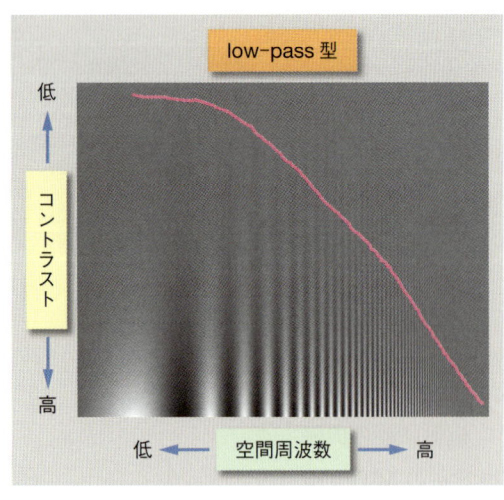

図2 光学系 MTF
光学系 MTF は右肩下がりの low-pass 型である．

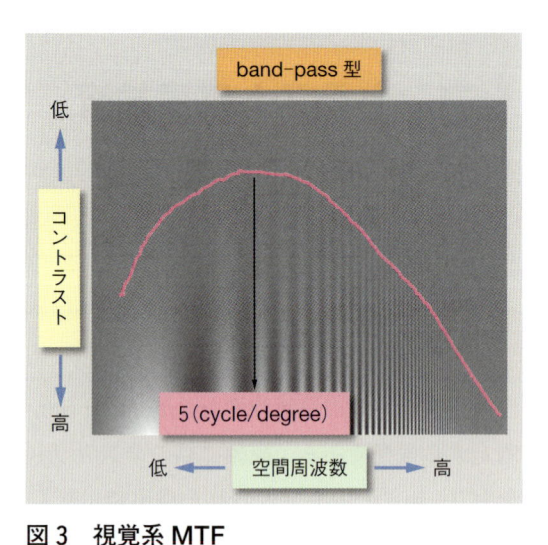

図3 視覚系 MTF
視覚系 MTF は 5 cycle/degree 付近にピークを有する band-pass 型である．

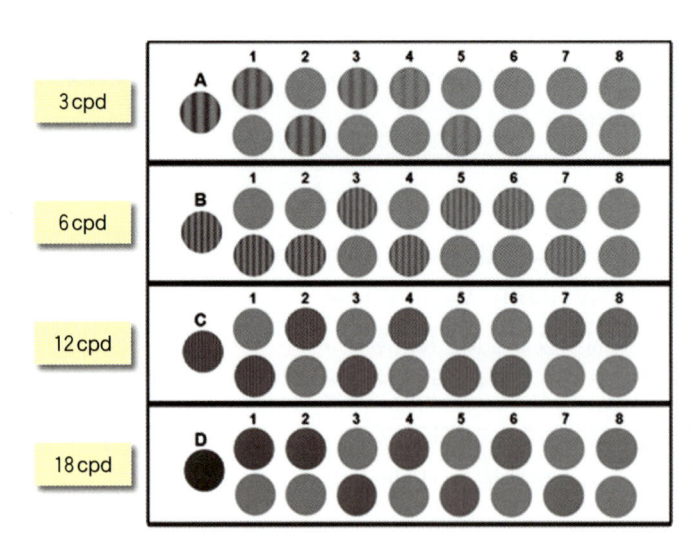

図4 CSV-1000E（Vector Vision）
4種類の空間周波数ごとに，8段階のコントラストがある．縞が見えるほうを選択させる．
cpd : cycle/degree

son chart）や，コントラストは一定で視標の大きさを変える低コントラスト視力（CAT-2000, ナイツ）などが使用されている（図5）．

弱視とコントラスト感度

弱視のコントラスト感度には，主に高周波数領域で低下するタイプと全周波数領域で低下するタイプの2種類がある（図6）[1]．視力不良群では全周波数域低下型が多く，視力良好群は高周波数域低下型が多いことから，弱視の程度や治療の経過によって移り変わるのではないかと考えられている．視覚の処理経路には，M系とP系の二つがある[*2]が，コントラスト感度の高周波数域の低下はP系の異

文献は p.301 参照．

[*2] 視覚情報の処理経路には，パラソル細胞（parasol cell）から始まり，特に高い時間周波数を含む視覚情報を伝える M系（magno cell system；大細胞系）と，ミジェット細胞（midget cell）から始まり，高い空間周波数を含む視覚情報，および赤・緑の色対立情報を伝える P系（parvo cell system；小細胞系）がある．

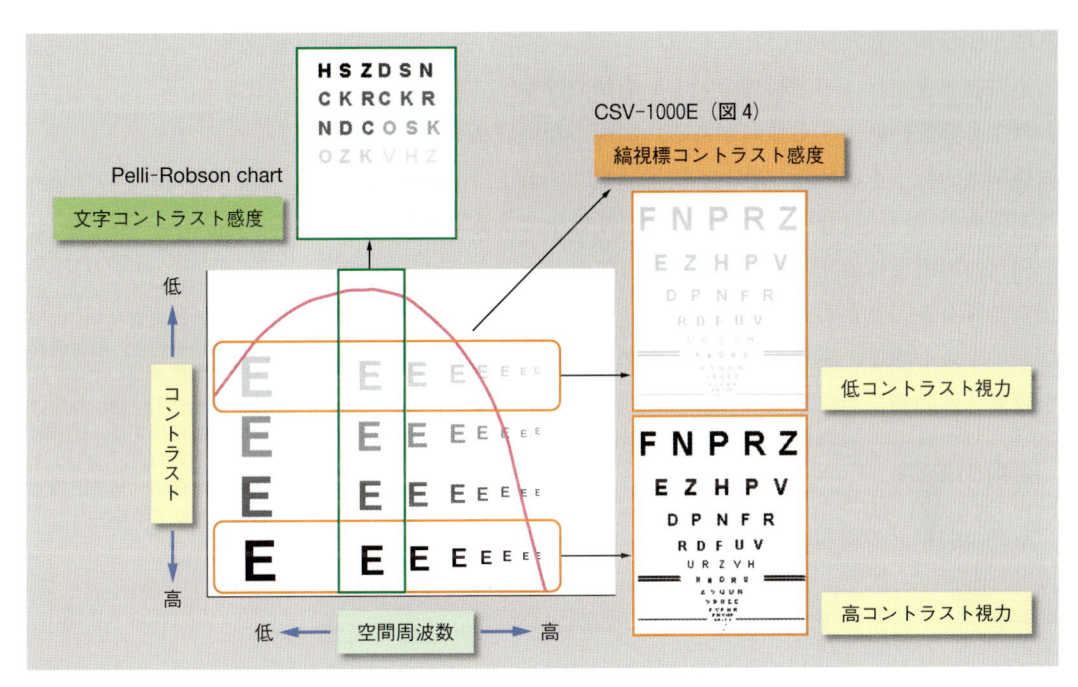

図5　コントラスト感度測定法
文字の大きさを一定にしてコントラストだけを変化させる文字コントラスト感度や，コントラストは一定で視標の大きさを変える低コントラスト視力などがある．

a. 高周波数域で低下するタイプ（視力良好群）
b. 全周波数域で低下するタイプ（視力不良群）

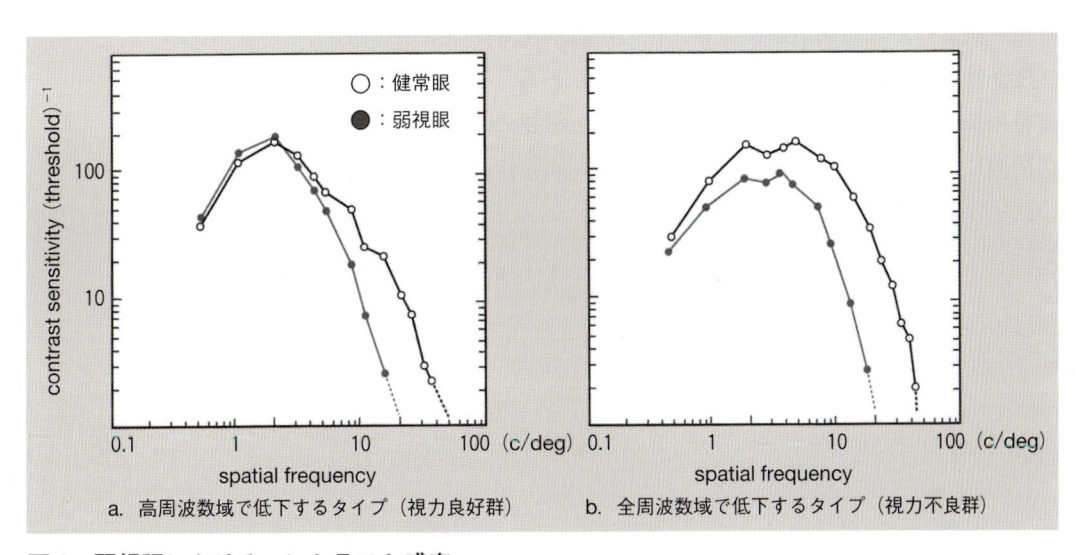

図6　弱視眼におけるコントラスト感度
弱視のコントラスト感度には，高周波数領域で低下するタイプと，全周波数領域で低下するタイプがある．前者は視力良好群に多く，後者は視力不良群に多い．
(Hess RF, et al：The threshold contrast sensitivity function in strabismic amblyopia：evidence for a two type classification. Vision Res 1977；17：1049-1055.)

常で，全周波数域の低下はM系とP系両方の異常であると考えられている．近年，P系とM系を別々に刺激する方法で測定したところ，視力0.5以下の不同視弱視ではM系とP系両方が障害されてい

ることがわかった[2]．

　不同視弱視では，不同視差の大きい症例のほうが，弱視眼のコントラスト感度が低下する傾向がある．弱視のない屈折異常でも高周波数領域の低下を認める[*3]が，不同視弱視での低下は屈折異常による網膜像のぼけではなく，神経由来の感度低下であるとされる．

　弱視の治療後に矯正視力が良好になっても，コントラスト感度は正常と異なることがわかっている．視力（1.0）以上のうち 29.6％ でコントラスト感度の異常を認めたとの報告や高周波数域で感度低下を認めるとの報告がある[4]．

弱視の僚眼

　不同視弱視と斜視弱視の僚眼のコントラスト感度は，視力（1.0）以上にもかかわらず，正常コントロールに比べ全周波数領域で低下を認めた[5]．弱視患者の僚眼は，視力が良好でも，視覚誘発電位（visual evoked potential；VEP）で潜時延長がある，マイクロペリメトリで黄斑に暗点を認める，中心窩視野で異常を認めるなど"正常"ではないことがわかってきた．原因の一つとして遮閉治療の影響が考えられている．遮閉治療により，視力が低下する，コントラスト感度が低下する，VEP が悪化するとの報告がある．しかし，遮閉治療歴のない症例でもコントラスト感度の低下を認めることから，遮閉治療による続発性の僚眼異常のみでなく，両眼性の全体的な視覚システムの異常があると考えられる．

（四宮加容）

[*3] **疾患によるコントラスト感度の特徴**
光学系の異常（屈折異常，角膜・水晶体の混濁）では，高周波数領域が低下する．網脈絡膜系の異常（中心性漿液性脈絡網膜症，糖尿病網膜症，網膜剝離）では，全体の感度低下，特に高周波数領域が低下する．視神経の異常（視神経炎）では，全体の感度低下，特に低周波数領域が低下する[3]．

エビデンスの扉

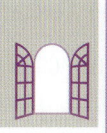

弱視の治療法のエビデンス

治療法のエビデンスの必要性

　臨床医療においては，何らかの治療を行おうとするとき，症例を担当する医療者が受けた教育に基づいた治療法を採用するのが常である．それが教科書や権威ある成書に記されている場合は，疑うことなく採用される．検査法においても同様である．

　しかし，医療も科学の一部とみなされると，治療法や検査法の客観的根拠が求められるようになる．この意味からは，選んだ治療法や検査法の根拠が報告されている論文を探し出すことは，容易かつ可能である．せめてこの段階をクリアした方法でないと，医療は科学の入口にも立てない．また，同じ疾病にいくつかの治療法や検査法があるとき，どの方法が最適かは，ある程度の根拠を示した報告から判断することは可能である．医療担当者は，この情報をもとに，自身の経験も加味して治療や検査の方法を選択し決定している．

　しかし，こういった選択に客観性があるかどうかを考察し，冷静に判断すれば，客観性が十分にあるとはいえない．ある程度とはいえ，医療者側の経験という非客観的な，あえていえば主観的要素が含まれるからである．医療者は可能な限り客観的な証拠に基づいた方法を選択するのが望ましく，近年の医学・医療はこの方向に向かおうとしている．そのひとつの現れがEBMである[1,2]．

弱視治療のエビデンスを求めた小児眼科研究者グループPEDIG

　弱視治療法のEBMを目指し，そのエビデンスを求めようとして，多施設共同研究が米国・カナダの小児眼科医グループ（Pediatric Eye Disease Investigator Group；PEDIG）によって1997年から始まった．論文によって数は多少前後するが，約50施設，120人以上の医師と視能訓練士が参加し，対象例数もほとんどが100〜500例と多数で，50〜80例のこともある．2002年から論文が継続的に報告され，約30編に上る．わが国でも多少は紹介されてきている[1,2]が，筆者は総括的にまとめ，周辺の意見を加えて詳しく報告した[3]．

[*1] **EBMを求める**
医療が向かうべき方法は，できるだけ客観的な証拠を示した医療，証拠に基づいた医療（evidence based medicine）であり，EBMという略語で表現されている．最近よく目にする用語である．証拠あるいは根拠，確証などと表現されてもよい．この場合，多数の施設で，一定のプロトコルに従って，多数例の医療を行い，分析にかける，という多施設共同研究（multiple-center study）が行われなくてはならない．

[*2] **EBMをきわめる**
最も客観的に医療を評価する方法は，無作為・二重盲検・多施設研究（randomized, placebo-controlled, double-blind, multiple-center study）であるが，偽薬（placebo）や研究を始める前から劣位性が十分予測されている方法を臨床の場で選択肢に入れるのは倫理的に難しい．

文献はp.301参照．

PEDIG の報告には採用すべき貴重な意見が多い．

エビデンスとすべき PEDIG の意見

　3～6歳児で開始時視力が 0.2～0.5 の場合に遮閉時間は2時間でよいとする意見は，実に有用である．アトロピン点眼法は，遮閉法と違って患児に外見上のハンディキャップを与えず，家族にも受容されやすいので，これを遮閉法に替わって推奨する PEDIG の意見は誠に妥当である．たとえ2時間あるいは6時間という在宅時間帯だけの遮閉でも，自分の眼をアイパッチでカバーするというのは，患児の小さな心にトラウマを与えることは否定できない[*3,4]．

　眼鏡装用のみ（refractive adaptation）でも，3～6歳児で開始時視力が 0.2～0.5 の場合は 30 週たてば 27％ の例で視力の左右差が1段以内になり，3～6歳児で開始時視力が 0.05～(0.2)0.5 の場合は 30 週たてば 70％ の例で弱視眼の視力が2段階上昇するが，遮閉2時間＋1時間近業よりも効果が劣る，と PEDIG は総括する[3,4]．この眼鏡装用のみで経過をみるという方法は，ある意味で主治医あるいは保護者がどれだけ気が長いかがキーになる．

　年長児で開始時視力が 0.2～0.5 の場合，7～12歳児では健眼遮閉2時間あるいはアトロピンの週2回点眼，13～17歳例では健眼遮閉2～6時間＋近業1時間でよいとする意見も，アトロピン点眼の頻度に後述の疑義があるものの，そのまま臨床に役立つ情報である．

　治療の終わりかたは漸減法のほうが安全という意見も，もっともである．

　予後として，治療終了2年後で 0.8 以上が 50％，10 歳時にもほぼ同等の予後という情報も，非常に有用である．

アトロピン点眼法のエビデンス

　アトロピン点眼の頻度について，PEDIG は，アトロピン点眼は週2回の週末点眼でよいとしている[3,4]が，筆者らが 1988 年にアコモドメーターを使って他覚的に残余調節力を測定した結果，アトロピンは1日2回点眼しても，3日目でも残余調節力が 1D 存在し，7日目にやっと最大調節麻痺作用（残余調節力は 0.2～0.5D）に至ることがわかっている[5]．この臨床研究の結果から考えると，PEDIG の推奨する週末の2回点眼では，点眼をしない月曜日から金曜日にかけて徐々に調節麻痺が弱まり，曜日による調節麻痺の差異が考えられる．また，PEDIG はアトロピンの調節麻痺作用は2週間しか続か

[*3] **アトロピンは無実の罰を与える**
アトロピン点眼の目的は，健眼の近見に霧視という罰（penalty）を与え，近見にもっぱら弱視眼を使わせることが第一の主旨である．いわば近見時のみの遮閉法（部分遮閉）を設けている状態になる．健眼には罪はないが，弱視治療ではやむをえず罰を加えるのが基本で，罰の種類に遮閉とアトロピン点眼がある．この隙をねらって弱視眼に近業を行わせるのである．

[*4] **ウブレチド® は患眼にごほうびを与える**
ウブレチド® 1％ 液を点眼すると，調節命令に対する調節反応が大きく起こるので，健眼に点眼すると近見しやすくなるという，ごほうびを与えることになる．そのため筆者は，アトロピンとウブレチド® を用いる Moore-Johnson-石川変法を頻用している．

ないと述べているが[3,4]，筆者らの報告では麻痺の完全回復には4〜8週間が必要ということがわかっている[5]．

近業をさせるか，させないかのエビデンス

PEDIGは，3〜6歳児で開始時視力が0.05〜(0.2)0.5の例では，健眼にアトロピン点眼を行っているとき，弱視眼に近業を負荷しても，しなかった群と比べて治療効果が有意に上昇しなかったことから，近業は不要とし，基本的に健眼の近見視力が弱視眼の近見視力を下回る（near swap）必要はないという意見であった[3,4]．これに対し，アトロピン調節麻痺による健眼の近見視力を33.3 cmのみならず10，15，20 cmでも測定し，どの距離で固視が交代するかを検査（cyclo-swap-test；CST）しておくべきだという主張がある[3]．

筆者らはさらに，近見視力が弱視眼視力＞健眼視力であることを確認してから近業を行わせている．またさらに，通常の30 cmの距離で弱視眼視力＜健眼視力であれば，25→20 cmと近見視力表を眼に近づけ，弱視眼視力＞健眼視力に転じる（near swap, near switch）距離を求め，その距離で近業を行わせている[6]．もしPEDIGがこのアプローチをとって弱視児に近業を行わせていたら，アトロピンを健眼に点眼する場合に，もっとよい評価が得られていた可能性が大きい．さらに筆者は，ただ読んだり見たりするだけでなく，なぞり絵や迷路を赤鉛筆で書かせたり塗り絵をさせるという"手の動き"も連動させ，文字通りhand-eye coodinationあるいはvisuomotor taskを発動させている[6]．

エビデンスにできないPEDIGの意見とその対応策

有効と判断する基準について：弱視治療を有効と判定する基準として対数刻みで2段階以上の視力上昇をPEDIGは有効と判断するが，0.2から0.4に上昇しただけでも有効と判断されるので，左右眼の視力差がなくなった場合のみを治療有効とすべきだという主張がある[3]．日本弱視斜視学会の片眼弱視治癒基準もこれと同等で，もっともな意見だと思う．

偏心固視かどうかを見きわめる：弱視治療前に，弱視眼の固視状態をチェックして頑固な偏心固視にはそれなりの対応で構えるのが普通であるのに，PEDIGは固視状態のチェックを無視している．固視状態が含まれた分析結果なら，もっと理にかなった結果が得られていたかもしれない．

斜視弱視と不同視弱視はまったく別物：斜視弱視を扱っている臨床

の場では，片眼弱視のなかで不同視弱視の予後はよく，斜視弱視の効果はよくないことが知られている．これを区別せずに両タイプの弱視をひとまとめに扱って検討するPEDIGの方法には疑問がある．区別して分析すればもっと興味深い意見がでていた可能性があり，惜しい．

microtropiaを考慮する：一般に治療効果がよくない〜中途半端な場合，治療の後半ないしは後から，microtropia（微小斜視）の存在が明らかになることが多い[7]が，この立場をPEDIGがまったくとっていないのは残念である．microtropiaの有無，不同視弱視か斜視弱視の区別を設定していたら，もっとクリアな結果になっていたものと悔やまれる．

5歳児に字づまり視標は行きすぎ：PEDIGでは字づまり視標を5歳から使っている[3,4]．わが国では，10歳までは字づまりによる読み分け困難があること[8]が周知され，10歳までは字ひとつ視標を使うのが基本となっている．この部分でPEDIGの記述に若干の違和感があるのは，筆者だけではあるまい．

PEDIGによる，片眼弱視治療の報告に関しての総括

PEDIGの対応を俯瞰すれば，プロトコルデザインに問題があった，不十分な検討がなされた，という評価になろうかと思われる．寄って立つ立場の違いからか，PEDIGの意見に比べて，わが国で行われている治療法や考えかたのほうがよりきめ細かいという部分もある．カナダや英国の視能訓練士は，PEDIGの意見を重要視していない．

総括すれば，PEDIGが報告した内容は，多施設共同研究の結果であることから，説得力を伴ってそのまま採用できる内容が多く，これまでになかった貴重な業績であると評価できる．わが国で今からPEDIGに劣らない多施設共同研究ができるかといえば，非常に難しい．よって本項では，弱視治療法についてのエビデンスをとなえるPEDIGの意見を中心に紹介し，説明を行った．

カコモン読解　第21回　一般問題65

弱視で正しいのはどれか．
a 屈折異常弱視は近視では起こらない．
b 経線弱視には治療的角膜切開を行う．
c ヒトの視覚の臨界期は6歳までである．
d 治療の第一歩は弱視眼の適切な屈折矯正である．
e 弱視患者の健眼遮閉では健眼の弱視化は起こらない．

解説　a. 近視では眼の焦点が眼前有限の距離で合い，遠点以近の範囲内で明視可能であるので，屈折異常弱視は起こらない．ただし，強度近視の場合で，眼底の変化が強く起こる例では，網膜の器質的変化によって最良矯正視力が正常値以下に低下する．これを器質弱視というむきもあるが，正しくは弱視と称すべきではなく，器質疾患による単なる視力低下である．

b. 経線弱視は，片眼のひとつの経線上の屈折値のみが他眼の同じ角度の経線上の屈折値と 2D 以上異なる場合をいうが，最近では単独で呼称することはなくなってきている．単に不同視弱視のひとつのタイプと理解されてきている．大まかにいえば，乱視度数の強いほうの眼に起こる弱視をいう．治療は当然屈折矯正からであるが，対象が小児であることから，その手段に角膜手術を含めることはない．

c. ヒトの視覚は，8歳頃に発育が落ち着く．6歳ではない．たとえば7歳児でも弱視治癒の可能性が十分にある．

d. 弱視治療の第一歩は，その正しい屈折矯正である．健眼遮閉はその後に置かれるもので，軽度の弱視の場合は，遮閉法併用よりは時間がかかるが，適切な眼鏡矯正のみで治癒する．

e. 片眼弱視における健眼遮閉は，健眼の弱視を招くことがある．油断するとその治療に追われるが，最近の報告では，これが起こると弱視治癒を確実にするという意見さえでてきている．

模範解答　a，d

（内海　隆）

エビデンスの扉

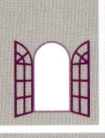

3歳児眼健診の有効性

3歳児眼健診は無用の長物？

　弱視は有病割合の高い小児の眼疾患であり，視機能の発達に関係する重要な眼疾患である．幼児を対象とした眼科スクリーニングは世界的にさまざまな国，地域で施行されており，日本では3歳児健康診査（以下，3歳児健診）と就学前健康診査が該当する．

　眼科医療に携わる者からみれば，幼児を対象とした眼科スクリーニングの意義は自明のように思われる．しかし1997年，英国のHealth Technology Assessment（HTA）[*1]は，弱視スクリーニングの現状と意義，費用対効果を包括的に検討した報告書のなかで"幼児眼健診の意義は確立されておらず，公的費用を用いたスクリーニングの廃止を検討すべきである"と結論づけている[1]．この報告には，小児眼科医や医療疫学の研究者から多数の反論がなされ，2008年の改訂版では否定的なニュアンスは弱まったものの，なお幼児眼健診の有用性を認めていない[2]．このような背景を踏まえて，ここではわが国の3歳児健診を中心とする弱視スクリーニングの現状と有効性について考えてみたい．

3歳児眼健診の現状

　3歳児眼健診は母子保健法の定めるところにより，平成3（1991）年から全国的に実施されることになった．当初は都道府県が実施主体であったが，平成9（1997）年から市町村に移管され，自治体によって実施方法，実施項目に多様性が生じるようになった[*2]．その現状については，日本眼科医会や視能訓練士協会の調査報告に詳しい[3,4]．

　3歳児眼健診の実施方法は，一次健診を家庭で，二次健診を市町村の保健センター，学校，公民館で行い，三次健診（精密検査）を医療機関で行うことが基本になっている．このうち二次健診は視力検査が基本となるが，その実施方法にはかなりの地域差があり，視力検査を行っていない（家庭での視力検査とアンケートの判定のみ）

[*1] **Health Technology Assessment（HTA）**
英国の公的研究機関であり，さまざまな医療介入の効果と費用対効果を医療疫学的に評価している．その報告書は，英国の医療政策や保健行政，施策に影響を与える．

文献は p.301 参照．

[*2] 3歳児眼健診の実施率について杉浦は89.3%[3]，中村らは98.2%[4]と報告している．東京23区中4区では実施されていないなど，大都市圏の実施率が意外に低いことに留意したい．

場合もみられる．視力検査の施行者は保健師が 58.6％，看護師が 24.8％と多く，二次健診に眼科専門職が関与している割合は視能訓練士 9.4％，眼科医 6.4％にとどまっている[5]．

視力検査以外に屈折検査を行っているのは 5.2％，両眼視機能検査は 4.0％と少数である．もし，現行の二次健診（基本的に裸眼の視力検査）に何か一つ検査を加える場合には，屈折検査が最も有用と推定されるが，残念ながらわが国で手持ちのオートレフラクトメータやフォトレフラクション法を導入しているのは，ごく少数の自治体に限定されている[5]．

3 歳児眼健診の受診率（一次健診は家庭への視標の送付であり，100％になる）を受診率でみてみると二次健診では 60.2％であり，このうち 5.0％が精密検査の対象として医療機関での三次健診（精密検査）となるが，三次健診の受診率は 66.4％と報告されている[3]．

3 歳児眼健診が導入されて 20 年以上が経過しても実施していない自治体があること，二次健診の内容がほとんどは裸眼視力のみであり，眼科専門職の関与が少ないことなどが現状の問題点として指摘されている．その一方で，現在の眼健診は 3 歳児健診の一環として施行されている場合が多く，手間やコストの面で優れているといえそうである．

弱視の有病割合と 3 歳児眼健診での発見率

わが国では弱視の有病割合に関する疫学研究は少ない．このため，筆者はわが国の 3 歳児眼健診に関する論文データのメタアナリシス[*3]を行い，弱視の有病割合を推計した．3 歳児健診で精密検査（三次健診）が必要とされた割合と三次健診で弱視と診断された割合からモンテカルロ法で弱視の有病割合を計算すると 0.58％（95％ CI：0.35-0.84％）となった[5]．この値は Carlton ら[2]の見積り（4.8％）や米国の報告（1.5～2.6％）[*4]よりかなり低い．しかし，アジアではシンガポール（中国系）で 1.19％，韓国で 0.4％という弱視の有病割合が報告されており，東アジア人では弱視の有病割合が低い可能性も考えられる．ただし，推計は二次健診，三次健診が正確に行われたことを前提にしており，二次健診での眼科専門職の関与が少ない現状を考慮すると，見逃し例が多い可能性も否定できない．

3 歳児眼健診によって全国で発見されている弱視患児数を杉浦ら[3]の実態調査から推計すると年間 3,000 例程度となり，一定の成果を挙げていることがわかる．しかしその一方で，筆者らが推定し

[*3] メタアナリシス
過去に行われた複数の臨床研究のデータを収集・統合する統計的方法．叙述的な総説とは異なり，体系的・定量的に結果が示される．メタアナリシスの結果は，エビデンスランクで最上位に位置する．

[*4] Multi-Ethnic Pediatric Eye Disease Study Group の報告によると，弱視の有病割合はアフリカ系で 1.5％，ヒスパニックで 2.6％と，人種差がみられる．

表1　弱視治療の開始時期と治癒率

弱視の病型	3〜5歳（%）	6歳以降（%）	オッズ比
不同視弱視	90.1 (75.0-96.5)	82.4 (65.5-92.0)	1.71 (0.73-4.00)
屈折弱視	94.5 (66.3-99.3)	91.8 (68.6-98.3)	1.79 (0.60-5.30)
斜視弱視	32.3 (18.3-50.4)	26.0 (5.1-69.8)	3.55 (0.64-19.8)
弱視全体	89.6 (72.8-96.5)	78.2 (61.2-89.1)	2.60 (1.16-5.83)

わが国の論文のメタアナリシスを行った結果を示す．カッコ内の数値は95％信頼区間．

た弱視の有病割合0.58％から計算すると，わが国には約7,000例の3歳児弱視例が存在することになり，半数以上が3歳時に発見されていないことも推測される．

3歳で弱視を発見する意義

　弱視の早期治療の有用性を示すエビデンスは意外に少なく，ランダム化比較試験では証明されていない[6]*5．そこで，筆者らは治療開始時期による弱視治療の予後に関するわが国の論文を集めて，メタアナリシスを行った[5]．結果を表1に示すが，病型別に分けた場合にはオッズ比自体は早期治療の有用性を示唆するものの，有意ではなかった．しかし，弱視全体をまとめると，オッズ比2.60（95％CI：1.16-5.83）で弱視早期治療の有用性を示すことができた．3歳児眼健診の有効性を示すには，弱視発見は就学時では手遅れとなることを示す必要があるので，このメタアナリシスの結果は重要と考えている．

　以上のようにわが国の3歳児眼健診には，二次健診の受診率と実施方法，二次健診での見逃し，精密検査の受診率などさまざまな問題があるものの，年間3,000例程度の弱視を発見・治療していると推定され，一定の成果を挙げていると考えられた．弱視の早期発見・治療の有用性を含め，3歳児眼健診の有用性について医療疫学的な理論的根拠を構築していくことが重要と思われる．

（山田昌和）

*5 弱視治療のランダム化比較試験としては，Clarkeらの報告がある．対象が3〜5歳児で，無治療群でも無治療とする期間は1年間に限定とはいえ，結果として弱視の早期治療の有用性を示すことができていない．

3. 斜視の分類，検査

斜視の定義と分類

斜視の原因

　斜視に遺伝が関係することは，家族歴調査や双生児研究から指摘されており，特殊な斜視や先天眼振のなかには候補遺伝子座が特定できたものや，遺伝子変異が判明したものがある．しかし，共同性斜視の原因遺伝子はいまだ不明のままである．最近，ようやく特定の染色体上に候補遺伝子座が存在することが報告されている[1]．

文献は p.301 参照．

斜視の定義と眼位

　両眼の視線が注視点に交わらない眼位異常に，両眼視の異常や弱視を伴う症候群を斜視と定義する．眼位は，解剖学的要因と神経活動の多寡で規定され，① 絶対的眼位，② 生理的眼位，③ 融像除去眼位，④ 固視除去眼位の4種類に分類される．① 絶対的眼位は，神経活動が消失した屍体眼にみられる眼位をいい，眼窩骨の形状や眼窩内容の性状に影響される．両眼の眼窩骨開口部の中心と眼窩先端を結ぶ直線は，矢状面に対しておよそ45°をなすので開散眼位となる．② 生理的眼位は，睡眠時や麻酔下のような神経活動が低下したときにみられる眼位をいい，絶対的眼位と同様，開散眼位を呈する．③ 融像除去眼位は，片眼を長時間，遮閉することで両眼視が妨げられたときにみられる眼位をさし，④ 固視除去眼位は，絶対暗室下の眼位で，両眼視のみならず固視も障害されたときの眼位をさす．

眼位の異常：斜視と斜位

斜位：融像が妨げられた条件下でも視線がずれない眼位を正位（orthophoria）といい，逆に視線がずれる眼位を斜位という．斜位は，したがって融像で代償される潜伏性の眼位ずれをさし，融像除去眼位が輻湊した状態を内斜位，開散した状態を外斜位，上/下転した状態を上/下斜位，回旋した状態を回旋斜位という．**図1**に片眼を遮閉して融像をブロックしたときにみられる斜位の眼位を示す．

　融像除去眼位には解剖学的要因に加えて，屈折異常や中間透光体

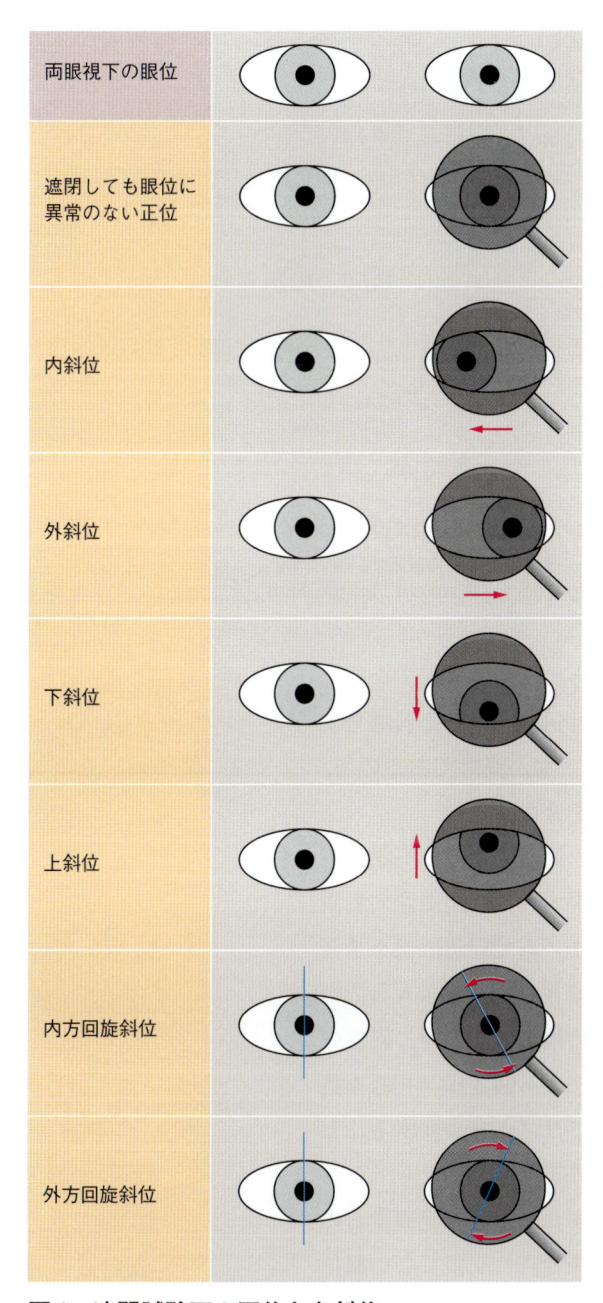

図1 遮閉試験下の正位と各斜位

両眼視下の眼位		
遮閉しても眼位に異常のない正位		
内斜位		
外斜位		
下斜位		
上斜位		
内方回旋斜位		
外方回旋斜位		

(Steffen H, et al：Heterotropie. In：Kaufmann H, et al, editors. Strabismus 4. Auflage. Stuttgart：Thieme Verlag；2012. p.221-261.)

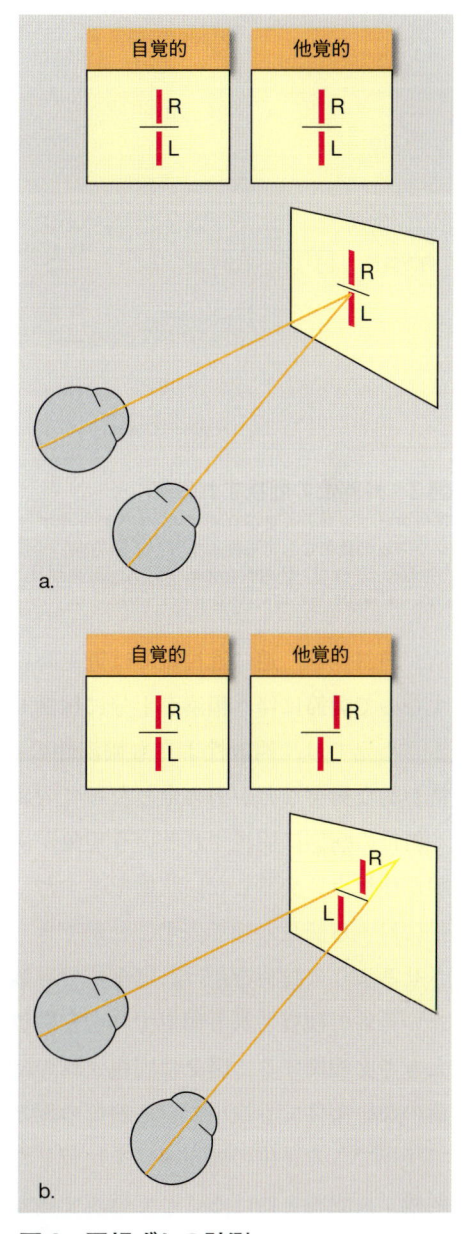

図2 固視ずれの計測

両眼共通にみえる背景にハプロスコープを用いて、周辺融像下で左右眼に別個にみえる上下の縦線を一致させるように被検者に調整させると、正位では自覚的にも他覚的にも上下の縦線は一致するが(a)、斜位では自覚的に一致しても他覚的には上下の縦線が一致しない(b)．このずれを固視ずれという．他覚的とは検者にのみ認識できるという意味．
(Steffen H, et al：Heterotropie. In：Kaufmann H, et al, editors. Strabismus 4. Auflage. Stuttgart：Thieme Verlag；2012. p.221-261.)

の混濁などの光学的要因や神経活動が関係する．たとえば遠視眼では明視するためには余分の調節が必要なため，調節に伴う過度の輻

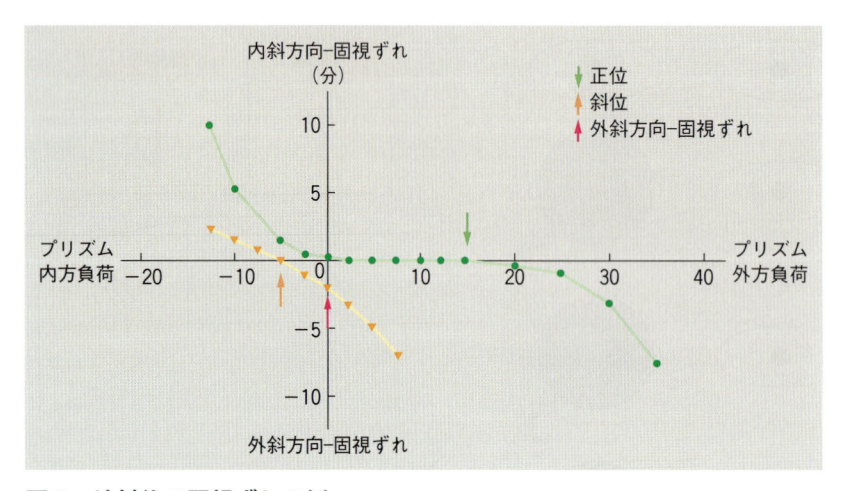

図3 外斜位の固視ずれの例
正位ではプリズムを負荷させても，ある範囲までは固視ずれがみられないのに対し，斜位ではプリズムの負荷なしでも固視ずれ（外斜方向）を認める．固視ずれが0の箇所が斜位の角度．
(Steffen H, et al：Heterotropie. In：Kaufmann H, et al, editors. Strabismus 4. Auflage. Stuttgart：Thieme Verlag；2012. p.221-261.)

湊が内斜位を，逆に近視眼では近見時には必要な調節量が少なくてすむので調節に伴う輻湊が十分に稼働せず外斜位をそれぞれ誘発する．小児では，開散性よりも輻湊性の神経活動が優勢であるので，精神的な興奮などが引き金となって内斜位を誘発する．

斜位の病態に固視ずれという現象があり，周辺融像時に両眼の視線が注視点に交差しない状態をさす[2,3]．固視ずれは周辺融像の刺激量に対する関数として表すことができ，プリズムで周辺融像を誘発させるように負荷をかければ正位でも観察できる．プリズム負荷のない条件で観察される固視ずれを安静位の固視ずれといい，斜位の大きさと相関する．図2は固視ずれの計測法を，図3はプリズム負荷のない条件でも検出できる斜位の例と，プリズムを負荷することで検出できる正位の固視ずれを比較したものを示す．

斜視：両眼視を妨げることで発現する眼位ずれを斜位と定義するのに対し，両眼視下であっても両眼の視線が注視点に交差しない眼位を斜視と定義する．片眼の視線が内方（鼻側）へ偏位する状態を内斜視，外方（耳側）へ偏位する状態を外斜視，上（下）方に偏位する状態を上（下）斜視といい，両眼の網膜子午線が平行でない状態を回旋斜視という．遠方視の状態で斜視が検出されない状態を，orthoposition，あるいは orthotropia という[3]．

斜視眼の側性から次のような表現法もある．すなわち斜視眼が左右，どちらかの眼に固定した状態を片眼性斜視，交代する状態を交代性斜視という．神経や外眼筋が正常に作動していれば，眼位ずれ

の大きさは神経等量支配や相反神経支配の法則に従い，むき眼位で変化しない．これを共同性斜視という．逆に麻痺性斜視のように，神経や外眼筋が正常に作動しない場合は，上述の神経支配の法則が破たんして眼位ずれの大きさはむき眼位や固視眼で異なる．これを非共同性斜視という．

斜視の病型

病因が不明であるので，さまざまな基準に基づいた病型分類がある．本項では対象を共同性斜視に限定し，眼位ずれの方向に従って，内斜視，外斜視，上下斜視の3型に分類したものを解説する．

内斜視
1. 乳児（先天，早期発症）内斜視：神経学的に異常がなく，生後5～6か月前に発症し，調節性の要素が関与しない斜視をいう．交代性上斜位，斜筋異常（過動・遅動），頭位異常（斜頸），潜伏眼振，非対称性の追従運動（耳側 vs. 鼻側）を伴う．
2. 調節性内斜視：後天内斜視の代表疾患．遠視が原因となる内斜視で，調節性輻湊が融像性開散に勝ることで生じる斜視をいう．屈折矯正後，数か月から数年，観察して内斜視が減少すれば調節性内斜視と診断する．調節（D）と調節に伴う調節性輻湊量（メートル角）との関係から，次の4型に分類される．
a. 完全調節性内斜視：調節量と調節性輻湊角が1対1の関係にある内斜視．遠視の矯正で遠見・近見の内斜偏位がともに消失するタイプをいう．
b. 部分調節性内斜視：調節と調節性輻湊は1対1の関係にあるが，遠視の矯正で遠見・近見ともに同程度の内斜偏位が残存するタイプをいう．
c. 近見時に残余内斜視を伴う完全調節性内斜視：調節と調節性輻湊が1対1の関係にない内斜視．遠視の矯正で遠見の内斜偏位は消失するが，近見では残存するタイプをいう．
d. 輻湊過多を伴う部分調節性内斜視：調節と調節性輻湊が1対1の関係にない内斜視．遠視の矯正で遠見・近見ともに内斜偏位が残存し，遠見よりも近見の内斜偏位が大きくなるタイプをいう．
3. 輻湊過多内斜視
a. 低調節性輻湊過多：調節の低下が原因．調節の低下を代償するために過度の輻湊が生じて，近見時に内斜偏位が大きくなるタイプをいう．調節近点の延長を認める．

b. 非低調節性輻湊過多：調節を補う近用眼鏡を装用させても，近見時の内斜偏位が減少しない斜視をさす．

4. 特殊な後天内斜視

a. Burian type：小児や比較的に若い成人にみられる原因不明の急性発症の内斜視．このなかには，4歳前後に発症する原因不明の内斜視で，手術時期が遅れると正常両眼視の獲得が難しくなるLang type の正常両眼視遅発性内斜視（normo-sensorial late onset esotropia）[4] が含まれる．

b. Franceschetti type：内斜位が根底にあり，頭部外傷や不用意な片眼遮閉が誘因となり，融像が障害されて発症する内斜視．

c. Bielschowsky type：近視に合併する内斜視．発症早期では遠見で複視が自覚されるが，病状が進行すると近見でも自覚されるようになる．強度近視のなかには，前後方向に伸展した眼球後部が筋円錐から眼窩へ脱臼することで眼球の可動性が障害され，眼位に異常をきたす場合がある．これを固定斜視[*1]という．

d. 周期内斜視：1～2日の周期で内斜視が出現し，数か月から数年を経て恒常性の内斜視に移行する斜視をいう．

外斜視

1. 間欠性外斜視：体調や精神活動の状態に影響され，間欠的に出現する．病因は不明．眼窩の解剖学的要因説，輻湊と開散の不均衡説，調節と輻湊の関係の破たん説など，さまざまな仮説がある．遠見と近見の外斜偏位の大きさの違い（15Δ）から，基礎型，開散過多型，輻湊不全型の3型に分類される．輻湊不全型外斜視と輻湊障害を混同しないように注意する．輻湊障害では輻湊近点の延長がみられるのに対し，輻湊不全型では輻湊近点の延長がみられないのが特徴．

2. 原発性外斜視：出生早期から恒常性の状態で発症する外斜視．脳性麻痺などの中枢神経系の障害を合併することが多く，視覚の入力系・統合系・出力系の異常の有無をチェックすることが重要．

3. 続発性・二次性斜視：片眼の視力喪失に伴い外斜視に移行するものを二次性，乳児内斜視術後のように術後に外斜視に移行するようなものを続発性外斜視として区別する．

上下斜視：代表例として，水平のむき眼位（内転位）で共同性に近い上下偏位を示す2病型を紹介する．ひとつは内転時に上転する斜視で strabismus sursoadductorius, over-elevation in adduction[3,5] と呼称され，片眼性と両眼性の2種類がある．下斜筋過動症や特発性

[*1] 本巻"固定内斜視"（p.278）の項を参照されたい．

（先天性）上斜筋麻痺がこれに該当する．もうひとつは内転時に下転するタイプで strabismus deorsoadductorius, over-depression in adduction と呼称されている．いずれのタイプも内斜視や外斜視に合併する場合と，単独に出現する場合がある．前者のタイプと滑車神経麻痺とは，以下の所見から鑑別できる．この病型では複視の発現は一定せず，初期は間欠的で眼精疲労などの代償不全症状を伴うことが多く，上内転時と下内転時の上下偏位，上外転時と下外転時の外方回旋偏位に大きな差がないこと，加えて上下方向の融像幅が比較的に大きいことが特徴として挙げられる．

特殊な斜視

1. **A-V 型斜視**：上下のむき眼位で水平偏位が極端に異なる斜視をさす．内斜視では上方視よりも下方視，外斜視では下方視よりも上方視で大きくなるタイプを V 型斜視，他方，内斜視で下方視よりも上方視，外斜視で上方視よりも下方視で大きくなるタイプを A 型斜視という．斜筋の機能異常（過動・遅動）や眼窩骨の形態異常，最近では眼窩結合組織（pulley）の位置偏位などが病因として考えられている．

2. **微小斜視**[4]：Lang により提唱された斜視角が 5°以内の中等度の弱視を伴い，立体視を有し，調和性異常対応をもつ斜視をいう．微小斜視には，斜視角が終生変化しない原発性，徐々に斜視角が増大する代償不全性，および眼鏡や手術後に微小斜視に移行する続発性の 3 種類がある．

（大月　洋）

偽斜視

偽斜視とは

　偽斜視（pseudostrabismus）は第1眼位において外見上，斜視があるようにみえるが，眼位ずれはない状態である．

偽斜視と斜視の鑑別

　"眼位ずれ"がなければ偽斜視，"眼位ずれ"があれば斜視であるが，特に乳幼児では"眼位ずれ"の有無が区別しにくいことがある．

問診

　乳幼児の場合，発症時期，間欠性か恒常性か，明らかな眼位異常がないかを確認する．

検査

角膜反射法（Hirschberg 法）：児の眼前 30 cm にペンライトを置き，角膜反射の位置を観察する．両眼の瞳孔中央に反射光があれば，ある程度以上大きな角度の顕性の斜視はないと判断できる．しかし，顕性斜視であっても 10Δ 未満の小さな角度の斜視や斜位は検出することが難しい．

固視検査と遮閉試験：角膜反射法で両眼ともに角膜反射が瞳孔中心にあると判断した場合は，片眼を遮閉し，他眼が動かないかを観察する．動かなければ，遮閉-非遮閉試験を行う．それでも動かなければ，交代遮閉試験を行う．それぞれ，視標を 30 cm と 50 cm に置いて行う．30 cm と 5 m で行う．

内眼角距離と内眼角贅皮など：児の内眼角間の距離が長く，内眼角贅皮のために内眼角の強膜がほとんど隠れてしまい内斜視にみえることがある（偽内斜視，図1a）．児の鼻根部を指でつまみあげると，両眼の強膜が露出して偽斜視の状態ではなくなり，その顔貌を保護者にみてもらい，偽斜視の説明をするとわかりやすい（図1b）．また，鼻根部が狭小であったり，外眼角が狭い場合は偽外斜視となり，左右の瞼

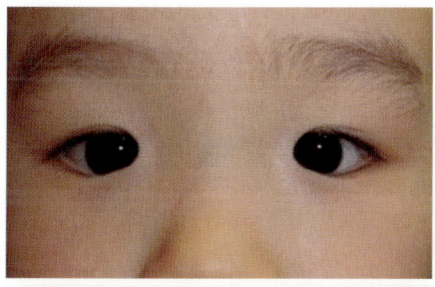

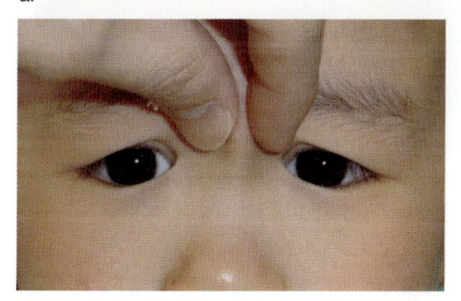

図1 偽内斜視
a. 両内眼角の強膜が内眼角贅皮のために隠れており，内斜視にみえる．
b. 鼻根部を指でつまんだ写真では，角膜反射が両眼ともに瞳孔中心にきており，眼位ずれはない．

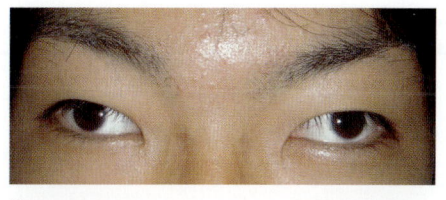

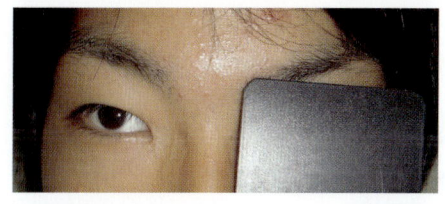

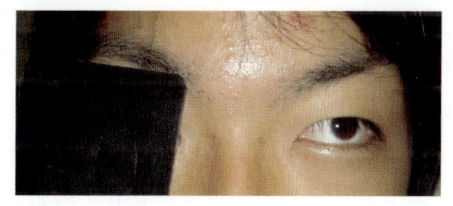

図2 黄斑偏位による偽外斜視
a. 両眼ともに角膜反射が瞳孔中心よりも内側に偏位しており，外斜視にみえる．
b. 左眼を遮閉し，右眼でペンライトの光を固視させても，角膜反射が瞳孔中心よりも内側に偏位した状態である．
c. 右眼を遮閉し，左眼でペンライトの光を固視させても，角膜反射が瞳孔中心よりも内側に偏位した状態である．

裂不同や三白眼の場合は偽上斜視となることがある．Crouzon 病などで顔面の著しい非対称がある場合も偽上（下）斜視となることがある．

κ角の異常：眼の視軸と瞳孔中心線のなす角度を κ 角という．角膜反射法（Hirschberg 法）で，角膜反射が瞳孔中心より鼻側にずれていると κ 角陽性で偽外斜視，角膜反射が瞳孔中心より耳側にずれていると κ 角陰性で偽内斜視となる．遮閉試験で非遮閉眼の動きはない．未熟児網膜症などで黄斑偏位があると，角膜反射法（Hirschberg 法）では角膜反射は瞳孔中心より鼻側にずれ（**図2a**），κ 角陽性となり，偽外斜視となる．遮閉試験で非遮閉眼の動きはみられない（**図2b, 2c**）．

ポイント

初診時に偽斜視と診断しても，斜位が非常に強い間欠性の斜視であることは完全には否定できない．今後，眼位に変化が生じた場合や，診察時にはみられなかった眼位が生じた場合は，再受診するように説明する．

カコモン読解　第 23 回　臨床実地問題 32

3 歳の女児，内斜視の疑いで来院した．眼位写真を図に示す．交代遮閉試験で眼球は動かない．異常なのはどれか．

a α角
b κ角
c AC/A 比
d 内眼角間距離/瞳孔間距離
e 内眼角間距離/外眼角間距離

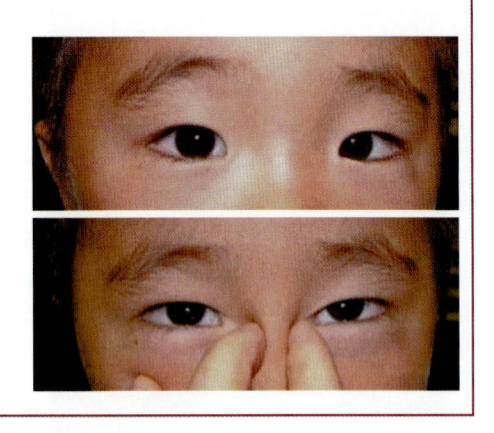

解説　内斜視の疑いで来院したが，"交代遮閉試験で眼球は動かない"ので，斜視はないということになる．本症例の上段の写真では左眼の内斜視にみえるが，下段の鼻根部を指でつまんだ写真では，角膜反射が両眼ともに瞳孔中心にきており，内斜視にはみえない．すなわち，内眼角間の距離が長く，内眼角贅皮のために生じる偽内斜視である．

a. **α角**[*1]：眼の視軸と光軸のなす角である．しかし，視軸や光軸の臨床的決定は困難であり，α角は眼の生理的斜視角の定義上または概念的なものとして考えたほうがよいといえる．

b. **κ角**[*1]：眼の視軸と瞳孔中心線のなす角で定義される．この角度は，臨床において古くより用いられているが，測定困難な視軸を含むため，正確には求めることが困難である．現在測定されている κ 角は，眼の照準線と瞳孔中心線とのなす角である λ 角と同じものを測定していることが多い．

c. **AC/A 比**：調節性輻湊の程度は，調節命令と一定の比例関係にあり，その比を AC/A 比という．正常値は，4±2Δ/D である．非屈折性調節性内斜視は A/C 比が高いことが特徴で，近見時に内斜視の角度が増加する．

d. **内眼角間距離/瞳孔間距離**：内眼角間距離は，左右の内眼角点（内眼角において上下の眼瞼が移行する点）間の距離をいう．瞳孔間距離は，左右の瞳孔中心間の距離をいう．

e. **内眼角間距離/外眼角距離**：外眼角間距離は，左右の外眼角点（目尻で，上下の眼瞼が移行する点）間の距離をいう．

模範解答　d

[*1] "α角"は眼の視軸と光軸のなす角，"κ角"は眼の視軸と瞳孔中心線のなす角である．これらは，単眼性眼位の評価に用いられる用語である．

（宇田川さち子，杉山能子）

サイエンティフィック・クエスチョン
斜視の病因論について教えてください

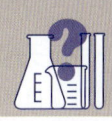

Answer 外眼筋に麻痺のみられる麻痺性斜視のいくつかでは，原因遺伝子が突きとめられているものもあります．しかし，共同性斜視の発症には，遺伝要因に加えて，出生前後の低酸素状態など環境要因も関与していることが推察されており，多因子疾患と考えるべきです．

共同性斜視と麻痺性斜視の病因

斜視には，共同性斜視（comitant strabismus）と非共同性斜視（麻痺性斜視；noncomitant strabismus）がある．この病因論では，後天性要因が明確である虚血性，外傷性，腫瘍や動脈瘤による圧迫性眼球運動神経麻痺（動眼・滑車・外転神経麻痺），および甲状腺眼症や重症筋無力症などの後天性外眼筋障害は除く．

共同性斜視で頻度が高いのは間欠性外斜視（恒常性外斜視），乳児内斜視，調節性内斜視であり，まれなものとしては急性発症内斜視，微小斜視（微小内斜視；microtropia），先天性外斜視がある．頻度が高い麻痺性斜視の代表は先天性上斜筋麻痺，続いて Duane 症候群であり，きわめてまれなものとして先天性外眼筋線維症（congenital fibrosis of extraocular muscles；CFEOM），さらには，ミトコンドリア病の一つである慢性進行性外眼筋麻痺（chronic progressive external ophthalmoplegia；CPEO）がある．外眼筋の先天性欠損も，上斜筋欠損が最も多いが[1,2]，内直筋欠損や下直筋欠損などのようにほかの外眼筋でもみられる[3]．

共同性斜視は多因子疾患であり，環境因子と遺伝因子が混ざりあって発症する．さらには，内斜視と外斜視のように共同性斜視の臨床型は一様ではなく，"表現型"も多様である．共同性斜視の遺伝子は未解明であるが，単一遺伝子疾患とは考えられず，多遺伝子疾患，さらにいえば"多因子疾患"であると考えるべきである．

麻痺性斜視にみられる先天性頭蓋神経支配異常

先天性外眼筋線維症では動眼神経や滑車神経による神経支配が異常であり，他方，Duane 症候群では外転神経による神経支配が異常

文献は p.302 参照．

であるので，これらの疾患を総称して先天性頭蓋神経支配異常（congenital cranial dysinnervation disorders；CCDD）と呼んでいる[4]．先天性上斜筋麻痺もこの範疇に入る．

単一遺伝子疾患である先天性外眼筋線維症（CFEOM）：先天性外眼筋線維症は，わが国ではまれである．臨床型，遺伝形式から，Ⅰ型（常染色体優性），Ⅱ型（常染色体劣性），Ⅲ型（常染色体優性）に分類されている．大きな家系の解析から，Ⅰ型では*KIF21A*，Ⅱ型では*PHOX2A*（*ARIX*），Ⅲ型では*TUBB3*が原因遺伝子として同定されている[4]．これらの遺伝子は，脳幹の動眼神経核や滑車神経核に発現していて，遺伝子変異による神経核や神経の低形成が支配筋の形成不全を結果として引き起こしている．

先天性上斜筋麻痺（特発性上斜筋麻痺）：上斜筋麻痺には，もともと生後から麻痺はあるが程度が軽く気づかれずに経過して，成人になって複視や眼精疲労などの症状がでて診断される代償不全型上斜筋麻痺がある．小児期の写真をみると斜頸があり，先天性であることがわかる．先天性上斜筋麻痺と代償不全型上斜筋麻痺をあわせて，特発性上斜筋麻痺と呼ぶ．

特発性上斜筋麻痺では，家系内に患者が2, 3人いる小家系が報告されている[2]．しかし，多くの患者では家族歴はない．一方，眼窩MRIで，上斜筋腹の萎縮がみつかることが多い[2]．特発性上斜筋麻痺でみられる筋腹萎縮は，"低形成"であると解釈すべきである．発生途上では一般的に，筋肉は支配神経との相互作用によって形成される．つまり，支配神経に何らかの異常があると，神経を受ける筋肉は低形成となる．特発性上斜筋麻痺は滑車神経の支配異常とも解釈できるので，上述のようにcongenital cranial dysinnervation disordersの範疇に特発性上斜筋麻痺も含まれている[4]．上斜筋の低形成の程度はさまざまで，正常に近いものから欠損まで"連続的な表現型"として分布している[2]．

遺伝的危険因子：上斜筋の支配神経である滑車神経の神経核に発現している*PHOX2A*（*ARIX*）や*PHOX2B*の遺伝子多型が特発性上斜筋麻痺でみつかっている[5,6]．原因遺伝子とはいえないまでも，遺伝的危険因子にはなっている．

共同性斜視

頻度：共同性斜視の頻度は，調査した時代，報告，定義，また民族により異なる．最近の調査では，わが国の小学生（6〜12歳）での斜視

の頻度は約1.5%である[7]．わが国では，中国，韓国，台湾，シンガポールなどのほかのアジア諸国と同様に，外斜視の頻度が高く，内斜視の頻度は低い．欧米では逆に，内斜視が多く，外斜視が少ないのが特徴である．

疾患表現型の多様性と病因：共同性斜視の原因は不明である．共同性斜視は遺伝的要素と環境的要素が混ざって発症する疾患であり，また，遺伝的にも多様性があると考えられることから，多因子疾患と呼ぶべきである．共同性斜視の臨床型も内斜視や外斜視などと一様でなく，さらに眼位ずれの程度，両眼視の程度もさまざまである．つまり，共同性斜視の表現型には多様性がある．

共同性斜視は，基本的には小児の疾患であり，いい換えれば生後早期に発症する疾患である．したがって，遺伝要因の関与がまず疑われ，環境要因としては，妊娠中や分娩時の異常が影響しているのではないかと推測される．

環境要因：未熟児では共同性斜視の頻度が高い[8]．脳性麻痺（小児麻痺）でも共同性斜視の頻度が高い[9]．脳性麻痺の原因は，妊娠中や分娩時における低酸素状態によって脳室周囲白質軟化症が起こり，脳室の周囲を走行する下肢運動神経線維が障害されるためである．下肢運動麻痺まではきたさない軽度の脳室周囲白質軟化症では，視神経萎縮がみられることもある[9]．

乳児内斜視は脳性麻痺などの全身異常がないことが診断基準の一つであるが，よく調査すると，乳児内斜視では妊娠中や分娩時の低酸素状態につながる合併症の頻度が高い[10]．対照的に，調節性内斜視や間欠性外斜視では，このような妊娠中や分娩時の合併症の頻度が低い[10]．つまり，共同性斜視，特に乳児内斜視の危険因子として，言い換えれば，乳児内斜視の環境要因として，未熟性，および出生前後の低酸素状態が挙げられる[8,10]．

遺伝要因：日本人の共同性斜視における家族歴調査では，斜視患者で6親等以内に斜視の人がいる家族歴の割合は20～40%である[10]．家族歴の頻度は共同性斜視の臨床型によって異なり，間欠性外斜視では40%，調節性内斜視では30%，乳児内斜視では20%である．斜視の臨床型別の家族歴の頻度は，上述した妊娠中や分娩時の異常の頻度，つまり，環境要因の頻度と逆になっている．わかりやすくいえば，間欠性外斜視では遺伝要因が強く，乳児内斜視では環境要因が強く，調節性内斜視ではその中間にあることになる[10]．

遺伝要因を臨床的に調べるもう一つの方法には，双生児研究がある．一卵性双生児と二卵性双生児（多卵性多胎児）の双生児の間で，表現

型の一致率を比べる方法である．一卵性双生児では双生児間で遺伝的背景（遺伝子）は同じであるが，二卵性双生児では双生児間で遺伝的背景は同一ではないので，両群の双生児間での表現型の一致率を比較することによって，遺伝要因が表現型に関与する度合いを知ることができる．日本人の共同性斜視の双生児（多胎児）調査によると，一卵性双生児では二卵性双生児（多卵性多胎児）に比べて，双生児間で斜視の臨床型の一致率が高かった[11]．つまり，内斜視と内斜視，あるいは，外斜視と外斜視のように双生児の間で表現型が一致している比率が，一卵性では二卵性（多卵性）に比べて高かった[11]．この結果は，共同性斜視の発症における遺伝要因の関与を示している．

乳児内斜視では，上述したように遺伝要因よりも環境要因の寄与率がどちらかといえば高かった[10]．しかし，乳児内斜視でよく併発する交代性上斜位（dissociated vertical deviation；DVD）や下斜筋過動には，遺伝的関与が大きいことが多変量解析で明らかになっている[12]．つまり，DVDや下斜筋過動の表現型には遺伝的背景があり，そのうえに環境要因が加わって乳児内斜視という疾患の表現型が成立しているともいえる．

遺伝子座[*1]：米国と英国の主に内斜視を呈する家系解析では，7p（7番染色体短腕）に優性あるいは劣性の遺伝形式での斜視関連遺伝子座がみつかっている[13]．内斜視または外斜視を呈する日本人の家系解析（55家系）では，4q28.3（4番染色体長腕）と7q31.2（7番染色体長腕）に斜視関連遺伝子座がみつかっている[14]．これらの遺伝子座にのっている多くの遺伝子のなかのどれが，斜視発症に関与するかを今後調べる必要がある．

病因：共同性斜視の原因は，ここまで述べてきたように遺伝要因と環境要因の観点から解明は進んでいるが，真の原因はなお不明であるといわざるをえない．解明への一つの鍵は，大脳への両眼入力であろう．たとえば，白子症（albinism）では斜視の頻度が高いことが知られている[15]．白子症では左右眼から走行してきた視神経線維は，正常の視交叉のように半交叉するのではなく全交叉しているのが特徴である．共同性斜視，特に乳児内斜視の環境要因としての脳室周囲白質軟化症でも，大脳への両眼入力のバランスは崩れているともいえる．このように両眼入力の異常，さらにいえば，両眼入力がある大脳後頭葉皮質の神経細胞の異常が，共同性斜視の原因の候補として考えられると筆者は思う．

（松尾俊彦）

[*1] 大きな斜視家系を対象として，斜視患者と健常者を含めた家系構成員から末梢血を採取し，ゲノムDNAを抽出して，斜視関連の遺伝子座（多くの遺伝子を含む染色体上の広い部位）を明らかにする研究が行われている．染色体上の多型（個人間でDNA塩基配列の違いが大きい部位）を使って，家系内での斜視の出現と特定のDNA多型とが相関するかどうかを計算して，斜視関連遺伝子座を求める．DNA多型としては，現在では一塩基多型（SNP）が有名であるが，古くから家系解析に使われてきたのはmicrosatellite領域である．microsatellite領域は塩基の繰り返し配列が連なる部位であり，個人間で繰り返しの回数が違うので，PCRで増幅すると大きさが違うDNA断片が増幅される．

眼位の検査

検査時の留意点

　一般に眼科外来では，まず細隙灯顕微鏡による検査から行いがちであるが，特に斜視に対する眼位検査では，診察室への入室時から眼位や顔貌について注意して観察することが重要である．患者および家族はコスメティックな問題を最も重視していることが多いので，初診時の対面による問診から，良好な医師-患者関係の構築に留意する．

定性検査

　眼位定性検査には，遮閉試験（cover test；CT），遮閉-遮閉除去試験（cover-uncover test；CUT）および交代遮閉試験（alternate cover test；ACT）がある（表1）．CTは，遮閉板などを使用して片眼を遮閉し，もう片眼の眼の位置を検査する．CUTではさらに，遮閉をはずしたときの眼の動きと，遮閉した際のもう片眼の動きを観察する．固視眼の判別，眼位異常の有無，眼位異常があれば斜位か斜視かの鑑別などが可能である．遮閉時に眼球が外転していれば外斜，内転していれば内斜であり，遮閉をはずしたときに眼位が正位に戻れば斜位，戻らなければ斜視である．ACTは，左右交互に素早く遮閉することで連続して融像を阻止し，CTやCUTでは検出されない可能性もある潜在性の斜視すべてにつき，その有無を判断することができる．遠見および近見の条件で同様に検査を行う．

定量検査

　眼位の定量検査を表2に示す．プリズム遮閉試験（prism cover test；PCT）は，プリズムバーまたはブロックを使用してCUTを行い，遮閉による眼の動きを中和する方向（外斜視であれば内方，内斜視では外方）に基底を置き，眼の動きが完全に中和するプリズム量を検索して定量する．水平方向の斜視に上下方向の斜視が混在する場合は，上下用のプリズムバーを組み合わせて（水平プリズムは

表1　眼位の定性検査

検査名	検査名（略語）	検査可能な項目
遮閉試験	cover test（CT）	顕性斜視の有無，固視眼，交代可能かどうか
遮閉-遮閉除去試験	cover-uncover test（CUT）	上記および斜位の有無
交代遮閉試験	alternate cover test（ACT）	すべての斜視を検出

表2　眼位の定量検査

検査名	検査名（略語）	検査可能な項目
プリズム遮閉試験	prism cover test（PCT）	顕性斜視の定量
交代プリズム遮閉試験	alternate prism cover test（APCT）	すべての斜視角の定量
Hirschberg法	−	大まかな定量
Krimsky法	−	大まかな定量

平面が被検者側，上下プリズムバーは凸面が被検者側になるように使用する），定量する．さらにACTを組み合わせる交代プリズム遮閉試験（alternate prism cover test；APCT）を行い，潜在性の斜視を含めた精密な眼位の定量を行う．遠見および近見の条件で同様に検査を行う．

乳幼児や，弱視などで正確な定量が困難な症例では，角膜反射の輝点をみるHirschberg法で，大まかな斜視角度の予測を行うことができる．さらに被検者が固視可能であれば，プリズムブロックを使用したKrimsky法で，大まかな定量を行うことができる．

アダプテーションテスト（順応試験）

手術適応の判断や術前検査など，できるかぎり精密に眼位を定量する必要がある場合には，アダプテーションテストを用いて斜視角を定量する．またこのとき，調節性輻湊をはじめとする屈折異常の眼位への関与を除去する必要があるため，眼鏡などによる完全矯正下での定量が必要条件となる．眼鏡度数の決定には必ずアトロピン点眼による調節麻痺下での屈折検査を行う[*1]．たとえば間欠性外斜視の症例では，遠視による調節性輻湊の影響を考慮しない場合，最大斜視角の過小評価を行ってしまうことになる．このため京都府立医科大学附属病院眼科では，手術結果が低矯正になってしまうことを避けるため，裸眼視力が良好な程度の軽度遠視であっても，術前

[*1] アトロピン点眼
京都府立医科大学附属病院眼科ではアトロピン点眼を1日2回，1週間使用する．市販されているアトロピン点眼は1.0％のものであるが，低年齢児では全身への副作用を考慮し，院内で希釈調製した0.5％アトロピン点眼を使用している．

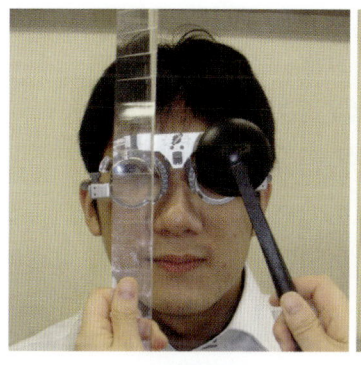

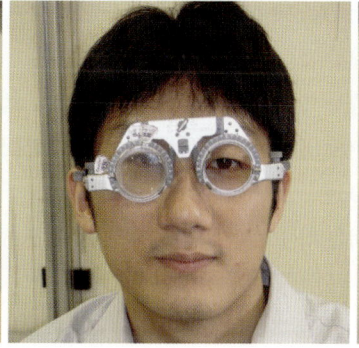

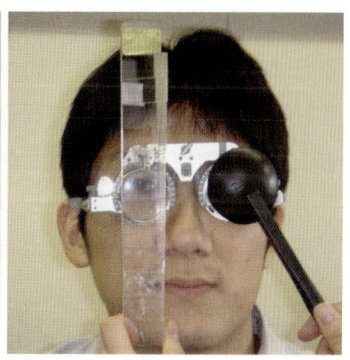

図1 プリズム順応試験
a. 完全屈折矯正下での APCT（alternate prism cover test；交代プリズム遮閉試験）を行う．
b. プリズムレンズを加入して順応させる（40分以上）．
c. 順応後プリズムレンズ上での APCT を行う．

に完全矯正眼鏡を処方し，周術期には必ず装用してもらう．

アダプテーションテストには，アイパッチなどを装用して行う遮閉順応試験と，プリズムレンズを使用したプリズム順応試験（prism adaptation test；PAT）があり，本項では京都府立医科大学附属病院眼科で手術を施行する症例全例に行っている PAT について解説する[*2]．PAT による斜視角の正確な検出は，内斜視や外斜視，上斜筋麻痺などに対する多くの斜視手術に有用である[1-4]．

まずはじめに，完全矯正度数の眼鏡装用上で上記 APCT を行い（**図1a**），定量された角度のフレネル（Fresnel）プリズムレンズを眼鏡上に加入して（**図1b**），40分間以上装用させる．この状態のまま APCT を行って最大斜視角を検出する（**図1c**）．はじめの斜視角より10プリズムジオプトリー以上増加した場合は，さらにその角度のプリズムレンズを追加してさらに順応させる．両眼視機能および手術適応を確認するため，PAT 検査中は適宜 Bagolini（バゴリーニ）線条ガラス試験にてプリズムレンズ装用下における融像の有無を確認する．

[*2] **斜視手術の矯正精度**
斜視手術は外眼筋の位置移動による眼位矯正手術であり，手術効果の予想が重要である．アトロピン点眼下での完全屈折矯正と，PAT を用いた最大斜視角の検出は，手術精度向上のため，および手術予後の正確な予測のために，必ず施行しておきたい術前検査である．

文献は p.302 参照．

カコモン読解　第19回 一般問題60

間欠性外斜視で十分な斜視角が検出されない場合に行う検査はどれか．2つ選べ．
a 遮閉試験　　b おおい試験　　c パッチテスト
d ひっぱり試験　　e プリズム順応試験

解説　間欠性外斜視に対する眼位の定量検査で，より正確な斜視

角（最大斜視角）を検出するための検査を選択する．eのプリズム順応試験を選択することは間違いない．dのひっぱり試験は，麻痺性斜視に対して行う検査で間違いである．aの遮閉試験は，繰り返すことで間欠性外斜視の角度が検出されることがあるので選択してもよいが，bのおおい試験との違いが不明である．cのパッチテストが，アイパッチなどを長時間使用する遮閉順応試験の意であるならば，これを選択する．

模範解答 c，eまたはa，e

カコモン読解 第21回 一般問題64

交代プリズム遮閉試験を行い，右眼固視で10Δ基底外方，10Δ基底上方である．左眼のみで矯正するのに必要なプリズム眼鏡の処方はどれか．
a 10Δ 基底45°　　b 10Δ 基底135°　　c 15Δ 基底45°
d 15Δ 基底135°　　e 20Δ 基底135°

解説　右眼固視の状態で，左眼に10Δ基底外方，10Δ基底上方で中和する斜視なので，左眼の内下斜視である．外方，および上方それぞれのベクトルに対して1枚のプリズムレンズで同様の効果を得るには，

$$\sqrt{10^2+10^2} = 14.142\cdots$$

のプリズム度数で，基底は外上方45°となる（図2）．

模範解答 c

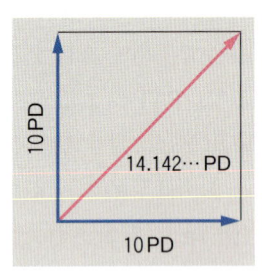

図2 プリズム度数計算のための模式図

（中井義典）

融像の検査

融像とは

　融像は，両眼の網膜に投影された像を一つの像として両眼単一視する働きである．融像するためには大きさ，色，形，明るさなど，同一の像が両眼の網膜対応点に投影される必要がある．網膜対応点は正常であれば両眼の中心窩を中心に同距離，同方向の一対の点で共通の視方向をもっている．網膜対応点以外に投影された像は理論上，両眼単一視できないが，一定の領域で融像できる範囲がありPanumの融像感覚圏といわれる[1]．この領域では，網膜非対応点に投影された像を融像し立体視が得られる（**図1**）．

文献はp.303参照．

感覚性融像と運動性融像

　融像には感覚性融像と運動性融像がある．感覚性融像は，両眼の網膜対応点に投影された像を両眼単一視して，一つの像としてとらえる機能である．運動性融像は，網膜対応点以外に像が投影されると網膜対応点で像をとらえ，感覚性融像を維持できるように眼位を

[*1] Vieth-Müller circle
固視点と各眼の結点を通る円で，網膜対応点に結像する．

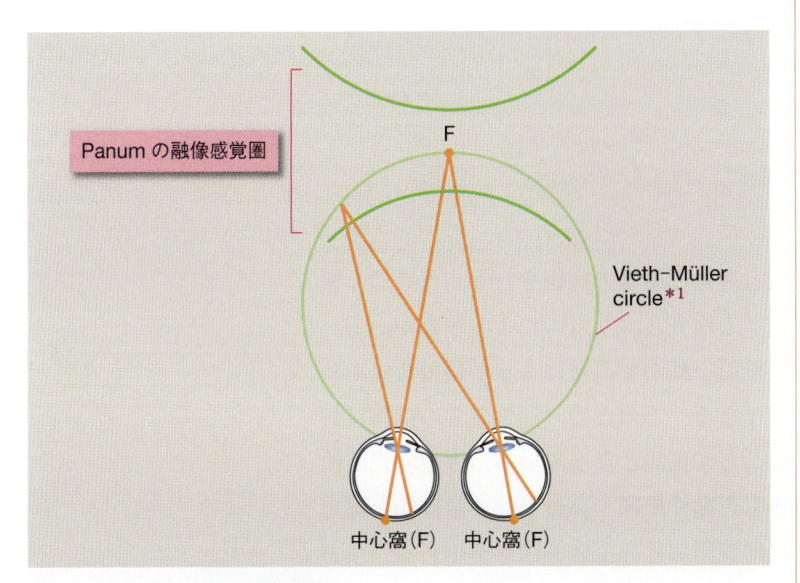

図1　Panumの融像感覚圏

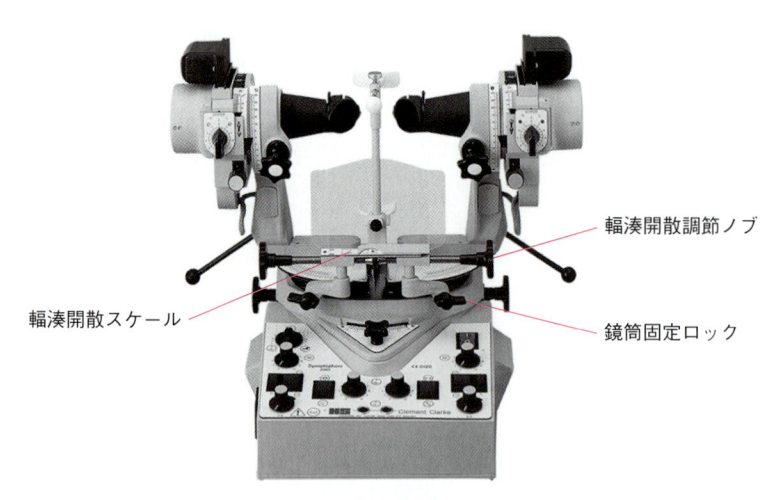

図2　大型弱視鏡（Synoptophore 2001/2002, Clement Clarke）

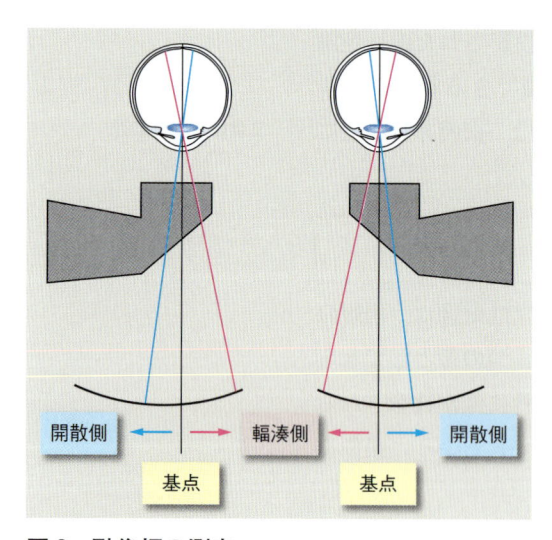

図3　融像幅の測定

整える働きである．

融像検査

　融像検査は，感覚性融像と運動性融像の評価を行う．代表的な検査方法には，大型弱視鏡による検査とプリズムによる検査がある．
大型弱視鏡検査（図2, 3）：鏡筒を動かすことによって斜視角にあわせて図形を投影することができる．このため，顕性斜視の症例に対しても融像機能を検査することが可能となっている．大型弱視鏡検査では，感覚性融像の有無や運動性融像の評価として融像幅を測定する．使用するスライドは同質図形である融像図形を用いる．左右眼の図形には，抑制の有無を確認するためにチェックマークがつい

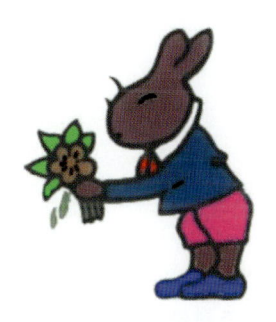

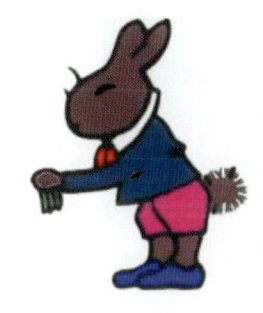

図4　同質図形
花と尻尾が左右眼のチェックマークとなっている.

ている（**図4**）．大型弱視鏡検査の検査距離は，遠見が基本となる．
検査手順（1）融像幅の基点の検出（感覚性融像）：融像幅の基点である両眼単一視できる位置（自覚的斜視角）を求める．アームを動かし，左右眼に投影された同質図形が一つにみえ，また，左右眼のチェックマークが消えていないかを確認し，感覚性融像，つまり両眼単一視できた位置を求めて基点とする．左右の像が重ならない，または左右眼のどちらかのチェックマークが消え抑制の状態を認めた場合は，抑制の領域（抑制野）や被検者の見えかたを記載する．この場合は，両眼単一視できていない状態で，感覚性融像を認めず，次に行う運動性融像の検査は実施できない．
検査手順（2）開散側（外よせ）の融像幅の検出（運動性融像，図3）：融像幅は水平方向を測定することが多く，上下および回旋方向の融像幅は必要に応じて測定する．水平方向の融像幅は開散側（外よせ）から測定する．基点の位置（自覚的斜視角）で両眼の鏡筒をロックして，輻湊開散調節ノブを開散側へ両鏡筒が動くように少しずつ回し，両眼単一視できていた視標が二つにみえる，またはチェックマークが消えるかを確認していき，開散側（外よせ）の限界点（break point）を求める．
検査手順（3）輻湊側（内よせ）の融像幅の検出（運動性融像，図3）：開散側（外よせ）の融像幅を測定後，輻湊開散調節ノブを基点まで戻し，感覚性融像を確認後，両鏡筒が輻湊側へ動くように輻湊開散調節ノブを少しずつ回し，輻湊側（内よせ）の限界点（break point）である絶対融像幅を求める．輻湊側では，最初は適切な調節状態で視標を融像することができる．さらに輻湊開散調節ノブを輻湊側へ動かしていくと，視標はぼやけるが融像できる時点（blur point）が検出される．この時点までが比較融像幅で，絶対融像幅に含まれる．
次に融像が破れた時点から輻湊開散調節ノブを基点の位置までゆっくりと戻していき，再び融像できる時点（recovery point）を求め

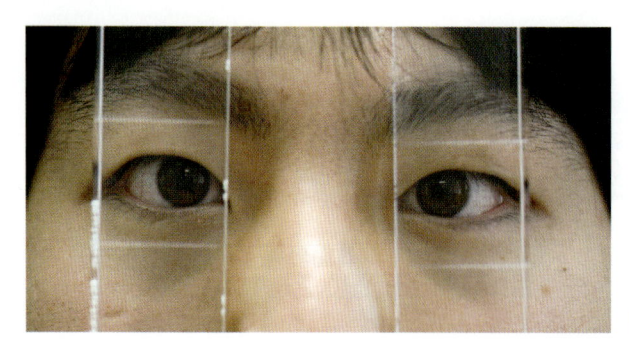

図5 プリズムによる融像幅の測定

る．

検査手順（4）融像幅の記載：融像幅は，開散側（外よせ）と輻湊側（内よせ）の合計となる．記載方法は基点の位置（自覚的斜視角）を0°として記載する場合と，値をそのまま記載する場合がある．また，使用したスライドの図形の大きさやチェックマークの位置の違いが融像幅に影響するため，使用したスライドについても記載する．融像幅の正常値は，およそ開散側（外よせ）は4°，輻湊側（内よせ）は20°である．

（記載例）開散側（外よせ）はマイナス，輻湊側（内よせ）はプラスで表示される．

FU（＋）：－4°～＋20°（基点－10°）ウサギ（黄斑部用）

プリズム融像幅の検査（図5）：プリズムによる融像検査は，日常視下での検査が可能である．両眼の中心窩で視標を注視している状態でプリズムを負荷し，網膜非対応点に投影された像を両眼の中心窩で融像するための運動性融像の融像幅を測定する．このためプリズム融像幅の検査は，顕性斜視の症例には実施できない．使用する視標は調節視標を用いる．プリズム融像幅の検査は，近見と遠見で測定する．

検査手順（1）開散側（外よせ）の融像幅の検出（運動性融像）：遮閉試験で正位または斜位の状態を確認する．次にバープリズムを用いて基底内方のプリズムを両眼に装用させ，融像できていた視標が二つに見える，または眼位が顕性化した時点までプリズムの度数を上げていき，開散側（外よせ）の限界点（break point）を求める．さらにプリズムの度数を減らし，再び融像できる時点（recovery point）を測定する．

検査手順（2）輻湊側（内よせ）の融像幅の検出（運動性融像）：遮閉試験で正位または斜位の状態を確認する．次にバープリズムを用いて基底外方のプリズムを両眼に装用させ，融像できているが視標

がぼやけた時点（blur point），さらに視標が二つに見える，または眼位が顕性化した時点までプリズムの度数を上げていき，輻湊側（内よせ）の限界点（break point）を求める．さらに，プリズムの度数を減らし，再び融像できた時点（recovery point）を測定する．視標がぼやけた時点（blur point）までが比較融像幅で，輻湊側（内よせ）の限界点（break point）までが絶対融像幅となる．

検査手順（3）融像幅の記載：視標がぼやけた時点（blur point），融像の限界点（break point），再び融像できた時点（recovery point）を記載する．

（記載例）　遠見：break point 8Δ/recovery point 6Δ
　　　　　　近見：blur point 20Δ/break point 40Δ/recovery point 35Δ

カコモン読解　第18回　一般問題15

両眼視機能検査で分離効果が最も弱いのはどれか．
a 残像検査　　b 大型弱視鏡検査　　c 赤フィルタによる複視検査
d Bagolini 線条ガラス試験　　e Worth 4 灯試験

解説　両眼視機能検査における両眼分離方法には，赤緑眼鏡や偏光眼鏡などがある．両眼分離の程度が強いと日常視状態から離れ，分離効果が弱いと日常視に近い状態で検査を行ったことになる（図6）．また，日常視での両眼視機能の状態を評価するのか，または潜在的な両眼視機能の状態を評価するのかによって検査方法が異なる．

模範解答　d

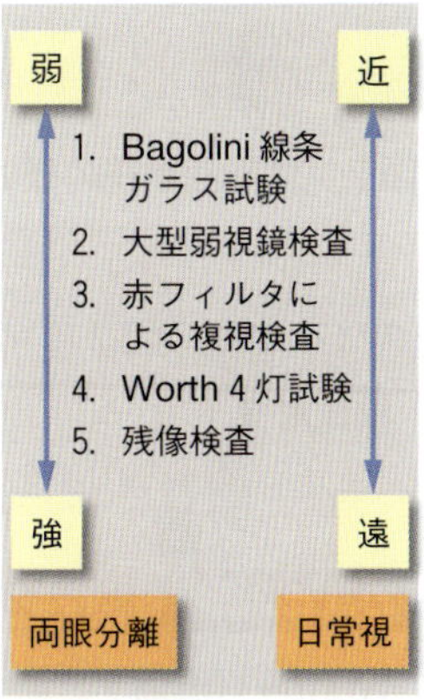

図6　各検査における分離効果

カコモン読解　第19回　一般問題15

正常両眼視の外斜視患者でWorth4灯試験の見え方はどれか．
a 赤色1灯，緑色2灯の3灯が見える．
b 赤色2灯，緑色3灯の5灯が見える．
c 赤色2灯，緑色3灯が交互に見える．
d 赤色1灯，緑色2灯，白色1灯の4灯が見える．
e 赤色1灯，緑色2灯，黄色1灯の4灯が見える．

解説　赤緑眼鏡の赤レンズからは赤視標，緑眼鏡の緑レンズからは緑視標，白視標は赤緑眼鏡を通して両眼に投影される．正常対応の外斜視では，視標が固視眼の中心窩と外斜視眼の耳側網膜に投影

図7 交差性複視の模式図

a. 逆三角関数を用いる場合　　b. 逆三角関数を用いない場合（近似値）

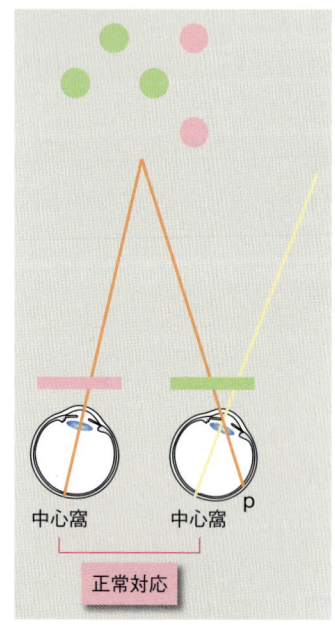

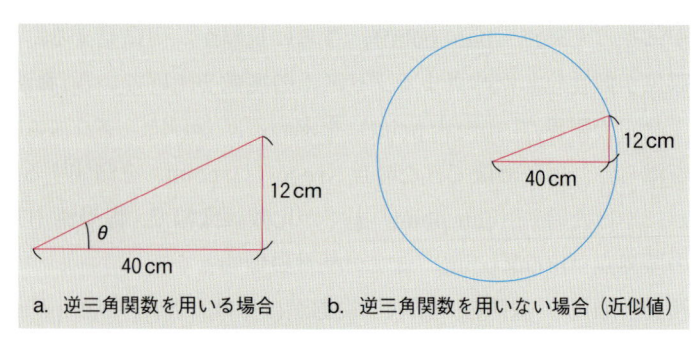

図8　Worth 4灯試験を眼前40 cmで行う場合の，中央の2つの円間隔の視角相当算出例

されるため，図7に示すように交差性複視となる．

模範解答　b

カコモン読解　第22回　一般問題63

Worth4灯試験を眼前40 cmで行う場合，中央の2つの円の間隔（中心間距離12 cm）は視角何度に相当するか．
a 5°　　b 10°　　c 15°　　d 20°　　e 25°

解説　逆三角関数を用いる場合（図8a）：

$$\theta = \tan^{-1}\left(\frac{12\,\text{cm}}{40\,\text{cm}}\right)$$

$$= 16.7°$$

逆三角関数を用いない場合（近似値，図8b）：

円周 = 2×40 cm×3.14 = 251.2 cm

251.2 cm÷12 cm = 20.93

360°÷20.93 = 17.2°

模範解答　c

（若山曉美）

立体視の検査

文献は p.303 参照.

立体視のメカニズム

両眼視の場合：ヒトには左右対称的な位置に二つの眼球があり，網膜で知覚される像も二つであるのに，両眼開放下で知覚される像は一つであり（両眼単一視；binocular single vision），それも三次元的に知覚される，いわゆる立体感を伴って見えるのが普通である．立体視（stereoscopic vision）は両眼の網膜で知覚された像が，視神経，視交叉，外側膝状体，視放線，そして視中枢を含む視覚ループにおいて処理されて，その結果，同時知覚（simultaneous perception），融像（fusion）をもとにして成立する最も高度な両眼視感覚である．

立体視についての記述で最も古いのは，1838 年の Wheatstone によるものである．Wheatstone は"網膜に投射された二つの異なった像により，三次元的な視知覚を得る"と報告している．両眼の網膜像の少しの違い（網膜像ずれ）が立体視の条件であることを，すでに 19 世紀前半に提唱していたことは驚くべきである．Wheatstone は，この原理をもとにして stereoscope を考案している．

立体視は最も高度な両眼視機能であり，良好な両眼の視力，同時知覚が可能であり，融像が可能なことが前提になる．そのうえで Panum の融像圏（Panum's fusional area）の範囲内で，両眼網膜で知覚された，水平方向にわずかに異なる網膜像により，網膜像ずれ（retinal disparity）を生じ，これがもとになって知覚される三次元的感覚である．

では，立体視は両眼視が存在しなければ起きないのであろうか？単眼でもいくつかの手掛かりにより立体感を知覚することが可能である[*1]．それらを単眼性の手掛かり（monocular cue for stereopsis）という．monocular cue には，① 相対的な大きさ（relative size），② 重なり（interposition），③ 線形的遠近効果（linear perspective），④ 風景的遠近効果（areal perspective），⑤ 物体の明暗（light and dark），⑥ 単眼視による動的パララックス（monocular movement parallax）などがある．

単眼性の手掛かりについて簡単に説明すると，① の"相対的な大

[*1] 正確な立体視測定には，このような単眼視による影響をできるだけ除かなくてはならない．

きさ"とは，遠方にあるものは小さく見え，近方にある対象物は大きく見え，それにより遠近を判断することである．②の"重なり"は，対象物が重なっているときには，前方にある対象物がより近くに知覚され，後ろの物体がより遠方に知覚されることを意味する．③の"線形的遠近効果"とは，たとえば線路のレールを見ると，2本のレールが遠方に行くに従って間隔が狭くなることにより，遠近を知覚することを意味する．④の"風景的遠近効果"も同様の手掛かりにより遠近を知覚する．⑤の"物体の明暗"は物体のどの部分が暗くて，どの部分が明るいということから遠近を判断するものである．⑥の"単眼視による動的パララックス"はあまり聞き慣れない言葉であるが，パララックスとは単眼である点を固視したとき，その状態で頭を動かすと，固視点より前方にある者は頭の動きと逆の方向に動き，固視点より前方にある対象物は頭の動きと同じ方向に動くという現象で，それにより位置の情報を得るものであり，自身が木々の茂った森に入ったときなどを想定すると考えやすい．

研究と測定法開発の経緯

　Wheatstone以後1960年代までの立体視の研究は，主として立体視の限界と両眼単一視との関連に注意が注がれた．その時代の研究者にはPanum，Ogle，Hering，Amesなどが挙げられる．特に英国ビクトリア王朝末期において，数々のstereoscopeが考案され，娯楽のひとつであったとされている．

　それ以後，現在に至る立体視機能の研究において特に重要と考えられるのは，Juleszによるrandom dot stereogramの考案である．random dot stereogramはその他の立体視機能検査法と異なり，上記の"単眼性の手掛かり"の影響（monocular cue）を受けることが少ないと考えられている．Juleszは2枚のまったく等しいrandom dot stereogramのプレートをstereoscopeで観察した場合には一様の平らなパターンしか見えなかったが，2枚の中央の小さな四角の部分のrandom dotをわずかに動かした状態を再び観察すると，その部分は表面から浮き出しているように見えるのを発見し，これを"cyclopean perception"と称した．その後，このrandom dot stereogramを使用した立体視測定法が数多く製造されている．

　いうまでもなく立体視機能検査は，小児眼科領域において重要な検査法となっている．その種類も数多く存在するが，本項では一般外来で比較的多く使用されている立体視検査法を，主に**表1**の2種

表1 外来で比較的多く使用されている立体視検査法

1. 中間～遠距離を想定した定性的立体視検査法
特別の器械を使用しない検査法
two pencil test 輪通し法 pencil-in-hole 法
特殊な器械を使用した検査法
大型弱視鏡（major amblyoscope） 位相差ハプロスコープ Pola test 三杆法
2. 近見距離を想定した，定量的立体視検査法
Titmus Stereo Test Randot Preschool Stereoacuity Test（RPST） TNO Stereo Test Lang Stereotest Frisby Stereotest
3. 不等像視（aniseikonia）の測定方法

類に分けて紹介する．また，立体視の発達の大きな障害となる要因のひとつで，不同視（anisometropia）から生じる不等像視（aniseikonia）についても表1の3として簡単に述べる．

中間～遠距離を想定した定性的立体視検査法（1）特別の器械を使用しない検査法

two pencil test：この方法は日常的に簡単に手に入る物を使用して，定性的に立体視の有無を検査する代表的な方法である．この方法はスイスの Lang により考案されたため，Lang two pencil test と呼ばれることが多い．この検査は，まず検査距離 30～40 cm において検者が鉛筆を被検者の眼の高さに，垂直方向に保持し（鉛筆の端が内側にくるようにする），被検者はもう1本の鉛筆を同じように先端が削られている部分が内側にくるように保持する（図1）．立体視の検査は検者が保持する鉛筆の先端に，被検者の鉛筆の先端をつけるようにすることができるかどうかで判定する[*2]．Lang two pencil test で測定可能な立体視は 3,000～5,000 秒であると推定される．Lang two pencil test を使用した報告は多くないが，Nongpiur と Sharma は Titmus Stereo Test, Randot Stereo Test, と比較して健常者，両眼視機能に異常がある症例を検査し，感受性（sensitivity），そして特異性（specificity）ともほぼ同等の値を示したと報告してい

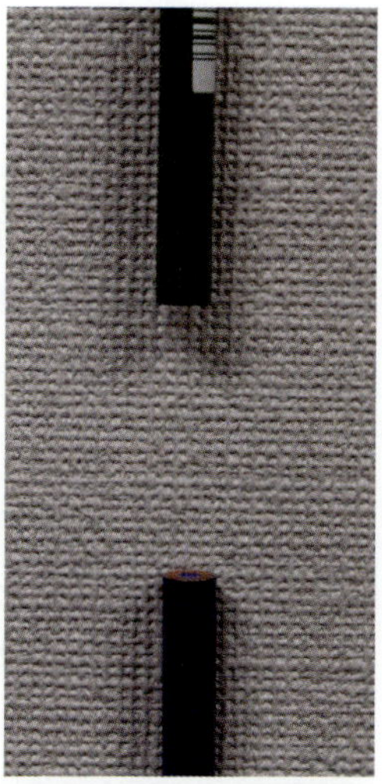

図1 two pencil test

[*2] ここで注意しなければならないのは，被検者が2本の鉛筆を上から見ないようにすることである．この場合には monocular cue の混入が生じるからである．

る．そして，Lang two pencil test は立体視機能検査法，特に立体視のスクリーニングに適しているのではないかとしている．

輪通し法（図 2）：大まかな立体視の存在の有無を調べる方法であり，定性的な方法である．測定方法はきわめて簡単であり，まず針金などで先端を曲げ，直径 1〜2 cm の輪をつくる．また，もうひとつ直線の針金を用意する（それ以外の材料でもよい）．これを児がそれぞれ両手で眼の高さの位置に保持し，眼前 30〜40 cm の検査距離で，直線の針金の先を輪となった針金の中を通すことができるかどうかを調べる．両眼開放の状態と，片眼に遮閉をした状態で検査を行い，それぞれの結果を比較することにより，大まかな立体視の存在の有無を調べる．

この二つの検査法は特別な装置を必要としないという利点はあるが，定量情報を得られないのが欠点といえる．

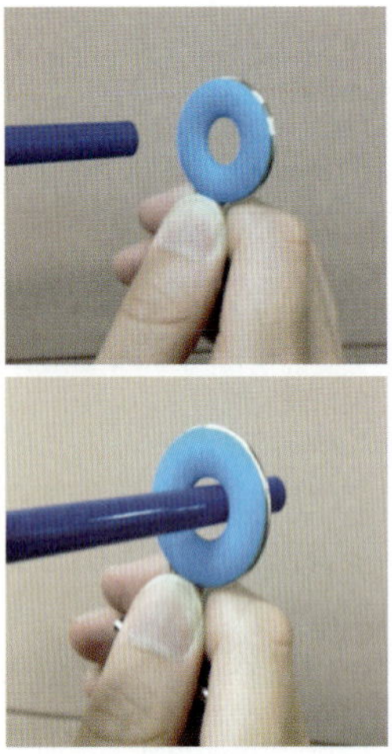

pencil-in-hole 法：上記の輪通し法と two pencil test（Lang）は長年使用されている検査方法であるが，その性格上，定性的評価が主体であり，小児眼科外来での使用は限られている．pencil-in-hole 法は，勝海により考案された方法で，この二つの測定法を組み合わせ，hole の大きさを変えることで，より定性的な立体視測定を可能とした方法である．pencil-in-hole 法を行うのに必要な器具は複数の circle を有する製図用の定規と周囲が円形の鉛筆である．被検者は片手で定規をもち，別の手で鉛筆を保持する．そしてゆっくりと鉛筆の先を，定規の円の端に触れないように通す．それができたら，次に小さな円に移行する（図 3）．鉛筆の端が円の端に触った時点で検査は中止する．pencil-in-hole 法に使用した円（circle）の直径は 8〜22 mm である．pencil-in-hole 法にて 10 mm 以下であれば，良好な立体視が得られることが多かった．また pencil-in-hole 法にて 12 mm 以上であると，立体視機能が不良である確率が高かった．健常者，両眼視機能に異常がある症例を検査し，感受性（sensitivity），そして特異性（specificity）とも，ほぼ同等の値（約 85％）を示したと報告している．

図 2　輪通し法

中間〜遠距離を想定した定性的立体視検査法（2）特殊な器械を使用した検査法

大型弱視鏡（図 4）：大型弱視鏡（major amblyoscope）は，19 世紀後半に英国の Worth によりその原型がつくられた．その後 1958 年には，Stanworth によりさらなる改良が加えられた．最も多く使用

a. b.

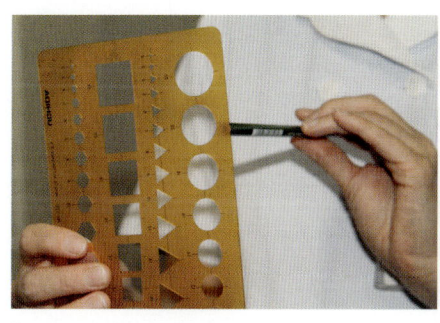

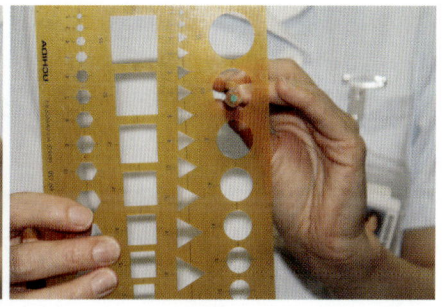

図3　pencil-in-hole 法
被検者は片手で定規をもち，別の手で鉛筆を保持する（a）．そしてゆっくりと鉛筆の先を，定規の円の端に触れないように通す（b）．それができたら，次に小さな円に移行する．鉛筆の端が円の端に触った時点で検査は中止する．

されているのは，英国の Clement Clarke 社製のものである．大型弱視鏡は両眼視の検査を行ううえで最も重要で，広く行われている検査法といえる．大型弱視鏡の構造は ① 照明部，② スライド挿入部，③ 反射鏡，そして ④ 接眼部よりなっている．接眼部には +6.0〜6.5 D のレンズが組み込まれており，これにより，検査距離 5〜6m を想定している．大型弱視鏡においては，そのためにデザインされたスライドを使用して非常に多様な検査を行うことができる．点滅法による他覚的斜視角の検査，そして両眼視の検査が可能である．両眼視の検査法としては，斜視が存在しても，両黄斑部に像を投影できることにより同時知覚（simultaneous perception），融像幅（range of fusion）の検査を，また特殊なスライドを使用することにより網膜対応の検査を行うことができる．立体視検査については大まかな立体視（global stereopsis）の測定が可能であるが，立体視の値については明確にされていない．

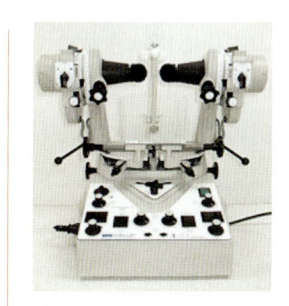

図4　大型弱視鏡

位相差ハプロスコープ：位相差ハプロスコープ（phase difference haploscope；PDH）は 1960 年代に Aulhorn により考案された空間知覚測定装置であり，その装置自体も大きく，また検査場所も広くなるので，使用は大学医学部眼科など施設に限られている．その構成は 1 台のハプロスコープと 2 台のプロジェクターよりなっている．ハプロスコープには，高速で回転する扇形の羽がついている．ここで重要なのは，右眼と左眼の回転する速度は同じでも，その位相が 90°ずれていることである．そして 2 台のプロジェクターは，被検者の後方左右から前方に種々の図を投影する．そしてこの 2 台のプロジェクターも高速で回転する装置がついている．被検者後方右側のプロジェクターの回転とハプロスコープの回転の位相は同調

しており，左側も同様である．したがって，右側のプロジェクターで投影された像は右眼でのみ見ることが可能であり，同様に左側のプロジェクターで投影された像は左眼でのみ見ることが可能である．さらに3台目のプロジェクターにより，風景を前方に投射する．この風景はどちらの眼でも見ることが可能であり，これにより，より日常に近い状態を生み出す．このPDHは空間視ハプロスコープともいうべき装置で，両眼視機能，大まかな立体視機能，そして不等像視の測定が可能である．PDHについては粟屋，三宅らが報告をしている．その装置が大きく，高価で，複雑であること，それに伴って広い検査場所を必要とするなどの条件により，独創的な空間視における優れた両眼視・立体視の研究装置であったが，小児眼科への臨床応用はきわめて限られていたといえる．

Pola test：1958年にCarl Zeiss社で開発された遠見時の両眼視機能の測定装置である[*3]．検査距離は5mであり，名前に示すように偏光眼鏡を使用して両眼視を分離して，各種の検査を行うものである．斜視，斜位，両眼視の検査を行う．特に斜位の検査，同時視の検査には優れている．立体視の検査も可能であるが，これは大まかな検査となる．検査用スライドは両眼視検査用，眼位検査用，視力検査用の3種類のスライドがある．両眼視用のスライドを使用して不等像視の検査が行えるのも大きな特徴である．だだし不等像視の検査は2段階で，3.5％と7.0％のみである．

三杆法：日常視における立体視–深径覚を定性的に調べる測定方法である．この方法は，わが国においては特殊な車両を運転するのに必要な第二種運転免許の試験において行われている．この検査は深視力計（興和）を使用して行われる．被検者が測定器をのぞくと，3本の棒が等間隔に立っているのが見える．3本の棒のうち2本の棒は被検者から同じ位置に固定されている（通常2mの位置）．そして中央の棒が一定の速さで（運転免許試験の場合には秒速），固定された2本の棒の前後に動くようになっている．被検者は中央の棒が動くのを注視しながら，3本の棒が平行になったと感じたときにボタンを押す．わが国の運転免許試験においては，中央の棒と左右の棒との距離が平均2cm以内の場合に合格と決められている．

近見距離を想定した，定量的立体視検査法

Titmus Stereo Test：このTitmus Stereo Test（Stereo Optical Company）は，世界中で最も広く使用されている立体視機能検査法であ

[*3] Pola testは1958年の発表以来Carl Zeiss社により多くの改善，改良が行われているが，ここではオリジナルのモデルについて解説した．

図5 Titmus Stereo Test

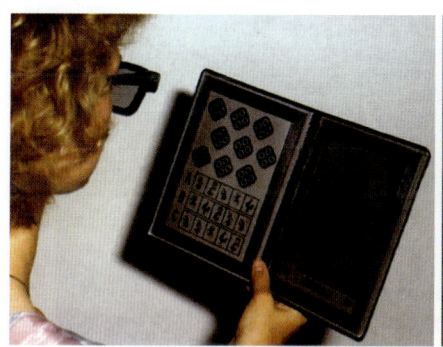

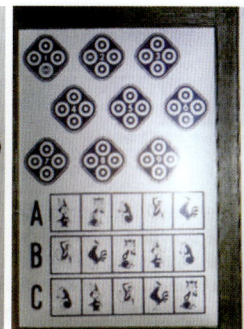

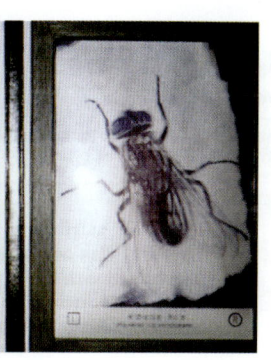

る（図5）．Titmus Stereo Test は vectographic method を使用している．両眼視機能を分離するのには偏光フィルタ眼鏡を使用する．この検査方法は三つの部分よりなっている．各図形はそれぞれ異なった像のずれを有している．最もずれが大きいのが右頁のハエ（fly）であり，立体視は3,000秒に相当する．被検者はハエの羽を親指と人差し指でつかむように指示される．それが可能な場合にはfly（＋）と記載する．次に左頁下の動物（animal）に移る．A，B，Cそれぞれ5種類の異なった動物が示してあり，そのなかで何が前に飛び出しているかを述べる．A，B，Cそれぞれに対応する立体視の値は400，200，そして100秒である．記載方法としては，全部正解した場合には"animal 3/3"，Aしか正解しない場合には"animal 1/3"と記載する．最後の検査は左頁上のcircleである．これには1～9までの群があり，各群には四つの小円が含まれており，そのなかの一つが像のずれを有しており，前に出て見える．このcircleでは1群より開始して，正解している場合には番号順に先に進み，立体視を識別できた最もずれの少ない群の値で決定する．群1～9に相当する立体視の値は，800，400，200，140，100，80，60，50，そして40秒である．被検者が第7群まで正解し，第8群で不正解であった場合には"circle 7/9"と表記する．これにより，この被検者の立体視は60秒であることがわかる．

　このTitmus Stereo Testは広く使用されている立体視機能検査法であり，またこの方法は比較的検査が容易であるが，粟屋らの報告では，Titmus Stereo Testのcircle 1～4つまり800～140秒までは単眼でも識別可能であり，良好な立体視というのには少なくともcircle 5/9すなわち，100秒以上であることが必要としている．また測定できる最高の立体視の値が40秒であるのは，ほかの測定方法と

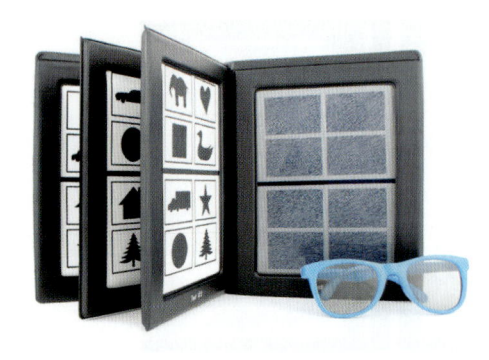

図6 Randot Preschool Stereoacuity Test

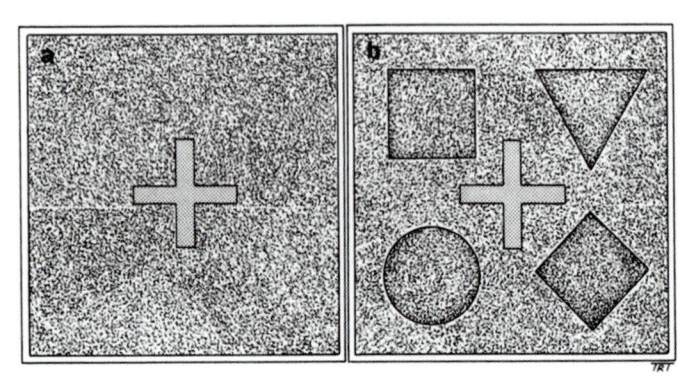

図7 TNO Stereo Test

比較してやや低いという考えもある．最近では circle 10 を追加して，20秒まで測定可能な version もある．

Randot Preschool Stereoacuity Test：Julesz の考案した random dot stereogram を使用した幼児-小児時期における立体視測定法である（図6）．これは3組の二つのプレートより構成されている．左のプレートには8種類の種々の形状のものが描かれており，右のプレートには同じパターンが random dot stereogram の中に描かれている．この検査を行うのには Titmus Stereo Test 同様に偏光眼鏡が必要である．Test 1 は立体視 200〜100 秒を測定し，Test 2 は立体視 60〜40 秒を測定し，そして Test 3 は global stereopsis の 800〜400 秒を測定するような構成になっている．また，この方法の幼児用にデザインされた方法もある．

TNO Stereo Test（TNO 法）：オランダ国内の国立応用科学研究所（Dutch Applied Science Institute）により開発された立体視機能検査法で，Julesz の考案した random dot stereogram を使用している．両眼視機能を分離するのには赤-緑のフィルタ眼鏡を使用する（図7）．TNO は7枚のプレートより構成され，測定可能な立体視は検査距離 40 cm において 15〜480 秒である．7枚のプレートはプレート1〜3までが，大まかな立体視（global stereopsis）を測定する

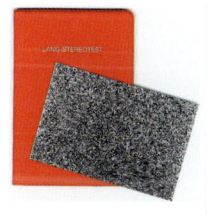

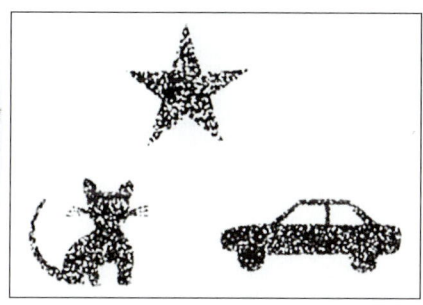

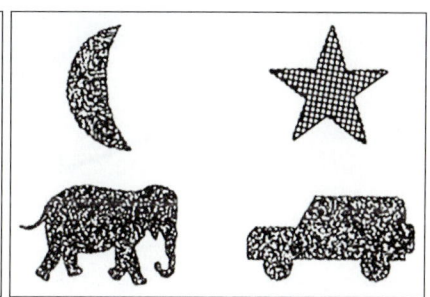

図8 Lang Stereotest（中図：Test 1，右図：Test 2）

もので，プレート4は抑制（suppression）の検査，そしてプレート5〜7が高度な立体視を測定するようにつくられている．TNO法による立体視測定値とほかの測定値と比較すると，TNOの値がやや低く報告されていることが多い．その理由としては水平方向のずれを利用した方法に比較して，random dot stereogramの識別がより困難なためではないかと考えられている．Momemi-Maghadamらは174人の医学部学生において，TNO Stereo TestとTitmus Stereo Testの比較を行った結果，TNOでは76.7秒，そしてTitmusでは40.7秒であったと報告している．

Lang Stereotest：Julesz により考案された random dot stereogramと，Hessにより考案された格子状円柱レンズの技術が組み合わされている．格子状円柱レンズは，眼科医であり生理学者であるHess（1949年ノーベル医学生理学賞受賞）により1912年に発明された．Lang Stereotestのプレートのある部分には，小さな平行な円柱レンズの帯により種々の形が描かれている（**図8**）．これまでのより一般的に使用されてきた立体視機能検査法と異なり，Lang Stereotestは両眼視分離の眼鏡を必要としないため，検者は被検者の眼の動きをより正確に観察することができる．小児において眼の動きを観察することは重要である．立体視が存在しない場合には一様なrandom dotのパターンにしか見えないが，立体視が存在する場合にはその形が識別できるようになる．Lang StereotestはTest 1とTest 2がある．Test 1に描かれているパターンは猫（1,200秒の立体視に相当），星（600秒の立体視に相当）そして自動車（550秒の立体視に相当）である．Test 2に描かれているのは月，自動車，象そして星である．月，自動車，象のそれぞれの立体視は200，400，600秒である．星は単眼視でも見えるようになっている．

Frisby Stereotest：1970年に英国のFrisbyにより考案された比較的新しい立体視機能検査法である．この方法は，ほかの方法にない

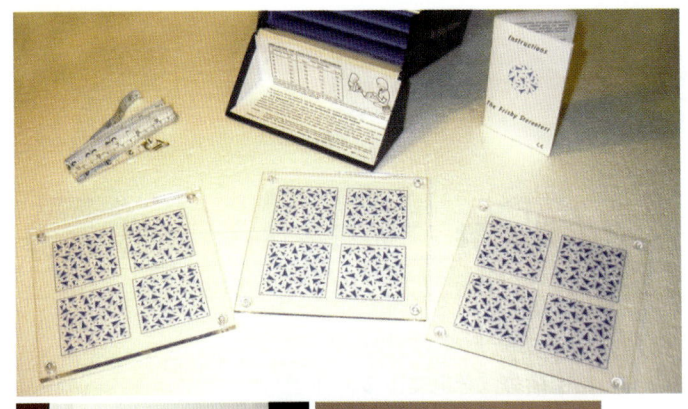

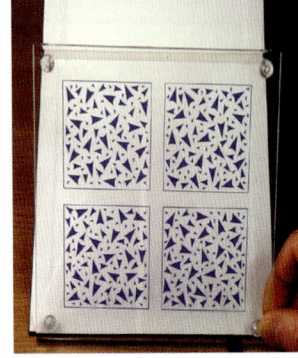

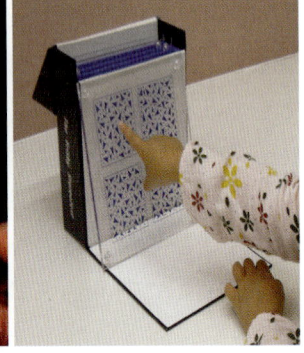

図9 Frisby Stereotest

いくつかの特徴を有している．Frisby Stereotest は 3 枚の厚さの違うプラスチックプレートにより構成されている．プラスチックプレートの厚さは 6 mm，3 mm，そして 1 mm である（**図 9**）．各プレートには四つの一辺 4 cm の四角形が印刷されている．その四角形のなかには，random dot 様の楔形のパターンが印刷されている．そのなかの一つの四角形の中心に直径 2.5 cm の円形部分が表面でなく，裏面にパターンが印刷されている．被検者はその丸い部分がどの四角にあるかを答えることにより，立体視の値が決定する．この Frisby Stereotest は，ほかの方法と異なり両眼視を分離させるために赤–緑フィルタあるいは偏光眼鏡を必要としない．検査距離は 30～80 cm であり，すぐできる立体視の範囲は 20～630 秒である．

　Frisby Stereotest がほかの方法と異なるのは，プレートの厚さ，すなわち，深径覚が関与していることである．ほかの方法は，両眼視を分離することにより水平方向の像のずれを人為的に起こして，立体視を推定しており，これらの方法とは明らかに異なっている．西葛西井上眼科こどもクリニックにおいて約 1,000 症例において，Titmus Stereo Test と Frisby Stereotest を行い比較検討した．その結果 Frisby Stereotest が Titmus Stereo Test と比較して，よりよい値を示

a.   b.

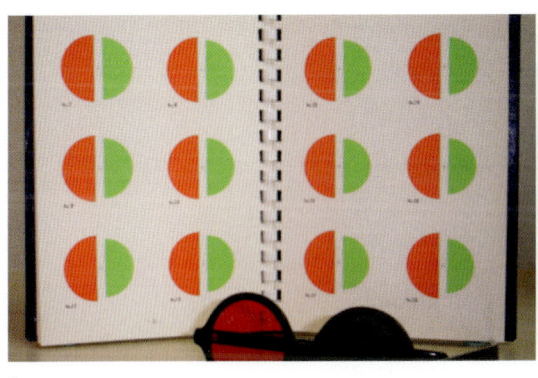

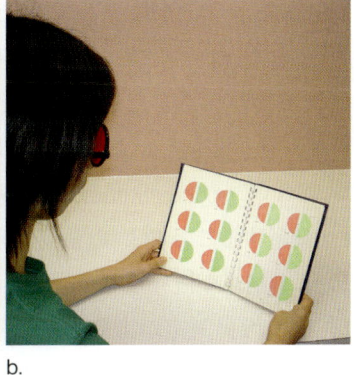

図10 New Aniseikonia Test（はんだや）
粟屋（名古屋大学）により開発された不等像視測定チャート．

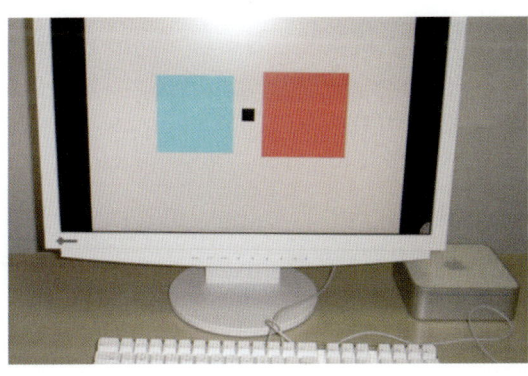

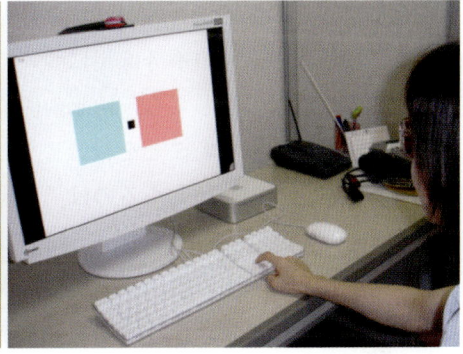

a.   b.

図11 筆者らが開発した **NAT** をもとにした新たな不等像視測定装置

したのが全体の60％であり，逆に Titmus Stereo Test がよい値を示したのは20％であった．

　子どもの立体視検査はひとつの測定方法に限定せず，原理の異なる方法でデータを取得して，比較検討することも重要と思われる．

不等像視

不等像視とは：不等像視（aniseikonia）とは，両眼で知覚される網膜像の大きさに差がある状態のことをいい，通常はその大きさの比（％）で表す．不等像視は不同視を有する症例で多くみられるが，両者は必ずしも一次的な相関関係ではない．教科書的には1 diopter（D）の不同視は2.0～2.5％不等像視を起こし，頭痛や羞明，眼精疲労などの臨床症状を引き起こし，不等像視5％以上では両眼視機能を障害するともいわれている．

測定法：不等像視の研究は，米国では1940年代から Ames を中心と

するいわゆる Dartmouth 学派が中心となり，space eikonometer などの測定装置が開発された．わが国においても 1950 年代から保坂，加藤らにより活発な研究が行われてきたが，その概念，測定法が難しく，また結果の解釈が確立していないことより，眼科領域で一般に行われることはほとんどない．space eikonometer 以外の方法では，前記の PDH, Pola test を使用することにより，測定が可能である．近年，粟屋により考案されたより簡単な直接法を使用した New Aniseikonia Test（NAT）により，不等像視測定がより頻繁に行われるようになったことは喜ばしい限りである（図 10a, b）．2006 年に勝海らは NAT の考えをもとにして，大型液晶モニターとコンピュータグラフィックスを使用して新たな不等像視測定装置を開発した（図 11a, b）．

不等像視と立体視との関連：われわれはこの方法を用いて，主として遠視性不同視を有する児の不等像視について分析した結果，弱視眼の視力が正常範囲に到達しても，両眼の間に不等像視が存在すると良好な立体視が発達しないことを報告した．

　良好な立体視の発達の妨げとなるのは，斜視，不同視の存在が挙げられる．斜視の種類，治療法についてはこの項目では触れないが，不同視も大きな原因と考えられている．不同視を有する児に対しては矯正において屈折の値だけに注意を払い，本来重要な不等像視を測定しないことがほとんどである．立体視の基礎となる両眼視の発達については，良好な両眼の視力，斜視，斜位が許容範囲内であることに加えて，両眼の網膜像の大きさがほぼ等しいことが重要である．網膜像が等しいこと（iseikonic）により，これが同時知覚された二つの網膜像の融像を可能にして，それをもとにして良好な立体視が発達するのである．

カコモン読解 第 19 回 一般問題 61

立体視の検査に用いるのはどれか．2 つ選べ．
a 輪通し法　　b 交代遮閉法　　c 不完全遮閉法
d プリズム中和法　　e two-pencil 法

解説　a．輪通し法は片手に先端に輪のついた針金をもち，もう片手で真っすぐな針金ももち，針金の先端をもう一方の針金の輪の中を通すものであり，大まかな立体視の測定法である．
b．交代遮閉法は両眼交互に遮閉を繰り返す方法で，一般的には内斜視などで交代固視を確立するのに用いる方法である．

c. 遮閉法は，弱視（主として片眼性弱視）の治療法として用いられる方法であり，不完全遮閉法はそのなかの方法である．
d. プリズム中和法は，斜視が存在する場合，内斜視の場合はプリズム基底外方に，外斜視の場合にはプリズム基底内方にして，交代カバーテストを行い，斜視角を決定する方法である．
e. Lang two pencil test と呼ばれることが多い．この検査は検査距離 30〜40 cm において検者が鉛筆の先端が内側にくるよう水平方向に保持し，被検者はもう1本の鉛筆を同じように先端が内側にくるように保持し，被検者の鉛筆の先端につけることができるかどうかで，立体視が存在するかどうか判定する．

模範解答 a, e

カコモン読解 第22回 一般問題64

遠見立体視検査はどれか．2つ選べ．
a 三杆法　　b 大型弱視鏡　　c Lang stereo test
d Titmus stereo test　　e Bagolini 線条ガラス試験

解説 a. 三杆法は立体視を定性的に調べる測定方法である．被検者が測定器をのぞくと，3本の棒が等間隔に立っているのが見える．中央の棒が一定の速さで固定された2本の棒の前後に動き，3本の棒が平行になったと感じたときにボタンを押す．中央の棒と左右の棒との距離が平均 2 cm 以内の場合に立体視が存在すると考えられる．
b. 大型弱視鏡は検査距離 5〜6 m を想定した，空間視における両眼視測定装置であり，各種の検査スライドを使用することにより，眼位，両眼視，そして大まかな立体視を測定することができる．
c. Lang stereo test は近見における立体視の測定装置であり，panogrphic method という特殊な印刷方法を使用することにより，眼鏡を使用しないで立体視検査が行える．
d. Titmus stereo test は vectographic method という方法を用いた近見における高度な立体視の測定装置であり，その検査には偏光眼鏡を使用する．
e. Bagolini 線条ガラス試験は，細い Maddox レンズを斜めの方向（45°と135°）に重ねてつくった眼鏡を装用して，点光源を見ることにより，両眼視の状態を分析する方法であるが，立体視は測定できない．

模範解答 a, b

（勝海　修）

網膜対応の検査

文献は p.303 参照.

網膜対応とは[1]

　両眼で見ている実際空間を視覚中枢で一つの視空間(visual space)とするため,網膜の各領域は両眼共通の視方向をもって左右眼の情報を単一視している.この機能を網膜対応(retinal correspondence)という.そして,網膜対応が成立している各網膜の部位を網膜対応点(retinal corresponding point)と呼ぶ.

正常網膜対応と異常網膜対応

　両眼の網膜対応点がすべて同じ視方向をもって正常な両眼視機能を発揮している場合を,正常網膜対応(normal retinal correspondence;NRC)という.それに対して,固視眼では中心窩固視をしているが,斜視眼では中心窩外の周辺網膜(道づれ領)と対応して共通の視方向をもっている状態を,異常網膜対応(anomalous retinal correspondence;ARC)という(**図1**).

　NRCでは両眼の中心窩が対応しているため,内斜視では同側性複視,外斜視では交差性複視が生じるが,抑制によって複視を自覚しないようにしている.斜視眼におけるARCも,固視眼の中心窩と斜視眼の道づれ領が対応して複視,混乱視をなくすために生じる両眼視異常である.NRCでは他覚的斜視角と自覚的斜視角は一致して,異常対応角(＝他覚的斜視角－自覚的斜視角,angle of anomaly)はゼロになる.

　ARCのうち,他覚的斜視角と異常対応角が一致して自覚的斜視角がゼロであるものを調和性異常網膜対応(harmonious anomalous retinal correspondence),他覚的斜視角と異常対応角が一致せず自覚的斜視角が他覚的斜視角より小さいものの,ゼロではないものを不調和性異常網膜対応(unharmonious anomalous retinal correspondence)と分類する.

　右眼で見ている像と左眼で見ている像がまったく重ならず,自覚的斜視角が測定できない場合を網膜対応欠如(lack of retinal corre-

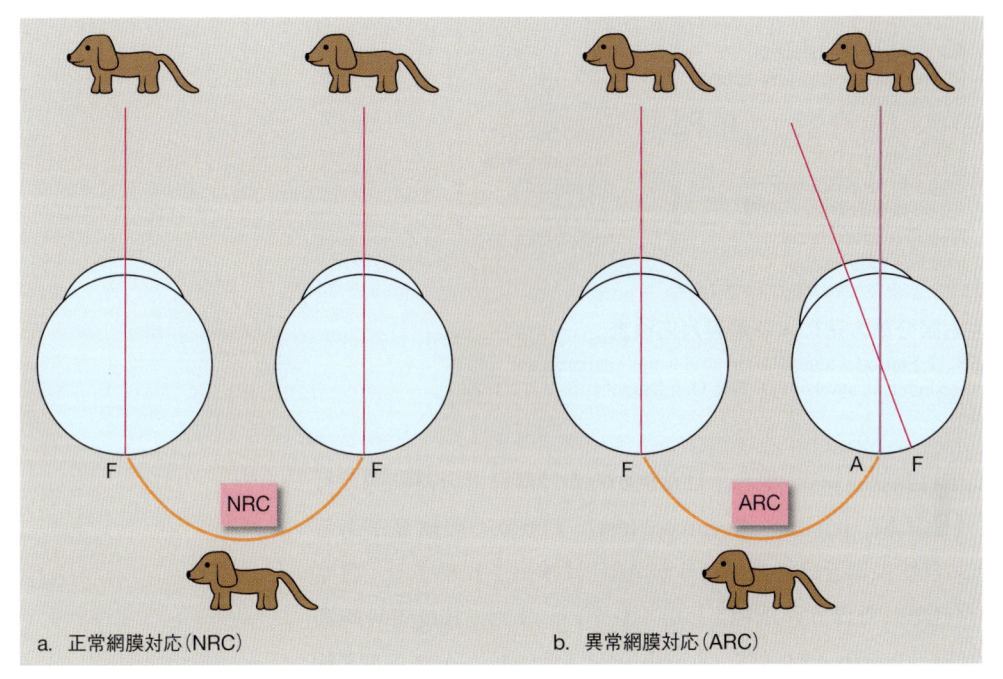

図1 正常網膜対応（normal retinal correspondence；NRC）と異常網膜対応（anomalous retinal correspondence；ARC）
F：中心窩，A：斜視眼道づれ領．

spondence）と呼ぶ．異常網膜対応と網膜対応欠如を含んで広義の対応異常ともいう．間欠性外斜視では，正位のときは NRC を示すが斜視のときには大型弱視鏡検査で網膜対応欠如の検査結果がでるため，このような網膜対応を二重対応とも呼ぶ[2]．しかし，海外では斜視のときの反応を網膜対応欠如ではなく抑制と判定して，二重対応と呼ばないことのほうが多い[3]．

背理性複視：斜視があっても ARC によって複視は自覚されず，異常であるものの両眼視は成立し，自覚的斜視角はゼロ，もしくは他覚斜視角より小さい角度で測定される．このような両眼視下で斜視手術を行うと，術後眼位は正常となっても対応異常が残存すると，ARC によって複視を自覚することがある．これを背理性複視（paradoxical diplopia）と呼ぶ．背理性複視を予防するためには，術前に手術予定量に相当するプリズムを装着させ，術後の状態のシミュレーションを行って背理性複視がでるかどうかを必ずチェックする．

網膜対応の検査

網膜対応の検査は，両眼を種々の方法で分離（dissociation）して行うが，日常視に最も近い Bagolini 線条ガラス（レンズ）試験（Bago-

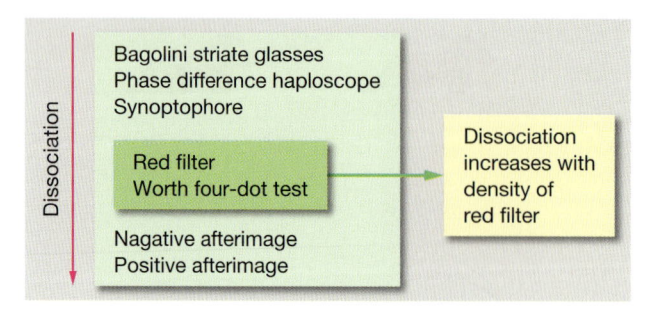

図2　左右眼分離方法による網膜対応検査
(Bagolini B : I. Sensorial anomalies in strabismus〈suppression, anomalous correspondence, amblyopia〉. Doc Ophthalmol 1976 ; 41 : 1-22.)

lini striated glasses test) から，日常視からかけ離れた分離状態で行う陽性残像試験（positive afterimage test）まで多くの検査がある（図2)[4]．自然視に近い検査のほうがARCは検出されやすく，日常視からかけ離れたほうがNRCとなりやすい．また，Bagolini線条ガラス試験，Worth 4灯試験（Worth four dot-test），赤フィルタ検査（red filter test）は，眼位を矯正せずに固視眼の中心窩と斜視眼の道づれ領の網膜対応を検査する方法であるのに対し，位相差ハプロスコープ（phase-difference haploscope），大型弱視鏡（major amblyoscope），残像検査（afterimage test）は眼位矯正下で両眼の中心窩を刺激をして網膜対応を検査する方法である．

Bagolini線条ガラス試験（Bagolini striated glasses test）：多数の直線のスジを入れたガラスを通して光源を見ると，直線のスジの垂直方向に1本の線条の光が認知される．2本の線条が45°と135°と直交するように両眼に装用させて，2本の線条の見えかたで抑制，網膜対応，融像を判定する（図3）．最も自然視に近い検査方法で，ARCが検出されやすいのが特徴である．

大型弱視鏡（major amblyoscope）：大型弱視鏡は，多目的眼位・眼球運動・両眼視機能検査器として，わが国では汎用されている．元来，商品名であったシノプトフォア（synoptophore）とも呼ばれている．両眼ともそれぞれ独立した鏡筒（haploscope）を通して視刺激を見ることによって左右眼分離を行っている．そのため自然視からかなり離れた状況下での検査になるが，潜在的な両眼視機能が明らかにできる利点がある．

　まず，鏡筒内部の内部照明を交互に点滅させながら，点灯した側の内部視標を固視してもらい，固視のための眼球の整復運動がなくなるまで鏡筒を動かして，斜視眼が動かずにそのまま固視し続ける

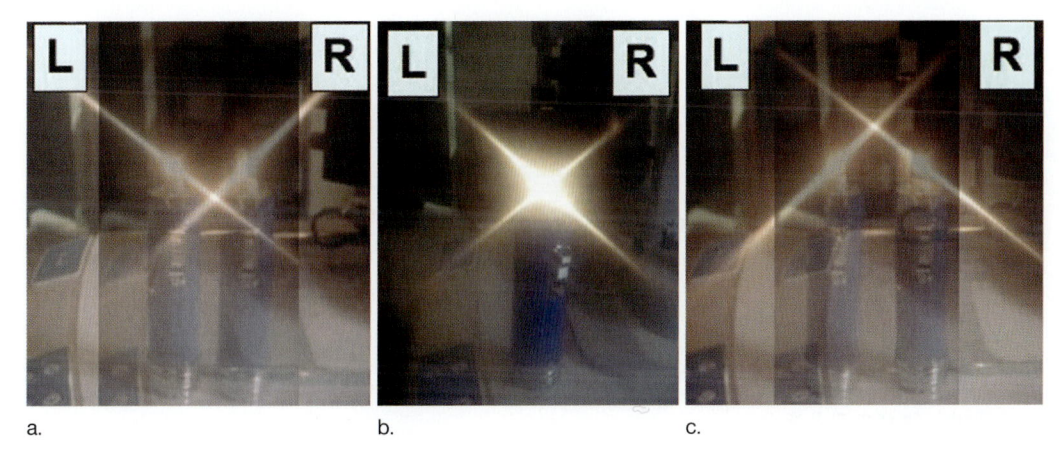

図3 斜視があるときのBagolini線条ガラス試験の見えかた
a. 正常網膜対応によって，内斜視では同側性複視が自覚される．
b. 2本の線条が認知できるため，異常網膜対応下で同時視，融像している．
c. 正常網膜対応によって，外斜視では交差性複視が自覚される．

角度が他覚的斜視角である．

次にこの他覚的斜視角の位置で，それぞれ異なる異質図形を投影し，一つの図形として認知できる同時視を検査する．使用する図形は，車と車庫，ライオンと檻のように2枚1組になっており，車が車庫の中，ライオンが檻の中に入った角度である自覚的斜視角を測定する．2枚1組のスライドの大きさは，中心窩サイズ，黄斑部サイズ，周辺サイズ，最大サイズがあり，大きいサイズから検査を繰り返していく．

他覚的斜視角の位置で車が車庫の中，ライオンが檻の中に入れば，他覚的斜視角と自覚的斜視角が一致し，正常網膜対応の斜視と判定される．それに対し，車が車庫の中，ライオンが檻の中に入らず離れていれば，中に入るまで鏡筒を動かしていき，入ったときの角度を自覚的斜視角として測定する．このときの鏡筒の示す角度がゼロであれば自覚的斜視角はゼロであり，他覚的斜視角と異常対応角が一致する調和性異常網膜対応を示す斜視と判定される．自覚的斜視角はゼロではなく他覚的斜視角より小さくて一致しない場合は，不調和性異常網膜対応を示す斜視と判定される．どんなに鏡筒を動かしても車やライオンが車庫や檻の中に入らず常に離れている場合は，網膜対応欠如と判断する．

赤フィルタ検査（red filter test）：固視眼の眼前に赤ガラスを置いて両眼分離を行い，両眼で一つの光源を見させる．赤ガラスを通して見た赤色光源と斜視眼で見た白色光源の位置関係が重なって見えれば，調和性異常網膜対応である．赤ガラスを通して見た赤色光源

図4 顕性斜視があるときの Worth 4 灯試験の見えかた
顕性斜視でも調和性異常網膜対応であれば光源が四つに見える.

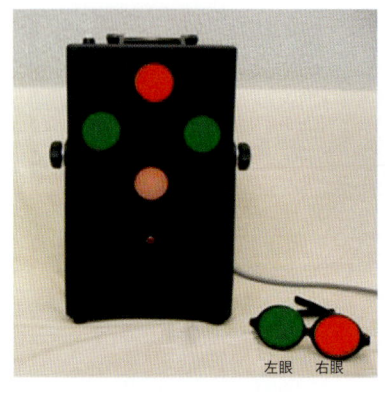

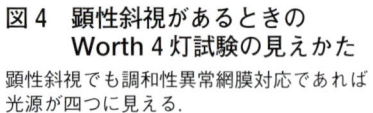

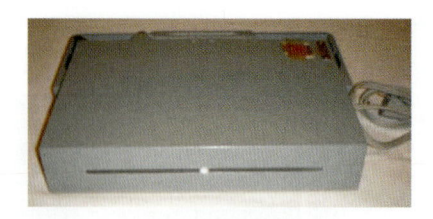

図5 名大式電光残像検査器

と斜視眼で見た白色光源が重ならないが, 他覚的斜視角に相当するプリズムレンズを眼前に置くと重なる場合は, 他覚的斜視角と自覚的斜視角が一致する正常網膜対応と判定する. 赤ガラスを通して見た赤色光源と斜視眼で見た白色光源が重ならない状態から, 順次眼前に置くプリズムレンズの度数を上げていき, 赤色光源と白色光源を重ねることができるプリズムレンズの度数が決定できる場合, 不調和性異常網膜対応を示す斜視と判定される. このときのプリズムレンズの度数が自覚的斜視角であるが, この角度は他覚的斜視角より小さい.

Worth 4 灯試験（Worth four-dot test）：右に赤色レンズ, 左に緑色レンズの眼鏡を掛けて左右眼を分離し, 一つずつの白色灯と赤色灯, 二つの緑色灯, 合計四つの光源の色と数を, 検査距離 5 m と 40 cm で回答させる. 抑制のない斜視では五つの光源が見えるが, 光源が四つ見える顕性斜視の場合は調和性異常網膜対応があると判定する（図4）.

残像検査（afterimage test）：残像検査は, 2 本のストロボの間に切れ目をもつ電光残像検査器（図5）を, 固視眼では横, 斜視眼では縦にして, ともに他眼を遮閉して切れ目を固視させてストロボを照射する. この縦横の 2 本の残像線の関係から網膜対応を判定する. 検査方法には, 両眼とも開瞼して反応結果を判定する陰性残像検査（negative afterimage test）と, 両眼とも閉瞼して反応結果を判定する陽性残像検査（positive afterimage test）がある. 陽性残像検査は自然視から最も離れた検査であるが, 潜在的に有する網膜対応を検出しやすく, ほかの検査では抑制や異常網膜対応と判定されても,

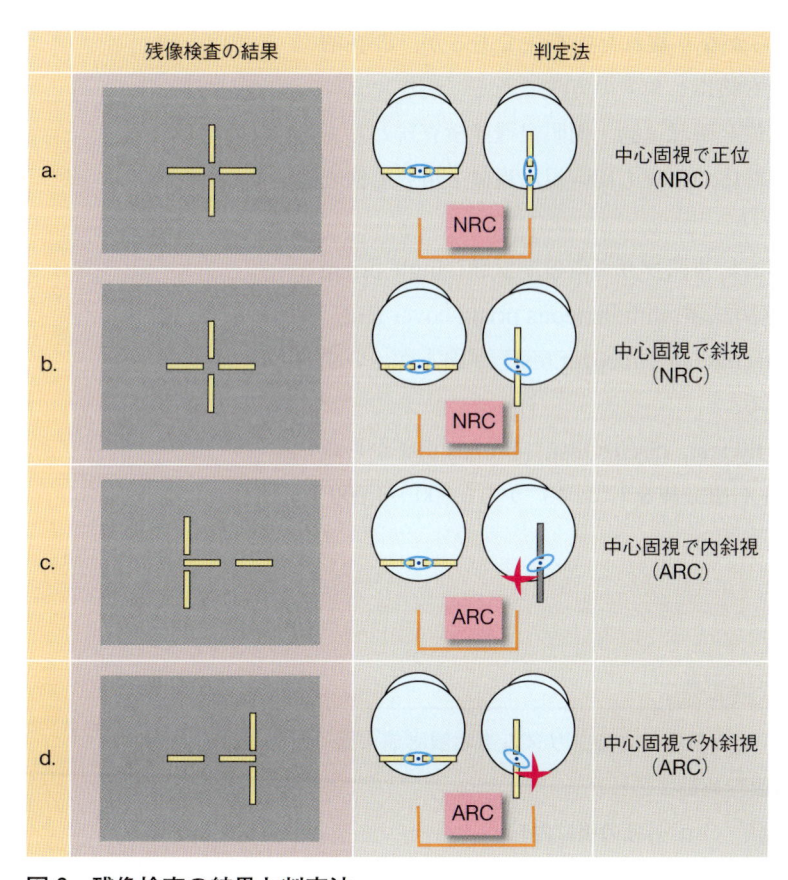

図6 残像検査の結果と判定法

a, b. 両眼とも中心固視位でNRCならば，正位でも斜視でも残像は中央で交差して見える．
c, d. 両眼とも中心固視位でもARCならば，内斜視では交差性に，外斜視では同側性に残像がずれて見える．
NRC：normal retinal correspondence（正常網膜対応）
ARC：anomalous retinal correspondence（異常網膜対応）

陽性残像検査で正常網膜対応が検出されることも少なくない．図6に残像検査の結果と判定法を示す．

カコモン読解 第18回 一般問題13

網膜対応の検査ができるのはどれか．2つ選べ．
a 輪通し法　　b 残像検査　　c 大型弱視鏡
d プリズムカバーテスト　　e Titmus stereo tests

解説 a. 輪通し法は，針金でつくられた直径2cmくらいの輪を検者がもち，被検者は1本の真っすぐな針金をその輪に通す動作を，両眼開放下と片眼遮閉下で行い，両眼開放下のほうがうまくできれば立体視があると判定する立体視検査法である．

b．残像検査は，自然視からかなり離れた検査法であるが，潜在的に有する正常網膜対応を最も検出しやすい方法である（前述）．

c．大型弱視鏡は，多目的眼位・眼球運動・両眼視機能検査器としてわが国では汎用され，網膜対応の検査も同時視用視標を用いて検査を行う（前述）．

d．プリズムカバーテストには，単眼プリズム遮閉試験(single prism cover test)，同時プリズム遮閉試験(simultaneous prism cover test)，交代プリズム遮閉試験（alternate prism cover test）があるが，いずれも斜視角測定検査法である．

e．Titmus stereo tests は，fly test, circles test, animals test から成り，偏光レンズを装用して左右眼分離をして，40″から3,000～4,000″の静的立体視を定量的に検査する．

模範解答 b, c

カコモン読解 第20回 一般問題72

正常被験者に両眼開放下で20Δ基底外方のプリズムを右眼眼前に置いたとき，左眼にみられる眼球運動はどれか．
a 内転　　b 外転　　c 輻湊　　d 外転の後に内転
e 内転の後に外転

解説 プリズムは光線を基底方向に偏向させるため，右眼の視線は眼前に基底外方に置かれたプリズムによって外方に偏位する．この偏位を補正して注視を維持するため右眼球は内転する．左眼はHeringの法則に従い外直筋が収縮して外転して外斜視となる．この被検者は正常両眼視機能を有しているため，20Δの外斜視による複視を自覚する．20Δの偏位量は正常網膜対応，融像による整復運動で十分に補正できるから，続いて左眼には内転運動が惹起されて両眼単一視が維持される．

模範解答 d

カコモン読解 第21回 臨床実地問題31

40歳の女性．眼位矯正を希望して来院した．斜視角は交代プリズム遮閉試験（5m）で45Δ基底内方である．正面視の眼位写真とBagolini線条ガラス試験の結果を図に示す．両眼視の状態はどれか．
a 正常対応　　b 右眼抑制　　c 左眼抑制　　d 網膜異常対応　　e 左眼中心窩抑制

左眼でみた場合　　右眼でみた場合

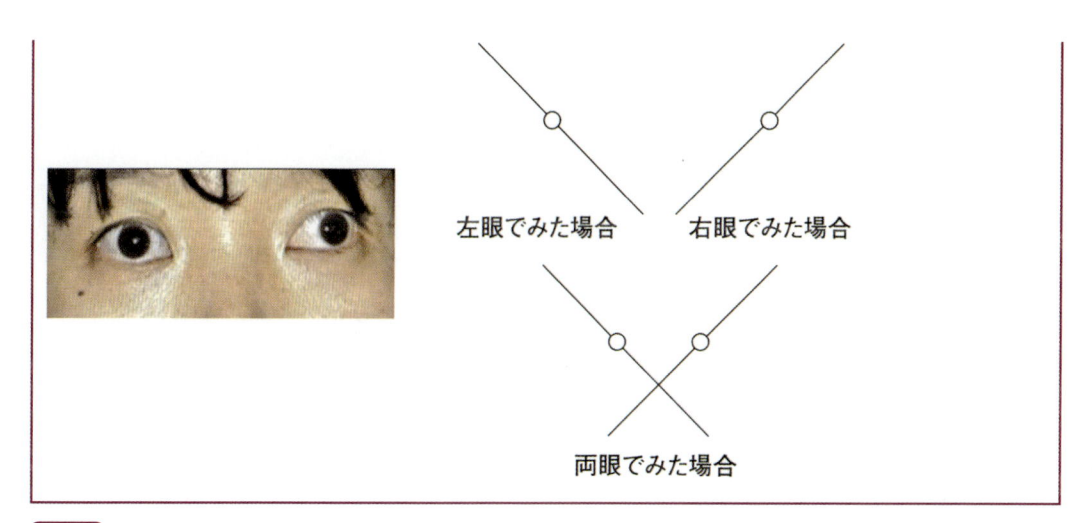

両眼でみた場合

解説 この女性は，45Δの左眼外斜視を有している．Bagolini 線条ガラス試験は，両眼開放下で2本の線条を自覚し，光源部分の線条の切れ目もないため，抑制および抑制暗点はなく，同側性複視の結果を示している．Bagolini 線条ガラス試験は固視眼の中心窩と斜視眼の道づれ領の網膜対応を判定する検査であるが，正常網膜対応の外斜視では交差性複視となるため，今回の結果と一致しない．したがって，この女性の網膜対応は網膜異常対応と判定する．

模範解答 d

(矢ヶ﨑悌司)

眼球運動の検査

文献は p.303 参照.

症状より眼球運動異常が考えられ，あるいは頭蓋内疾患および神経学的な疾患の存在が考えられるときには，眼球運動系の検査が必須である．原因が中枢性疾患によるものか末梢性疾患によるものかを鑑別するが，治療方針の決定や予後を考えるうえで大切である．まず，共同性か非共同性かを判定する．共同性ならば核上性を主体に，非共同性なら両眼性・片眼性を判定し核性・核下性の障害を推定し，責任病巣を診断していく．

障害の有無と障害の方向を診る眼位・眼球運動検査

眼位の検査（alignment）：第１眼位での偏位（眼位ずれ）の有無を確認する．Hirschberg 試験では，瞳孔縁の反射では 15°偏位，虹彩縁 30°，そして強膜上の反射は約 45°の偏位に当たる．次いで潜伏性の斜位の有無を遮閉－非遮閉試験（cover-uncover test）で，交代遮閉試験（alternate cover test）により融像させずに潜伏性の斜位と顕性の斜視をあわせた最大偏位を検出する．この際，半透明遮閉版（translucent occluder）を用いると，眼球偏位とその動きが確認できる．内斜視には調節性視標を用いて調節性偏位を十分に引き出し，外斜視にはペンライトの点灯を用いて調節性輻湊（accommodative convergence）をできるだけ除いて検査する．

麻痺筋の診断のための検査（range of motion）

1. 麻痺筋の診断のために，次に対座法で眼球運動を診る．各方向への単眼運動（duction）の"制限の有無"，同方向へのむき共同運動である両眼運動（version）において，各筋の"過動や遅動"などを確認する（図1）．麻痺筋固視での健眼の偏位（二次偏位）はより大きいことにより，麻痺筋を判定する．次いで検者の指先を左右・上下に呈示して，その間の運動を行わせて水平方向と垂直方向の速度を診る．速度の低下は，核上・核・核下性麻痺，筋炎あるいは筋無力症などでみられる．内分泌性や眼窩吹き抜け骨折など，機械的障害では動く範囲内において速度低下はみられない．

図1 診断的むき眼位

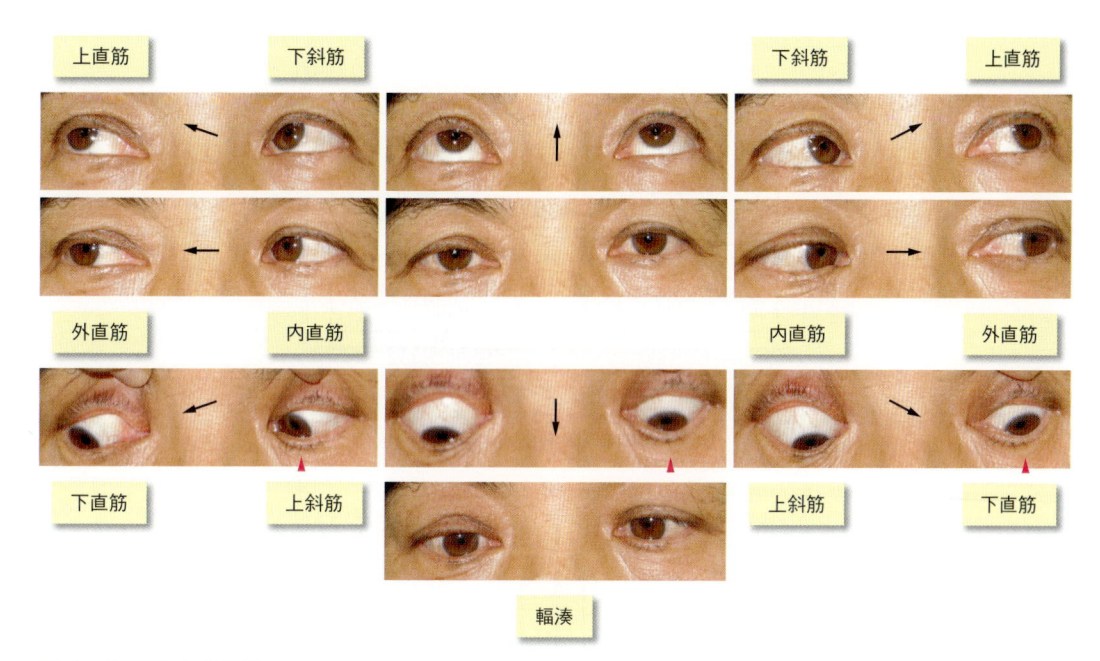

むき運動（両眼同方向運動）は，両眼の一対の共同筋，ともむき筋にHeringの法則に従って等量の神経インパルスが送られることにより起こる．各種むき運動に関する主な眼筋を示す．左眼の下転制限を認める．左眼の左下方視で左眼の下転制限（下直筋障害）と右下方視で左眼の下転制限（上斜筋麻痺）から，左眼double depressor palsyと診断する．また，輻湊の結果も記録撮影することを忘れない．

2. 核・核下性，およびそれ以下の末梢性の病巣の鑑別を考慮する．Bell現象とは，閉瞼させることで眼球が外上転する現象．一般的に上転障害を認めBell現象が消失している（陰性）ものは核性・核下性障害を考え，核上性上方注視麻痺ではBell現象は認められる（陽性）．doll's eye phenomenon（人形の眼反射）は，眼前視標を固視させたまま頭を左右に回転させても眼球がそのままの位置にある現象．核・核下性，筋性の疾患ではdoll's eye phenomenonは起こらない（陰性）．

3. Hess赤緑試験は，左右眼の前に赤あるいは緑のレンズを置いて両眼視を完全に分離した状態での測定となるため，きわめて鋭敏で有用な検査法である．

片眼性麻痺：麻痺筋の運動筋は最も小さく（麻痺筋運動方向の面積が小さくなる），そのともむき筋の過動が必ず認められることで障害筋を判定する．また，麻痺眼が固視した状態では健眼の過動が判定できる．

両眼が同じ面積で対称的にずれているとき：共同性斜視や斜位である．たとえばskew deviationでは，面積が左右とも同等な上下ずれのみである．

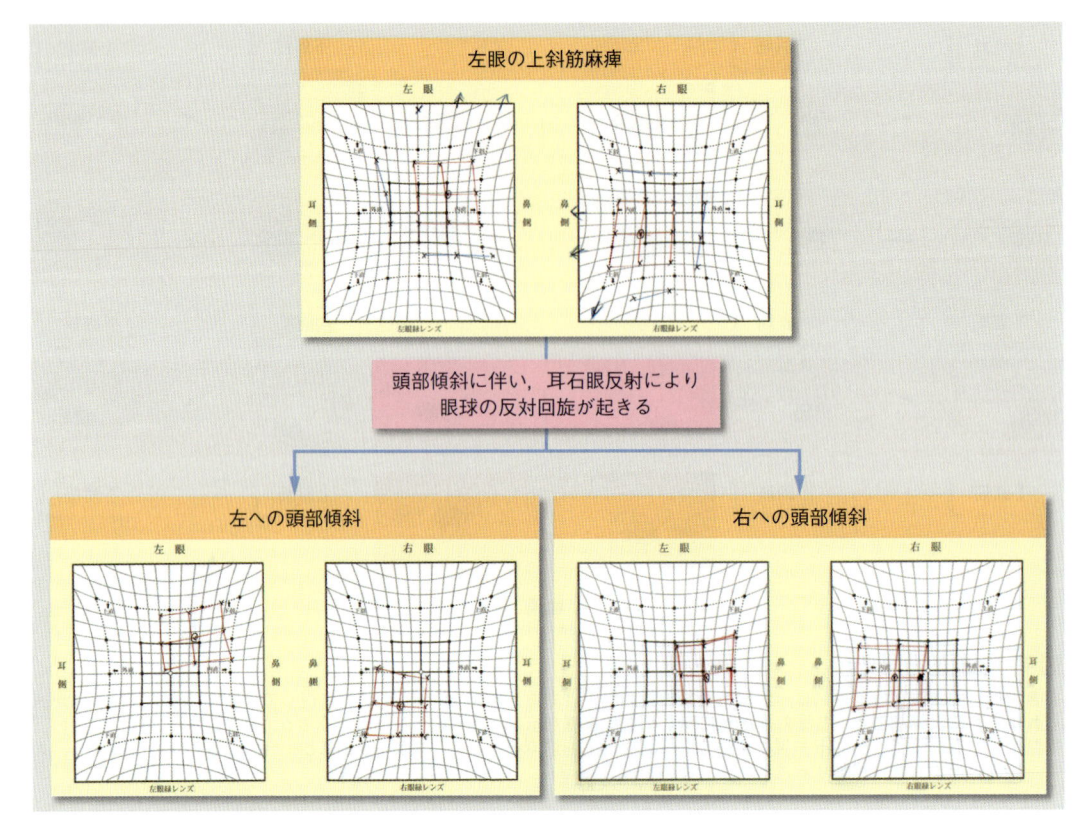

図2　Hess 赤緑試験で示す Bielschowsky 頭部傾斜試験
健常の場合，頭部傾斜に伴い耳石眼反射により眼球の反対回旋が起こる．上直筋の上転作用と上斜筋の下転作用が中和されて，上下ずれは生じず内方回旋のみとなる．滑車神経麻痺があると（この場合，左側），上直筋のみが働いて上転する．麻痺側に頭部傾斜すると，患眼は強く上転する．

上下ずれ偏位：基本的には認められないのが健常である．上下麻痺が疑われた場合には，必ず Bielschowsky 頭部傾斜試験を行い，上下ずれの変化を確認する（図2）．

測定の簡便さ，および眼位変化の認識と経過観察，また，患者に対する説明など，きわめて有用な検査であることを強調したい．

4. 上下筋，斜筋の麻痺による眼球回旋偏位のために代償性頭部異常が認められることが多い．必ず過去のスナップ写真から頭部傾斜の有無を確認する．また眼球回旋偏位の異常を確認する簡易な方法として，眼底写真から視神経乳頭-中心窩傾斜角を計測する（図3）．正常値は，おおよそ2～10°範囲内に収まる．

5. OKN（optokinetic nystagmus）検査：OKN ドラム，ストライプの入ったテープ，あるいは巻尺を眼前で呈示回転させ，追従運動と衝動性眼球運動・視運動性眼振の出現，そして左右差の有無などを確認する．視力の確認にもなる．

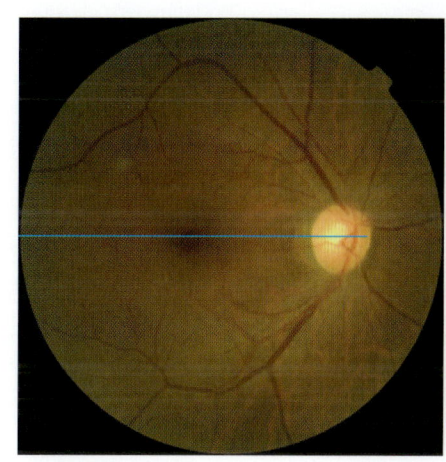

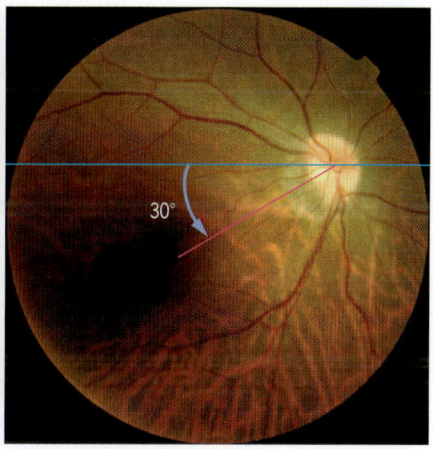

a. 健常者　　　　　　　　　　　　　　　　　b. 外傷性滑車神経麻痺

図3　視神経乳頭と中心窩との位置関係（視神経乳頭-中心窩傾斜角）
a. 健常眼位（回旋偏位なし）．
b. 滑車神経麻痺による右眼の外方回旋偏位．

輻湊の検査

1. 輻湊近点（near point of convergence；NPC）の測定：被験者の顔前に約40〜50 cmに保った固視標を両眼で固視させて鼻先に近づける．一眼が外れるか，または複視が出現するまで両眼視できる輻湊可能の距離を記録する．指先を見せて鼻先までを to the nose として臨床的には5〜10 cmを正常とする．
2. NPCを単にするだけでなく，遠方視標と近方視標に対してさらにはステップ状に固視をさせて"dynamic"で速い輻湊運動の速度や正確性を確認する．NPCを含む slow と fast vergence system の神経経路の異常を確認する．また，両者とも近見反応に伴う縮瞳を確認することも重要である．

　以上の検査結果の記録目的から，どの筋の麻痺または運動障害方向が判断され，診断的むき眼位（**図1**）をデジタルカメラで記録し保存する．治療効果や治癒過程での比較はきわめて有効である．

眼球運動障害の原因疾患を判定する検査法

テンシロン・テスト：眼筋麻痺疾患に対して筋無力症を必ず鑑別する．抗コリンエステラーゼ薬（エドロホニウム塩化物）を静脈注射し，筋力低下の症状の改善を確認する検査で，静脈注射の効果は1分以内に現れ，3〜5分間続く．眼瞼下垂や眼筋麻痺が改善した場合は陽性と判定し，重症筋無力症と診断する．

forced duction test（牽引試験）：ピンセットで結膜輪部をつまみ，

検査筋の作用方向へ引いて，眼球が"他動的"に動くかどうかを診る検査である．眼球運動制限がある場合，成因が作用筋の麻痺によるものか，あるいは内分泌性眼筋麻痺でみられる，その拮抗筋の伸展障害・拘縮・れん縮，弛緩障害，結膜などの瘢痕によるのか，blowout fractureなど眼窩内の機械的運動制限によるのか鑑別診断することを目的とする．

眼球電図（electro-oculogram；EOG）による眼球運動記録分析

サインカーブ，linierそしてstep状の視覚刺激を与えて，滑動性眼球運動（smooth pursuit eye movement；SPEM）と衝動性眼球運動（saccadic eye movement；SEM）を主に測定する．眼球運動の神経機構に障害があると，SPEMは衝動性眼球運動で代償されて階段状波形（staircase pattern）を呈する．また，左右の利得特性，位相を定量することで，左右差から病巣のlateralityを推測することができる場合もある．SEMの異常では，slow saccadeやglissadeなど速度の低下，あるいはover shootなどを認める場合がある．速度分析により外転神経不全麻痺といったサブクリニカルな病態，あるいは両側外転神経麻痺と開散麻痺の鑑別が可能である．

カコモン読解　第18回 臨床実地問題31

39歳の男性．高熱が持続した後，複視を自覚したため来院した．視力は両眼ともに1.2（矯正不能）．前眼部と中間透光体および眼底に異常はない．Hess赤緑試験の結果を図に示す．正しいのはどれか．2つ選べ．

a 麻痺側は右である．
b 複視は同側性である．
c 正面視での眼位は外斜視である．
d 麻痺筋のともむき筋は右内直筋である．
e 複視をなくすためのface turnは右方向である．

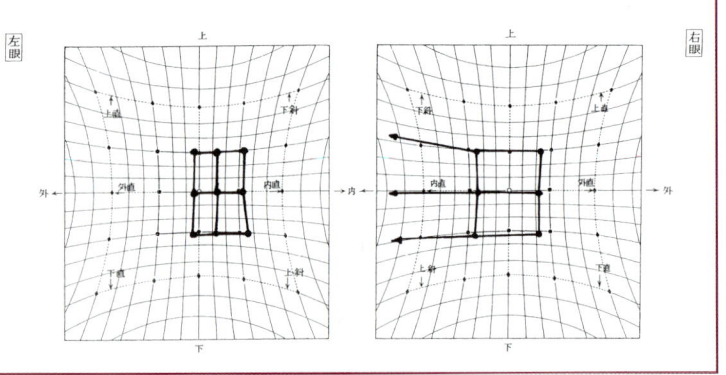

解説　Hess赤緑試験では，左図は右眼固視の左眼の位置，右図は左眼固視の右眼の位置を示す．最も運動幅の少ない筋が麻痺眼であり，そのともむき筋が通常，過動（over action）を示すことを診断の根拠とする．

a. 面積が小さい図の眼が麻痺眼なので，麻痺は左側である．
b. 眼位は内斜視であることから，複視は同側性を自覚する．
c. 中心視の固視部分は内側なので内斜視である．
d. 面積が小さい運動幅が小さい図の眼が麻痺眼であり，その筋のともむき筋は過動（運動幅が大きい）を示すことから，右内直筋がともむき筋である．
e. なるべく眼位としては，麻痺筋の作用方向とは逆の右方視が最小の偏位となるよう見るため左方向に顔面を turn する．

[模範解答]　b, d

(原　直人)

外眼筋の画像診断

外眼筋の画像診断の必要性

　眼球運動障害やそれに伴う斜視では，その原因の検索が必要である．その検査項目として，画像診断は重要なウエイトを占めている．眼球運動障害の原因は神経原性であることも多いが，甲状腺眼症，強度近視性内斜視（固定内斜視），眼窩吹き抜け骨折，筋萎縮など筋自

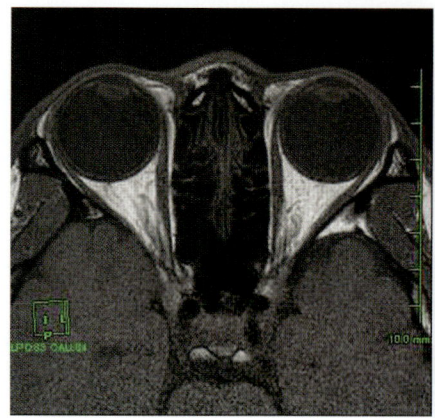

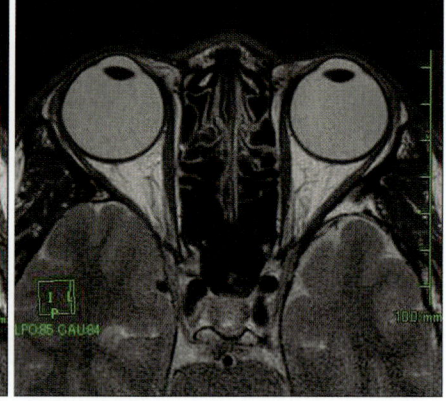

a. T1 強調画像　　　　　　　　　　　b. T2 強調画像

図1　健常眼窩 MRI のスピンエコー画像
T2 強調画像は，脂肪組織以外に水の存在する硝子体や脳脊髄液も高信号となる（b）．

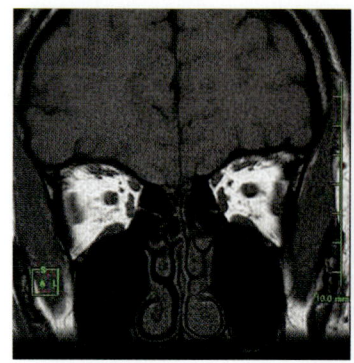

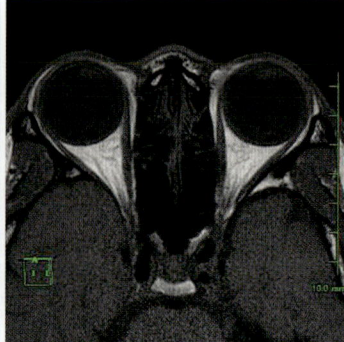

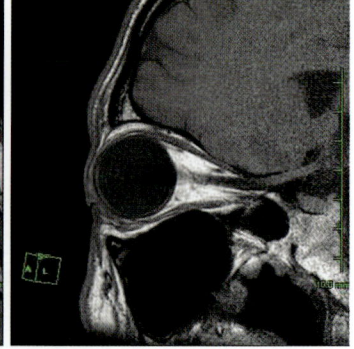

a. 眼窩冠状断　　　　b. 軸位断　　　　c. 矢状断

図2　健常眼窩 MRI の3方向スライス
この冠状断は眼球後方のため，下斜筋以外の外眼筋が観察される（a）．矢状断は各眼窩軸に平行である（c）．

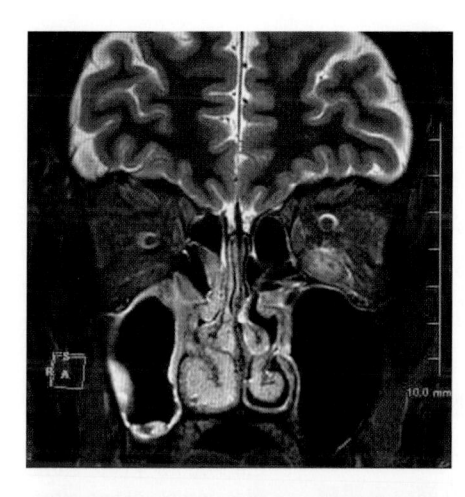

図3 甲状腺眼症での眼窩MRIのSTIR画像

左下直筋は炎症により、腫大とともに信号強度の上昇を認め、白く描出される。
STIR：short TI inversion recovery

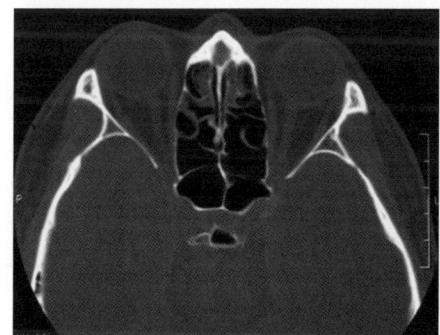

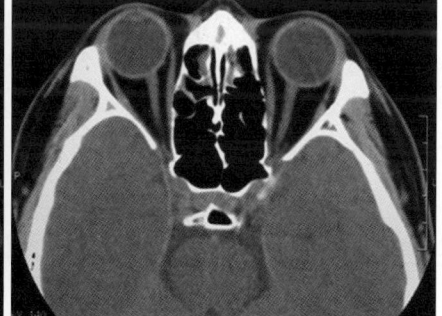

a. 骨条件　　　　　　　　　　　b. 軟部条件

図4 健常眼窩CT

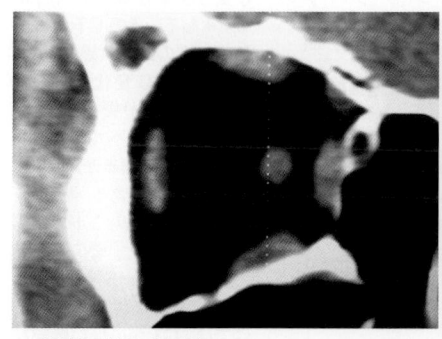

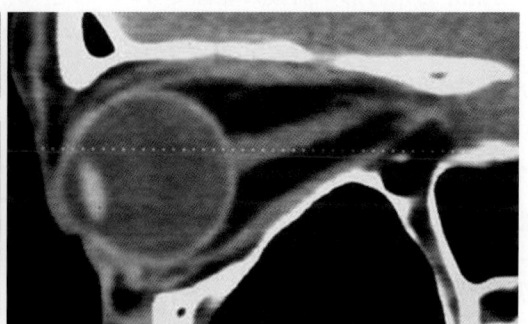

a. 眼窩冠状断（右眼）　　　　　b. 眼窩矢状断の再構成画像

図5 ヘリカルCTによる再構成画像

体に病変が存在することもまれではない。筋病変を疑う場合は、頭蓋内だけでなく眼窩の画像診断にも留意すべきである。眼窩の画像診断としてMRI、CTがある。MRIは軟部組織の描出能が良好で、組織炎症の評価も可能である。一方、CTの主流であるヘリカルCTは、撮影時間が短く、撮影後のボリュームデータから任意のスライスの画

MRIの撮像条件

　MRIで外眼筋を観察する場合，適切な撮像法，スライス方向，撮像範囲，スライス厚の選択が必要である．図1はスピンエコー法のT1強調，T2強調MRIである．両画像はいずれも高信号の脂肪組織の中に，低～中等度の外眼筋が高いコントラストで描出され，眼窩内の形態観察にはスピンエコー法が適している．また，T2強調画像では脂肪以外に水も高信号となり，眼球内の硝子体や脳脊髄液も高信号に描出される．図2は冠状断，軸位断，矢状断での眼窩MRIである．冠状断の前方スライスでは下斜筋，後方では上直筋（上眼瞼挙筋も含む），下直筋，内直筋，外直筋，上斜筋と全外眼筋が観察でき，有用なスライスである．そして眼窩壁を全周で観察できるため，CTと同様に眼窩壁骨折の場合の冠状断は必須スライスとなる．軸位断では内直筋，外直筋と眼窩壁骨折の好発部位である内壁の全長が観察できる．矢状断は各眼窩軸に平行なスライスにすることで，上直筋（上眼瞼挙筋を含む）と下直筋が観察でき，同じく眼窩壁骨折の好発部位である下壁の全長が観察できる．MRIでは観察したい範囲が正方形となり，その辺の長さであるfield of view（FOV）で撮像範囲が決定する．通常，成人眼窩なら図1, 2のようにFOV 120 mm（120×120 mmの正方形）前後の範囲でカバーできる．スライス厚は2～3 mm程度が適切である．ただし，スライスが薄いと信号強度が低くノイズの多い画像[*1]となり，スライスが厚くなるとpartial volume effect[*2]が大きくなる．また，脂肪抑制画像であるSTIR（short TI inversion recovery）画像は，図3のように甲状腺眼症などの外眼筋炎症で高信号に描出され，炎症の評価に有用である．

CTの撮影条件

　CTの利点は，撮影時間が短いことと，現在主流となっているヘリカルCT[*3]では撮影後に，そのボリュームデータから任意の方向のスライスの再構成が可能である．CTには大きく分けてウィンドウレベルの設定によって骨条件と軟部条件[*4]がある．図4のように骨条件では骨が詳細に観察でき，軟部条件では眼球，外眼筋，視神経が骨条件より詳細に観察できる．図5はヘリカルCTで画像再構成した冠状断と矢状断で，各外眼筋が観察できる．

（西田保裕）

[*1] スライスが薄いとスライス内のMRI信号が低くなり，S/N（signal/noise）比も低くなる．このため，粗い像となる．

[*2] STIR（short TI inversion recovery）
スライスが厚いとスライス内のMRI信号が高くなり，S/N比も高くなる．このため，鮮明な像となる．しかし，スライスが厚いとスライス厚より小さな組織は他の大きな組織の信号の影響を受け，描出能の低下が生じる．この影響をpartial volume effectという．

[*3] ヘリカルCT
画像情報をスライスごとに記録するのではなく，らせん状にボリュームデータとして連続的に記録する．得られた元データから画質のよい再構成画像を得ることができる．このため，元データがあれば他日放射線科に依頼し，新たなスライスの追加も可能である．

[*4] CT
X線の吸収値に応じたCT値により画像が表現されている．そして，そのCT値に応じて一定の階調（黒，灰色，白と段階的に変化する画像の濃淡）が割り振られる．その階調をどのレベルのCT値の範囲で割り振るかが，ウィンドウレベルである．骨のCT値にあわせてウィンドウレベルを設定すると，骨のCT値の変化に応じて濃淡が幅広く表現され，骨条件という．骨条件では，CT値の低い軟部組織が階調の乏しい灰色から黒で表現される．一方，軟部組織のCT値にあわせてウィンドウレベルを設定すると，軟部組織のCT値の変化に応じて濃淡が幅広く表現され，軟部条件という．軟部条件では，CT値の高い骨が階調の乏しい比較的均一な白で表現される．そして，骨条件と軟部条件の画像は，元データさえあれば任意に作成可能である．

サイエンティフィック・クエスチョン

fMRIによる両眼視機能の評価について教えてください

Answer fMRIにより，大脳皮質の局所賦活に伴う血流上昇をとらえることができ，これにより視差刺激では右半球の上頭頂小葉，前頭眼野の賦活が，また後頭葉では両眼での視機能が片眼の場合を上まわる両眼加重が観察されます．

fMRIとは？

MR信号はさまざまな生体情報を含んでおり，皮質の局所賦活に伴う血流上昇をとらえることが可能である．これは機能的磁気共鳴画像法（functional MRI；fMRI）と呼ばれる．fMRIの原理を図1に示す．皮質の毛細血管に存在する酸化ヘモグロビン（oxyhemoglobin）と還元型ヘモグロビン（deoxyhemoglobin）の比（oxy/deoxy比）が，局所賦活に伴い，組織の酸素消費を上まわる大量の酸化ヘ

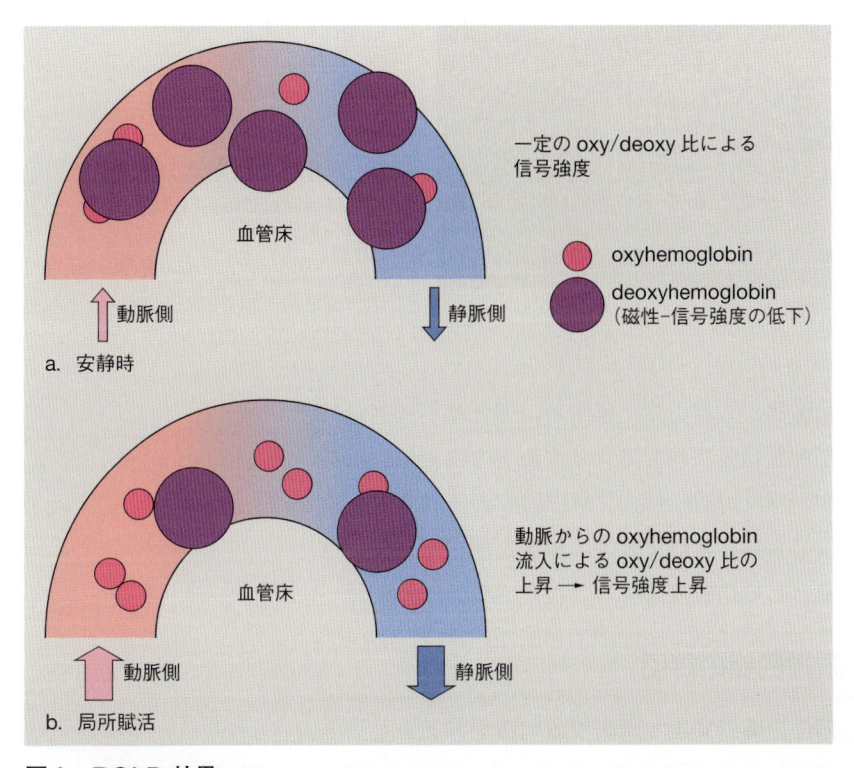

図1 BOLD効果

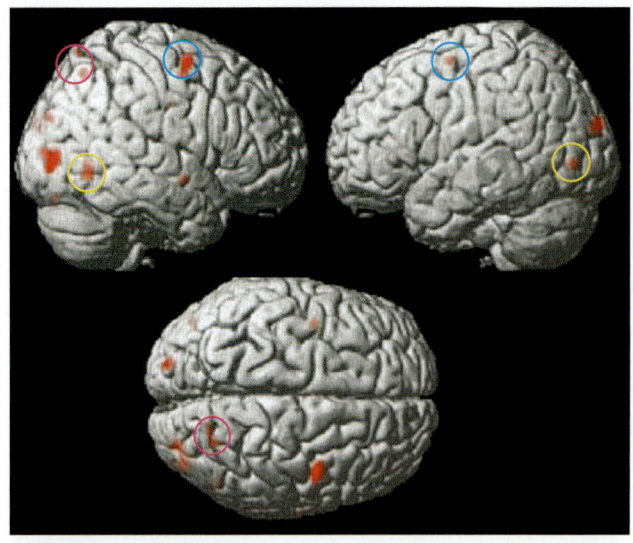

a. 動きを伴う両眼視差刺激

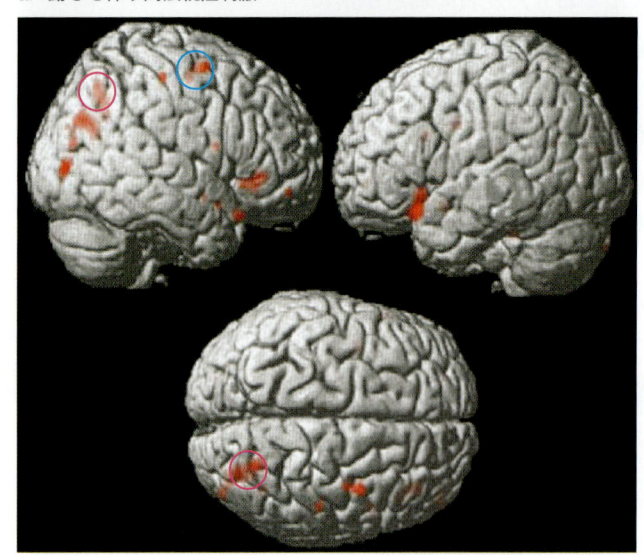

図2 視差視標刺激時の賦活
○：Sup.Parietal Lobe（上頭頂小葉）
○：FEF（前頭眼野）
○：V5野
FEF：frontal eye field

b. 動きを伴わない両眼視差刺激

モグロビンの流入が動脈側から起こり上昇する．還元型ヘモグロビンは，常磁性体としてMR信号に対してノイズ源となるため，賦活に伴うoxy/deoxy比の上昇は結果としてMR信号の上昇をもたらす．刺激に対応して信号上昇をきたす特定の領域を同定したり，信号上昇を皮質の反応量として比較検討する手技がfMRIである．

fMRIによる両眼視機能の評価

視差刺激により賦活部位を確認する：両眼視差刺激を与えると，上頭頂小葉の賦活が観察される[1]．図2に動きを伴った両眼視差刺激，

文献は p.304 参照.

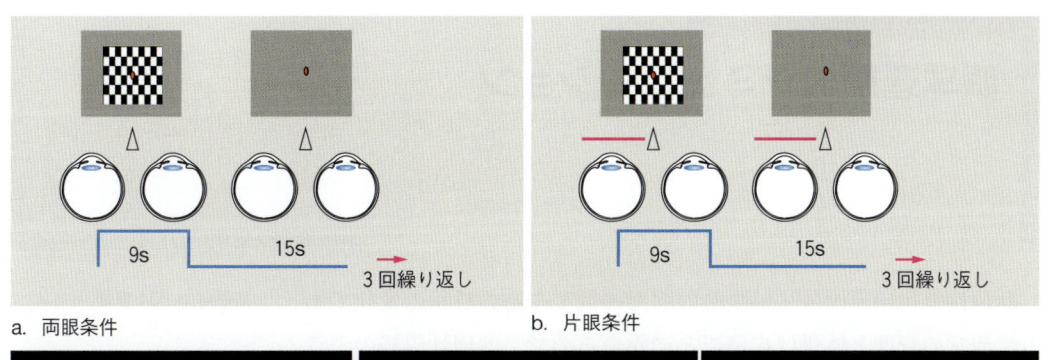

a. 両眼条件

b. 片眼条件

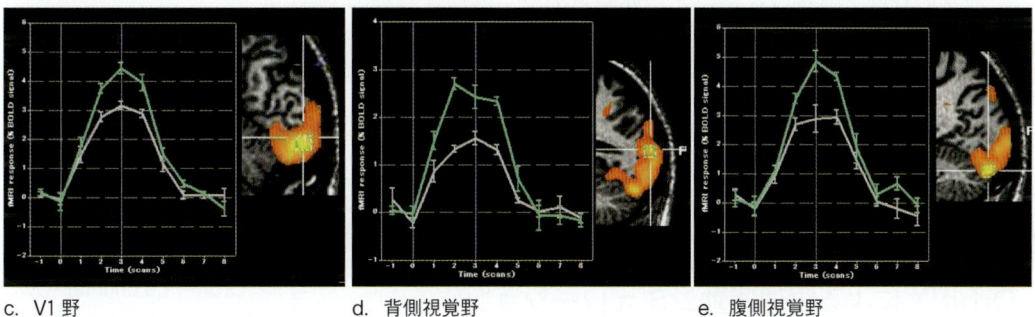

c. V1野
d. 背側視覚野
e. 腹側視覚野

― 両眼条件
― 片眼条件

図3 視覚皮質における両眼加重
c～d：視覚刺激呈示後の経時信号変化

動きを伴わない両眼視差刺激に伴って賦活される領域をそれぞれ示す．動きを伴う，伴わない視差刺激いずれも，右半球において上頭頂小葉の賦活に加え，前頭眼野の賦活がみられる．動きを伴う視差刺激においては，視運動覚中枢であるV5野の賦活があわせて観察される．

片眼条件と両眼条件の信号上昇量を検討する：健常な両眼視機能を有する場合，両眼での視機能は片眼を上まわる．この現象を両眼加重といい，他覚的にはfMRIで評価することができる．図3に示す．視覚刺激呈示後の信号上昇の経時変化を，片眼刺激，両眼刺激でおのおのプロットすると，緑色線で示す両眼条件において，灰色線で示す片眼条件よりも多くの信号上昇を示し，両眼加重が観察される．後頭葉の各領域で，ある程度の定量性をもって両眼加重が評価できる．

以上，健常者における他覚的な両眼視機能評価法について述べた．fMRI臨床応用については総説[2]を参照いただきたい．

（吉田正樹，井田正博，野田　徹）

眼球運動のシミュレーション

　麻痺性斜視の原因は，外眼筋の筋力の低下や筋の性状の変化である．異常の程度と性質は症例ごとに異なるので，共同性斜視のように外眼筋の手術量と手術効果の関係だけから定量式をたてるわけにはいかない．そこで役立つのが Orbit™ 1.8[*1]（Orbit™）による眼球運動のシミュレーションである．麻痺性斜視症例の眼球運動を解析すると，どの筋にどのような異常があればその症例の眼球運動障害が説明できるかを，ある程度の確からしさで推測することができる．

Orbit™ による眼球運動シミュレーション

　まず Hess チャートなどを使って症例の眼球運動を記録し，結果を Orbit™ に入力する．ただし Orbit™ の入力インターフェースでは多くのデータを間違いなく入力することが困難なので，筆者は Microsoft® Excel® で図1のような入力用シートを作成して使っている．誤入力を発見しやすいように，右側に結果を図示している．

　Orbit™ で変更できるパラメータをまとめると表1のようになる．たとえば機械的運動制限のない眼筋麻痺のシミュレーションでは，筋の収縮力を減少させればよい．これらのパラメータは互いに独立な

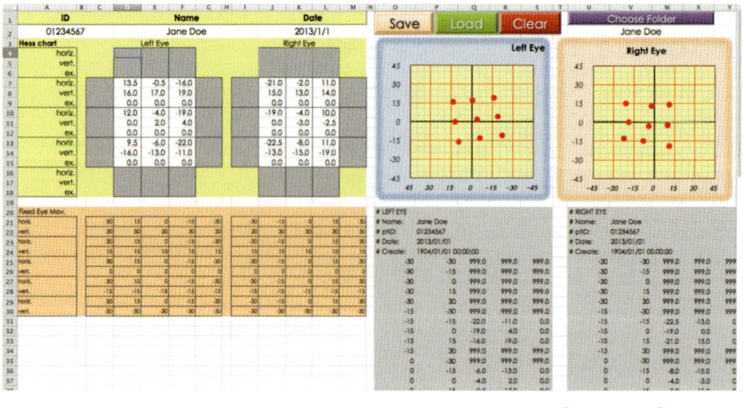

文献は p.304 参照．

[*1] Orbit™ 1.8
Eidactics (San Francisco) による眼球運動シミュレーションソフトウェア．Mac OS® 68K のために開発されたソフトなので，そのままでは現在の OS X® で動作しないが，Orbit™ 1.8 on Intel（OOI）という 68K のエミュレータを組み込んだバージョンが使用できる．

図1　眼球運動の実測値を入力するための Microsoft® Excel® シート
左上のセルに Hess チャートの結果を数字で入力する．符号は外転と上転方向を正とする．空のセルは Orbit™ に読み込まれない．白いセルは 15°，グレーのセルは 30°の範囲を表す．

表1　Orbit™ のパラメータ

名前	変更できる属性
筋力	収縮力，弾性，伸張抵抗
筋の位置	付着部，pulley，起始部
安静時の筋長	（注）筋の走行の長さは眼位によって動的に変化する
腱の長さ	（注）手術のシミュレーションで用いる
神経支配	閾値，感度

ので，別々に変更することができる．実測値とシミュレーションの合致の度合いは，"Current Mean Error"[*2] の値でわかる．この数値が小さいほど合致度が高い．"Mean Error"の十分小さい眼球運動のシミュレーションが得られたら，次に手術のシミュレーションを行う．直筋の後転は，"Parameter Editor"で付着部の位置を動かす．

[*2] "Mean Error"は"Parameter Fitter"で自動解析したときに計算される．図2の画面を参照．

症例：両滑車神経麻痺

43歳，女性．交通事故で頭部を打撲した直後から複視を自覚し始めた．視診では，両側の上斜筋麻痺と軽度のV型内斜視および右上斜視を認めた．Titmus Stereo Test では立体視はなく，下方視では内斜視のため複視が増悪した．眼底所見では両側の外回旋ずれが認められた．

図2に，この症例の眼球運動のシミュレーションの結果を示す．パラメータとして，全外眼筋の収縮力を選択した．左上斜筋の収縮力が15.5％に，右が16.5％に低下していると予測される．"Mean Error"は0.92と小さく，シミュレーションと実測値の一致度は高い．図3は手術のシミュレーションで，右下直筋後転 5.0＋1 mm，左下直筋後転 4.0＋1 mm を行った結果である[*3]．実際にこのとおりの手術を行うと，術後13日目の眼位と斜視角は遠見・近見とも6Δの外斜位で，上下ずれは消失していた．術後の Titmus Stereo Test による立体視は，術後13日目で fly（−）だったが，術後1か月で circle 1/9，術後7か月で circle 4/9，術後1年で circle 9/9 と徐々に改善した．

[*3] 直筋を後転する場合，縫い代の分だけ腱が短くなる．筆者は縫い代を1mmと仮定して入力している．切除短縮の場合は，まず腱の長さを短くし，それで足りない場合は，筋の安静時の長さを短くする．両者を合計した量が短縮量になる．

まとめ

Orbit™ による眼球運動のシミュレーションは，麻痺性斜視の治療計画をたてるうえで，非常に強力な手段である．しかし，単に

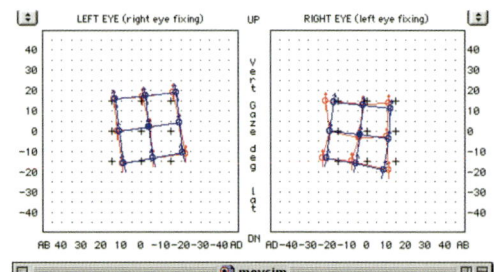

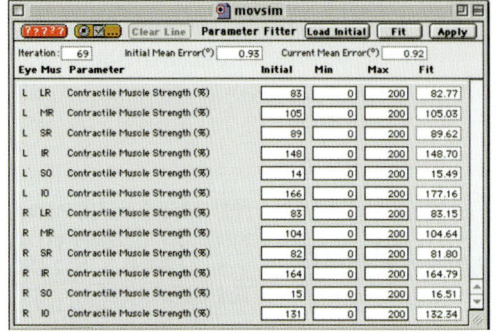

図2 眼球運動のシミュレーション
上段："Alignment Viewer"，下段："Parameter Fitter"．上段は眼球運動の実測値（赤）とシミュレーションの結果（青）を重ねて表示している．表示形式は Hess チャートと同じ．下段はシミュレーションが終了したときの画面である．左上斜筋の収縮力が15.5％，右が16.5％に低下している．"Mean Error" は0.92と小さく，実測値とシミュレーションの一致がよいことがわかる．

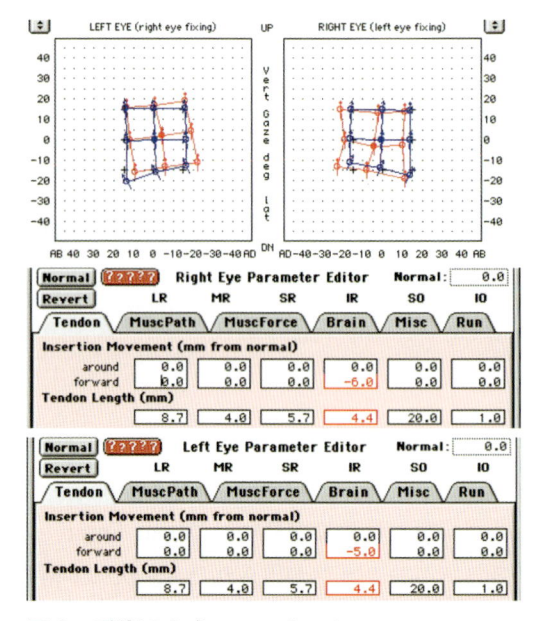

図3 手術のシミュレーション
上段："Alignment Viewer"，下段：右眼と左眼の"Parameter Editor"．右下直筋後転 5.0＋1 mm，左下直筋後転 4.0＋1 mm としている．付着部に糸を掛けるときの縫い代の長さは1 mmと仮定しているので，各下直筋の腱の長さをもとの5.4 mmから4.4 mmに減らしている．

Hess チャートの結果を入力すれば，自動的に治療方針が決まるというわけでは決してない．まず眼球運動を視診で詳しく観察し，次にひっぱり試験や眼窩 MRI 検査などを行って，眼球運動障害の発生機序を理解する助けとなる情報をできるだけ多く収集しておく必要がある．"Parameter Fitter" で自動的にシミュレーションができるとはいっても，選択したパラメータが理にかなったものでなければ，意味のある結果は得られない．Orbit™ を使って解析を始める前に，少なくとも疾患に対する定性的な理解はできていなければならないのである．

（横山　連）

4．斜視手術の基本手技

器具一覧

　斜視手術時に使う斜視鈎，鑷子，持針器は種類が豊富にあり，術者によって好みがあり，どれが最適かを論ずるのは難しい．本項では大阪大学医学部附属病院眼科で使用している，斜視手術器具（図1）を例に，斜視手術時のそれぞれの使いかたについて述べる．

文献は p.304 参照．

開瞼器

　斜視手術時に用いる開瞼器として，ばね式のバラッケタイプの開瞼器やバンガータタイプのスライド式開瞼器，ネジ式開瞼器などがある．局所麻酔の手術の場合は，痛みで閉瞼してしまう場合があるので，ネジで固定できるタイプの開瞼器を使ったほうが手術が行いやすい（図2）．

鑷子

　結膜や筋肉をつかむのに用いる鑷子として，マイクロ角膜縫合鑷

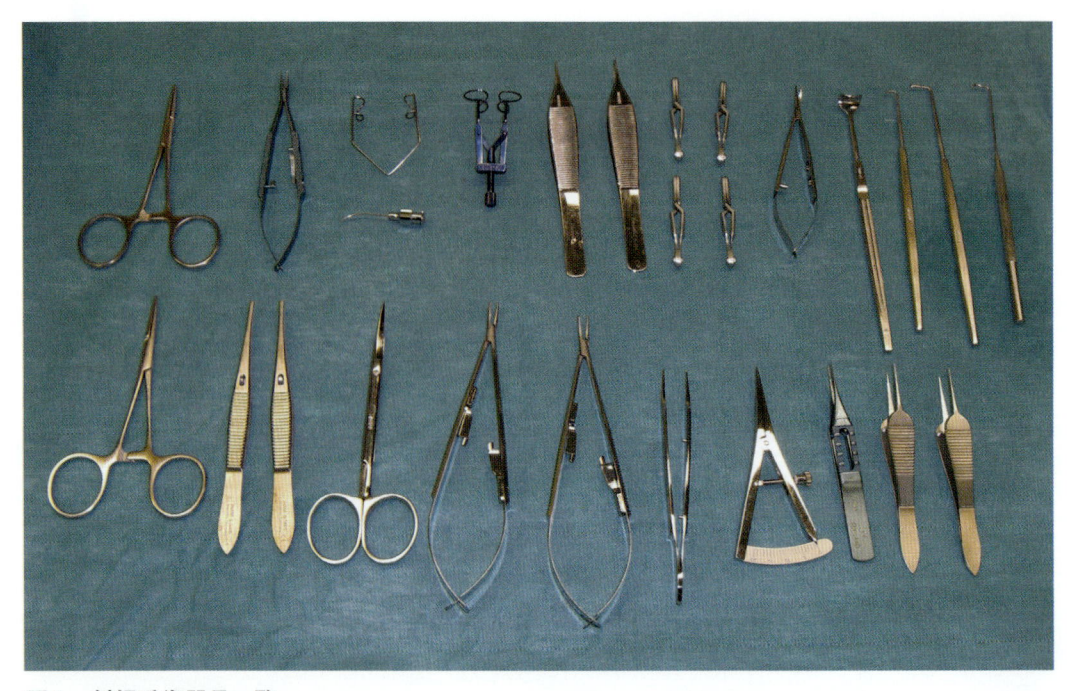

図1　斜視手術器具一覧

a. バラッケ開瞼器　　b. バンガータ開瞼器　　c. ネジ式開瞼器

図2　開瞼器

a. マイクロ角膜縫合鑷子（M-5R）

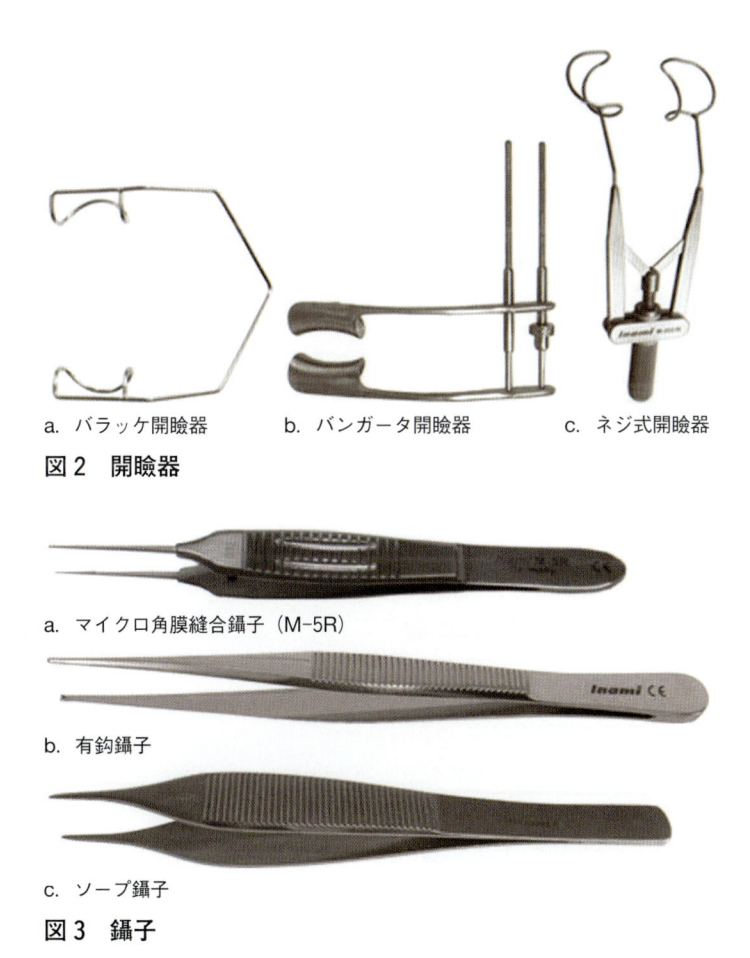

b. 有鉤鑷子

c. ソープ鑷子

図3　鑷子

子（M-5R，イナミ）を用いている．M-5Rは汎用性が高く，斜視以外のほかの手術でも使えるので便利である．このタイプの角膜縫合鑷子は種類が豊富で，好みのものを使えばよい．また，結膜ごと筋肉をつかむ際に用いる有鉤鑷子が必要で，その他ソープ鑷子などもあれば便利である（図3）．

剪刀

結膜や筋肉を切開するのに，スプリングハンドル剪刀（はんだや）を用いている．また4-0エルプ®糸などの太い糸やドレープを切るのに，眼科剪刀（はんだや）を用いている（図4）．

斜視鉤，鉤

斜視鉤も形や太さ，長さ，弯曲の有無などでいくつか種類がある．
当院では，最初に先に止がない斜視鉤を筋肉に掛け，次いで先に止のある斜視鉤に交換し縫合や筋肉の切開を行っている．先に止の

a. スプリングハンドル剪刀

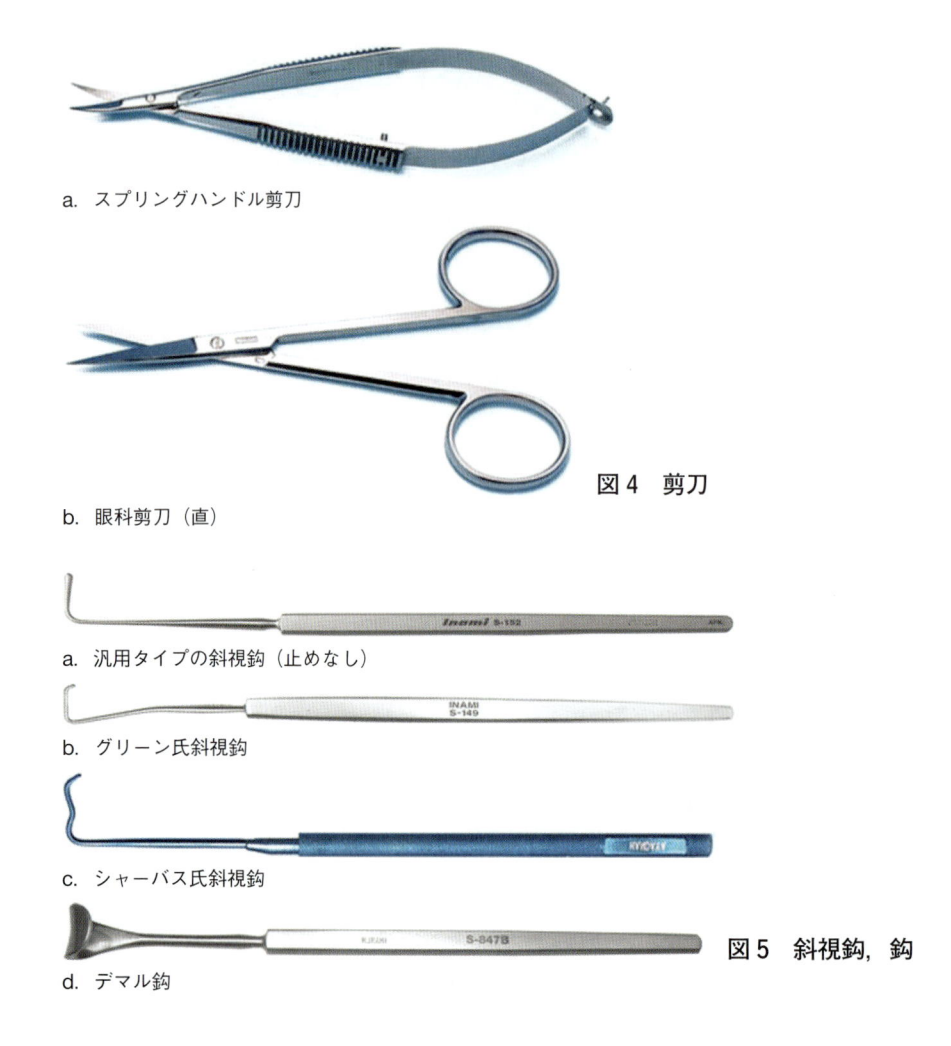

b. 眼科剪刀（直）

図4　剪刀

a. 汎用タイプの斜視鈎（止めなし）

b. グリーン氏斜視鈎

c. シャーバス氏斜視鈎

d. デマル鈎

図5　斜視鈎，鈎

ある斜視鈎や弯曲のある斜視鈎は，そのような作業を行う際に筋肉を安定して掛けておける．

また，結膜やTenon囊を引っ張って術野を広げる際にも斜視鈎を用いるが，より大きく広げる際はデマル鈎を用いる（図5）．

持針器

持針器も種類が多い．われわれは使用する糸にあわせて三種類の持針器を用いている．制御糸として4-0エルプ®糸を強膜に通糸するのにカストロヴィエホ氏持針器を用いている．6-0バイクリル®糸などで筋肉を強膜に縫着する際には，バラッケ氏マイクロ持針器を用いている．8-0バイクリル®糸を用いて結膜を縫合する際に湖崎氏マイクロサージャリー用持針器を用いている．先端が曲もしくは直，ロックつきとロックなしがある．われわれは先端が曲でロッ

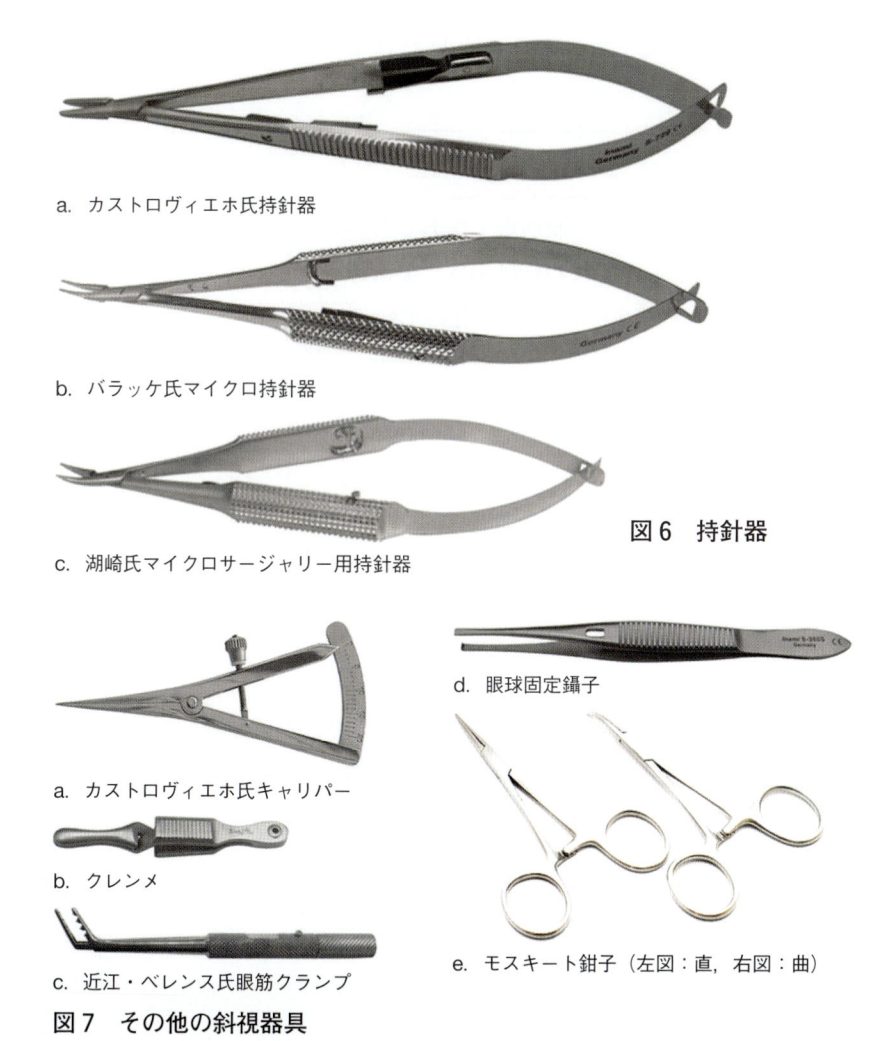

a. カストロヴィエホ氏持針器

b. バラッケ氏マイクロ持針器

c. 湖崎氏マイクロサージャリー用持針器

図6　持針器

a. カストロヴィエホ氏キャリパー

b. クレンメ

c. 近江・ベレンス氏眼筋クランプ

d. 眼球固定鑷子

e. モスキート鉗子（左図：直，右図：曲）

図7　その他の斜視器具

クつきのものを用いている（**図6**）．

キャリパー

　キャリパーには，先端が直線状のものと曲線状のものがあり，尖端が鋭のものと鈍のものがあり，術者によって好みが分かれる．尖端が鋭のキャリパーは乳児の斜視手術に用いる場合，穿孔しないように注意すべきである（**図7a**）．

クレンメ

　ブルドッククランプともいうが，筋肉に掛けた糸の両端を固定するのに用いる．これによって糸が絡まりにくくなり，また誤って糸を切った場合に針を見失わないようにすることができる．あまり小

さくない大きさで，つまむと容易に開くものがよいと思われる（図 7b）．

眼筋クランプ

直筋の前転や斜筋手術の際に眼筋クランプや眼筋鑷子があると筋肉の把持や操作が容易で手術がしやすい．われわれは小さくて術野の場所をとらない近江・ベレンス氏眼筋クランプを用いている（図 7c）．

眼球固定鑷子

より大きく後転する際に，強膜に通糸して眼球を引く代わりに，筋肉の付着部を眼球固定鑷子で挟んで引くのに用いる．糸よりも強く引くことができる（図 7d）．

鉗子

4-0 エルプ®糸などで眼球を制御する際に，モスキート鉗子を用いている．先端が曲の鉗子は，止血に用いたり，筋肉の付着部を引くのに用いることもできて便利である（図 7e）．

（森本　壮）

麻酔法

全身麻酔と局所麻酔のそれぞれの利点

　斜視手術での麻酔法の選択については，一般的に小児では全身麻酔，成人では局所麻酔を用いられることが多いが，麻酔科医の協力が得られる否か，患者の知的レベル，術者の技量，術式などによっても変わってくる．局所麻酔の利点は，麻酔薬が眼筋に浸潤しにくい方法を選択することで術中に眼位の確認ができること，術前検査が少なく外来手術で行えること，医療費が安くすむことなどにある．全身麻酔の利点は，術中に患者へ痛みを感じさせないこと，術者が患者の疼痛や緊張に影響されずに手術が行えることなどである．成人であっても，患者が疼痛を強く訴えると予測される場合や，強い疼痛を引き起こすと予測される術式を行う際は，全身麻酔が望ましい．また，術前に既往歴の聴取を十分に行い，必要に応じて全身検査を小児科や内科に依頼することが大切である．術中ショックを起こす危険もあるため，局所麻酔であっても必ずモニターをつけ，ルートを確保したうえで手術に臨む必要がある．さらには，眼筋の操作（特に牽引）にあたって，眼心臓反射が起き心拍数が低下しやすいので，音による心拍モニタリングを行い，すぐに術者が徐脈に気づくことができるようにしておく．患者および術者の両方にとって快適であることが，短時間で正確に手術を行うために重要であり，そのような環境づくりができるように麻酔法を選択する．

麻酔法とその適応（1）全身麻酔

　年少児では特に理由がない限り，全身麻酔を第一選択とする．成人でも精神発達遅滞や認知症があって協力を得られない場合，斜筋の手術，Jensen法などの筋癒合術を予定する場合，lost muscleの修復など難治性の手術の場合に全身麻酔を奨める．しかし，全身麻酔で手術を行うためには，多くの施設では入院が必要となるため，忙しい社会人（付き添いの両親なども含め）にとってはなかなか受け入れにくいものである．1980年代後半にラリンジアルマスク

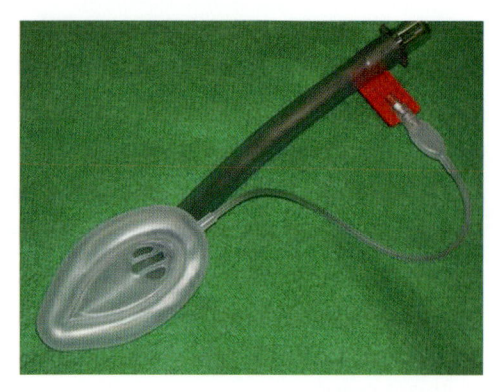

図1　ラリンジアルマスク（laryngeal mask airway；LMA）

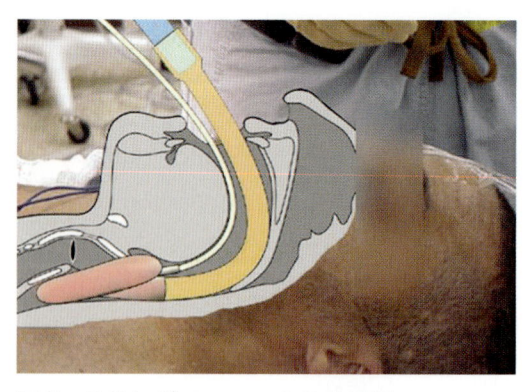

図2　ラリンジアルマスクの使用例

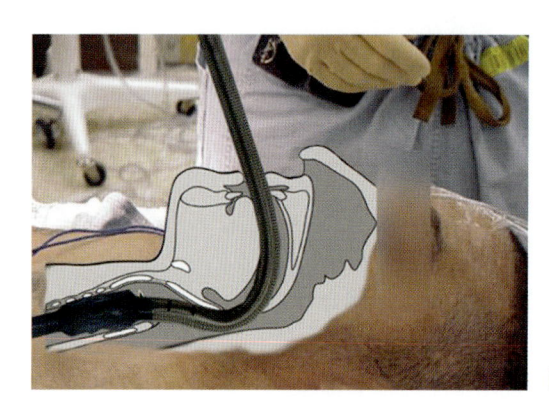

図3　気管挿管チューブの使用例

（**図1, 2**）が開発され，短時間の手術ではラリンジアルマスクを用いることで確実に気道を確保することができるようになった．それまでの気管挿管チューブ（**図3**）では，喉頭反射を緩和させる目的で筋弛緩薬を使用する必要があったが，ラリンジアルマスクを使用することで筋弛緩薬を使用せずに全身麻酔を行うことが可能となり，安全に日帰りでの全身麻酔下斜視手術が行えるようになってきた．

麻酔法とその適応（2）局所麻酔

　局所麻酔は，患者の協力および術者の技量が要求される．
　術中の患者に不安や恐怖を感じさせない（痛みの閾値を下げない）努力が必要である．ヒトは生じると予想される感覚をあらかじめ告げられることにより，余裕をもってそれを受容できる．術前・術中は適時患者に話しかけ（いわゆる"vocal anesthesia"），安心させるとともに患者の心理状態を把握することが重要である．また，眼筋の牽引は最小限とし，ていねいに眼筋を扱うことや，眼筋トーヌスを下げるために手術筋の反対方向を見るように患者に伝えることも

大切である.

点眼麻酔：オキシブプロカイン塩酸塩（ベノキシール®）や，リドカイン（キシロカイン®）の点眼のみで行う方法である．高濃度リドカインの頻回点眼は角膜を損傷するので，点眼はできるだけ角膜にかからないよう，目的とする筋の付近に限って行うとよい．眼球運動をほとんど制限しないのが最大の利点で，手術時間が短く眼筋牽引を最小限で行うことができる．単一直筋の後転術において，術中調節糸法を用いて定量（術中定量）を行う必要がある場合は，この方法を試みてもよい．ただし麻酔効果はTenon嚢下麻酔よりかなり劣るため，疼痛が強い場合には術中定量をあきらめてTenon嚢下麻酔での手術に切り替える必要がある．熟練した術者にはよいが，初心者には最初からTenon嚢下麻酔での手術を奨める．

Tenon嚢下麻酔：注入する麻酔薬の量が多い（必要十分量）と，球後麻酔と同様に，鎮痛効果も強いが眼球運動制限もきたす．麻酔薬の量が少ないと眼球運動制限はあまり生じないが，鎮痛効果も弱くなる．疼痛を強く訴える患者の場合や，術中定量が必要ない場合，再手術などで癒着が強い場合，大量の前転術を行う際には，必要十分量のTenon嚢下麻酔は特に有効な麻酔法である．また，結膜浮腫をきたさないように行えば，手術操作も容易である．Tenon嚢下麻酔の手順は結膜とTenon嚢を切開後，鈍的に後部Tenon嚢を開窓する[*1]．鑷子でTenon嚢を把持しながら，Tenon嚢下針を強膜上を滑らすように目的の筋の直下に挿入し，結膜浮腫が生じない程度に十分な量（1.0〜3.0 mL）を注入する．的確に麻酔薬が投与されると散瞳が認められる．眼球運動は軽度に制限される．

結膜下麻酔：結膜切開に際しての疼痛を軽減する目的で行われるが，結膜浮腫のために手術操作がやりにくくなるため，最小限の投与とする．

球後麻酔：かつては眼科手術一般で広く用いられていた麻酔法である．球後出血や眼球穿孔などの合併症の危険性があること，眼球運動が制限されること，Tenon嚢下麻酔をはじめとする，ほかの安全で確実な麻酔方法が発達したことなどの理由から，現在ではほとんど用いられない．

麻酔法とその適応 (3) 静脈麻酔

プロポフォールなどの速効性静脈麻酔薬を用いることで，導入と覚醒がきわめて早く行える特性を利用し，手術操作中は眠らせ，定

[*1] 本巻"結膜切開法"（p.155）の"基本的な結膜切開法/輪部切開法"の1〜4を参照されたい．

量の際に覚醒させることを繰り返し行うことで，術中定量斜視手術が可能である．ただし，呼吸抑制や徐脈を引き起こす危険性があるために，麻酔科医による全身管理が必要である．疼痛の抑制のためにはフェンタニルなどの鎮痛薬を同時に投与する必要がある．複雑な斜視で移動量の予測ができない場合などで術中定量を必要とする症例では，試みるとよい麻酔法である．

術後の悪心・嘔吐

手術と悪心・嘔吐（postoperative nausea and vomiting；PONV）の関係はよく知られている．斜視手術後に10～80％の患者でPONVを起こすことが報告されている．三叉迷走反射弓の関与が提唱されている．二つの嘔吐期があり，最初は手術の1時間以内で，もうひとつの"遅発群"は数時間遅れ，通常は24時間以内に起こる．日帰り手術時は，帰路で嘔吐することがあると両親などにあらかじめ説明しておく必要がある．

全身麻酔と局所麻酔にかかわらず，術終了直前にエピネフリン入り麻酔薬を結膜切開創よりTenon囊下へ少量注入し手術を終了することで，術後数時間の鎮痛および止血効果を期待できるとともに，PONVの発症を減少できる．

カコモン読解　第19回　一般問題96

白内障術後の複視の原因で正しいのはどれか．3つ選べ
a 不等像視　　b 眼球振盪　　c 機械的斜視　　d 非代償性斜位
e 眼内レンズ落下

解説　aは○．左右の屈折度数の違いにより不等像視を生じることがある．bは×．cは○．通常は上下斜視で，制御糸，球後麻酔，眼球周囲麻酔に起因する．dは×．eは○．眼内レンズ落下により片眼が無水晶体になるため不等像視を生じ，複視の原因となることがある．

模範解答　a，c，e

（近江源次郎）

結膜切開法

基本的な結膜切開法

　斜視手術の結膜切開法としては，輪部切開法，円蓋部切開法，瞼裂内切開法の三つが代表的であるが，それぞれに長所，短所をあわせもつ．

輪部切開法（limbal incision）：現在最も多く用いられている方法で，広い術野で確実な手術が可能であるが，結膜切開創が長く広範に及ぶことから，侵襲が多く術後瘢痕やTenon組織の過形成を起こしやすい．結膜とTenon嚢は，輪部から1～2mmの位置で結合していることを頭に入れて切開を行う必要がある．一般に小児や若年成人ではTenon嚢が厚く，高齢になるとTenon嚢が薄くわかりにくくなる．

　以下に水平筋手術での輪部切開法について述べる．

1. 結膜を透かして水平筋の輪郭を同定し，切開開始部位を確認する．水平筋の場合は，たいてい10時か2時となる．
2. 無鈎鑷子で輪部近くの結膜（切開開始部位）を保持する．
3. 切開開始部位へスプリング剪刀で輪部から2mmの小さな減張切開（放射状切開）を，結膜とTenon嚢へ強膜に対して垂直に行う．
4. スプリング剪刀（先がやや鈍の剪刀がよい）の両刃をTenon嚢下のスペースに挿入して開くことで，鈍的な剥離切開を行う．この手順は，解剖学的に正確な面に入るために必要不可欠である．もしTenon嚢下のスペースに入らず，Tenon嚢の表面で操作すると，直筋付着部の同定と斜視鈎を掛ける手技が難しくなり，切開が筋間膜の表面になってしまう可能性がある．
5. スプリング剪刀の片方の刃をTenon嚢下のスペースに入れ，輪部に沿って切開（たとえば右内直筋の場合，2～4時にかけて）をする．
6. 術野を広げるために，上方に減張切開（約6mm）を1か所加える．術野を良好に露出するための2か所の減張切開は必ずしも必

要でない．1か所の減張切開（図1a）は輪部切開の頂点を確認しやすいため，結膜縫合の際に，より簡単にもとに戻すことができる．もし減張切開を上下2本置いた場合（図1b）には，結膜縫合がしやすいように結膜切開時の二つの頂点部分にあらかじめ縫合糸をそれぞれに置く術者もいる．減張切開の長さは，広い術野を得てより安全な手術をするために，むやみに小さくする必要はない．なるべく減張切開線は上下眼瞼で隠れるようにする．
7. 直筋の上方と下方のTenon囊下空間を後方まで剝離する．

円蓋部切開法（transconjunctival incision in the cul-de-sac）：切開創は短く侵襲も少ないが，小さな創口を通して操作を行うため手技が煩雑で熟練を要するのが欠点と，これまで考えられてきた．

水平筋手術時は直筋の下方または上方に，筋の走行と平行に1本の結膜切開を置く（図1c）．以下に，外直筋（下斜筋と同時手術）の円蓋部切開法（図1d）について述べる．

1. 眼球を上内転させる．
2. 結膜を透かしての外直筋と下直筋の輪郭を同定する．
3. 下直筋のすぐ外方に輪部から4〜6mmの位置に結膜切開を置き，外直筋の下方まで約6〜8mm水平に切開を広げる．
4. 切開を強膜まで広げ，Tenon囊下を剝離する．
5. Tenon囊下に斜視鈎を挿入し，直筋の下まで注意深く滑らせる．
6. 斜視鈎を直筋付着部に沿ってやさしく引っ掛け眼球を固定したら，直視下で結膜とTenon囊を直筋から引き上げ，直筋を露出する．

瞼裂内切開法（transconjunctival incision in the palpebral opening，図1e）：筋の付着部付近に，付着部と平行に1本の切開を置く方法で，直筋の露出までの時間は短く手術侵襲も少ないが，水平筋手術では瞼裂内に切開創が露出することから整容的には不利となる．

小切開斜視手術での結膜切開の実際

斜視治療の目的としては，視機能の改善に学術的興味を奪われがちであるが，患者の最大関心事が容貌の回復にあることは少なくない．最近になり，Guytonの小切開斜視手術（Parks円蓋部切開法を改良したもの）をはじめとする，結膜をなるべく小切開で斜視手術を行う術者が増えつつある．以下，筆者が実際に行っている小切開斜視手術での結膜切開法について解説する．

筆者は斜筋手術を含むすべての斜視手術で，手術顕微鏡（対物レ

4. 斜視手術の基本手技　157

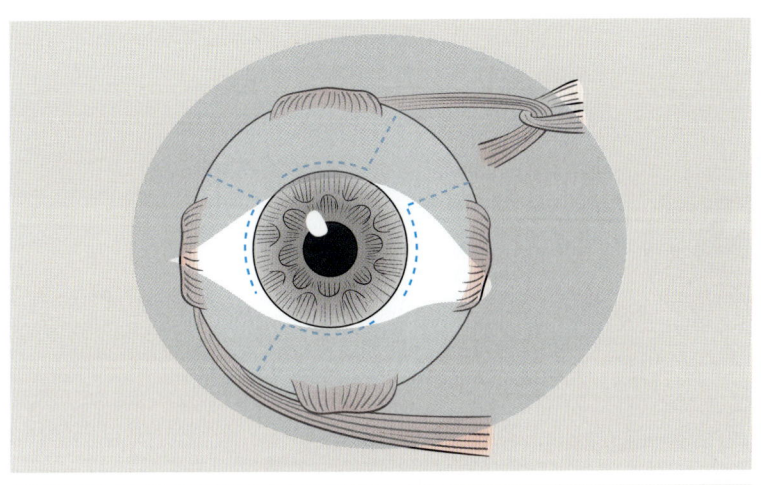

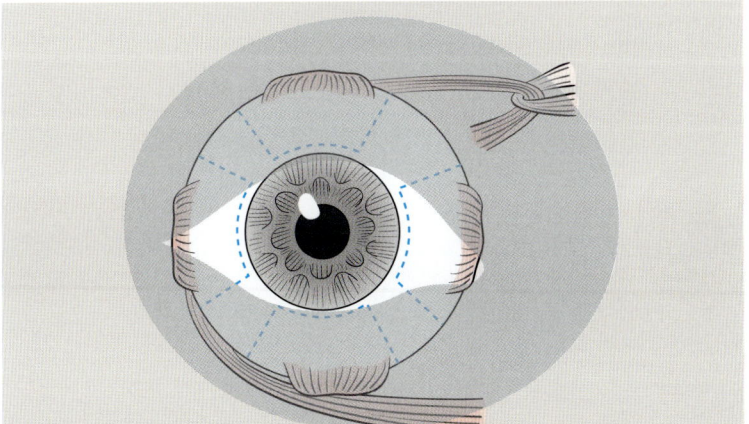

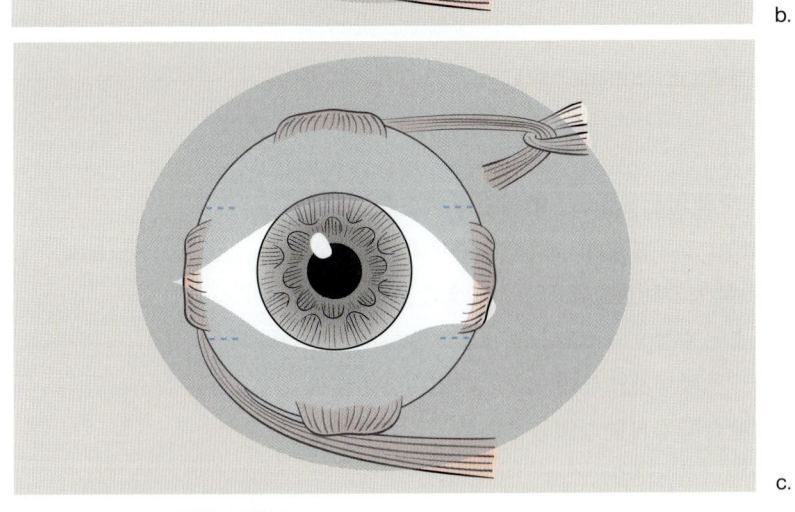

図1　基本的な結膜切開法
a. 1か所の減張切開をした輪部切開法.
b. 2か所の減張切開をした輪部切開法.
c. 水平筋手術に用いる円蓋部切開法.

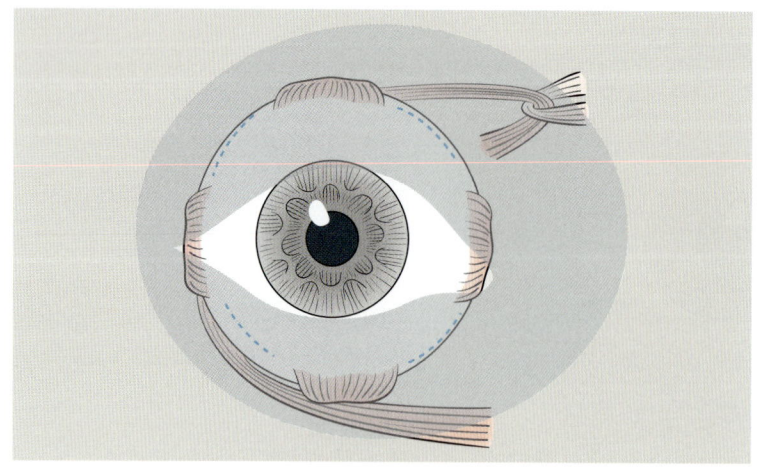

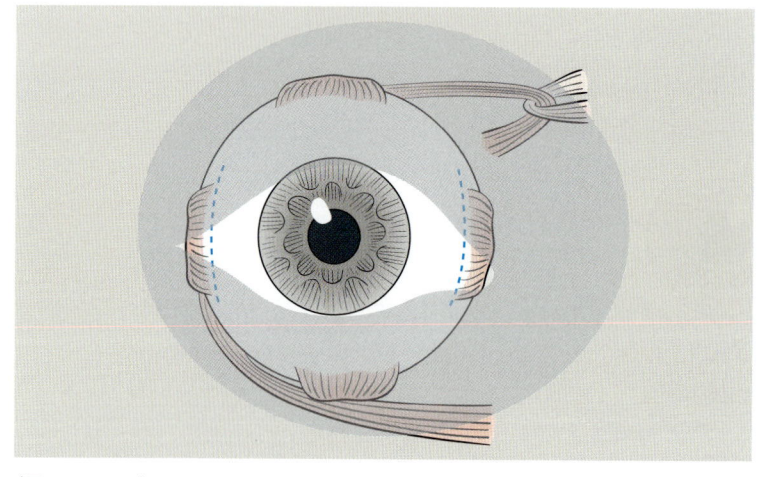

（図1のつづき）
d. 斜筋手術や斜筋と水平筋の同時手術に用いる円蓋部切開法．
e. 瞼裂内切開法．

ンズの焦点距離が200 mm）を使用している．焦点距離が200 mmあると，一般の斜視手術器具による干渉をまったく気にせず手術が可能であり，手術顕微鏡使用の最大の利点は調整力が衰えた術者にも，拡大率を任意に大きくすることやフォーカシングにより常に明るく鮮明な像が得られることで，強膜穿孔や筋紛失などの術中合併症の多くを回避することや結膜縫合時も可能な限りていねいにできるからである．

小切開斜視手術での結膜切開法のポイント
1. 切開前に，結膜より透けてみえる目的直筋の輪郭を確認しておくことが重要である．一般に高齢者では，結膜およびTenon囊が薄く容易にわかるが，症例によりわかりにくい場合は，自動的もしくは他動的に眼球を動かすことで，目的とする直筋の前毛

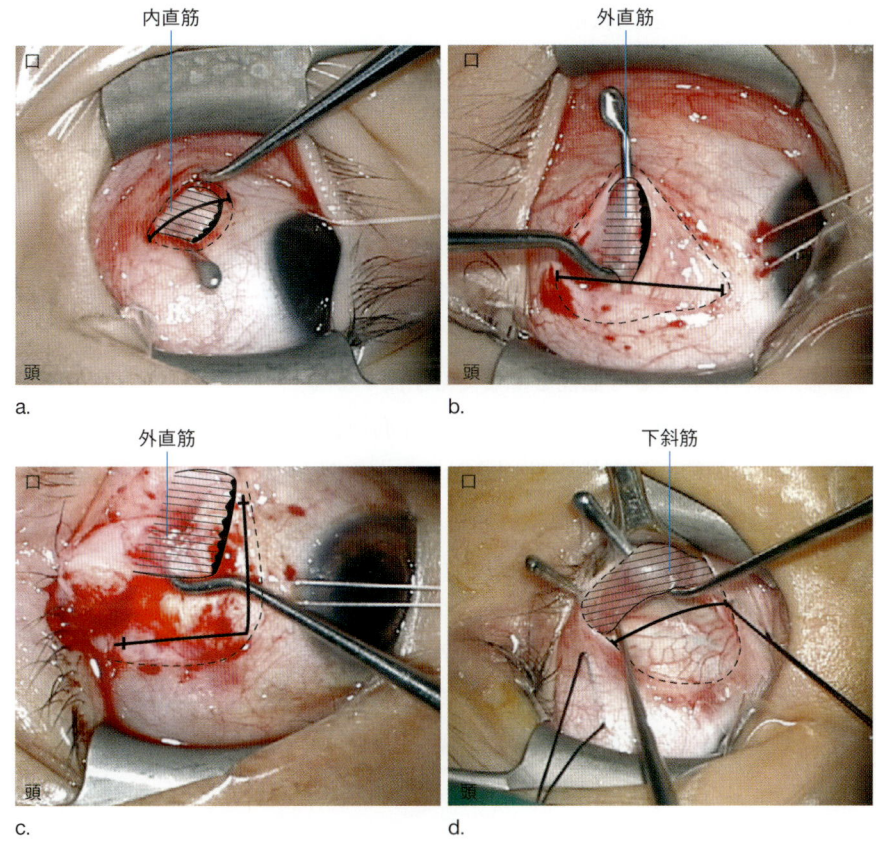

図2 実際の小切開斜視手術での結膜切開症例
a. 1歳9か月．乳児内斜視への右眼内直筋後転術の際の円蓋部切開．
b. 9歳．外斜視への左眼外直筋後転術の際の円蓋部切開．
c. 76歳．外斜視への左眼外直筋後転術の際のL字状結膜切開（高齢で結膜弾性が少ないため）．
d. 5歳．上斜筋麻痺への左眼下斜筋前方移動術の際の，下直筋と外直筋間に生じる皺に沿った円蓋部切開．

様体動静脈が結膜の動きと連動して動かないことより，直筋の輪郭を知ることができる．
2. 将来的に緑内障手術をはじめとする斜視以外の手術を受ける可能性や，術後外観を考え，なるべく結膜および Tenon 囊への侵襲が少なくなるような最小限の結膜切開法（できれば線状）を選択する．
3. 結膜切開創が上・下眼瞼で隠れるように配慮する．
4. なるべく直筋の走行にかかる結膜切開は避ける．
5. 一般に年齢が高くなるに従って，結膜の弾性や強度が低下するので，中年以上（特に高齢者）の患者では小切開から始めても，必要に応じて最小限のさらなる結膜切開を躊躇なく追加する必要がある．

実際の結膜切開例：乳幼児の内直筋後転術では，角膜輪部から約 8 mm の鼻下部球結膜に対して円蓋部結膜小切開（約 5 mm）を行い，ほぼそれに直交する内直筋下縁に沿って Tenon 囊切開を行うことで強膜を露出する（**図 2a**）．また，その他の水平筋手術に対しては，直筋上縁（やや上方）に平行に，輪部から円蓋部（内直筋は半月ひだ手前まで）まで放射状に結膜切開を行い，より直筋上縁に近く，同様に Tenon 囊切開を行うことで強膜を露出する（**図 2b**）．しかし結膜弾性の低い中年以上（特に高齢者）の患者では，直筋上縁の放射状切開から始めても，結膜が裂ける可能性を少しでも予測する場合は，無理をせずに，さらなる結膜切開を直筋付着部（若干角膜側）で輪部に平行に追加する．結果的に L 字状切開（**図 2c**）となるが，1 か所の減張切開をした輪部切開（**図 1a**）とほぼ同じ切開となる．上斜筋および垂直筋に対しては，上直筋または下直筋の付着部より若干角膜側で付着部に対して平行に経結膜切開（約 7 mm）および Tenon 囊切開を行う．下斜筋の手術では 4-0 絹糸で付着部付近に下直筋と外直筋へ牽引糸を置き，眼球を内上方へ牽引するが，ちょうど下直筋と外直筋間に生じる皺に沿って円蓋部切開（約 7 mm）および Tenon 囊切開を行う（**図 2d**）．いずれも，なるべく Tenon 囊を結膜につけるように眼筋の露出を行う．

　小切開斜視手術が可能か否かは，その症例の結膜弾性に依存するため，高齢者などで結膜弾性の低い症例では，無理をして結膜が裂けることは避けなければならず，必要に応じで最小限のさらなる結膜切開を躊躇なく追加することが肝要である．また，Faden 手術の全例，再手術例や筋移動術の一部では，術野が広い輪部切開法が適していると考える．術中はエピネフリン入り麻酔薬点眼の適時使用や bipolar cautery（必要最小限のパワー）などで，小まめに止血を行うことも重要である．

（近江源次郎）

後転術および前転術

　後転術の目的は，外眼筋をもとの付着部から赤道部方向へ移動することで筋肉の働きを弱めることであり，一方，前転術は，外眼筋をもとの付着部より前方へ移動することで，筋肉の働きを強めるために行う．

　斜視手術は，白内障手術や硝子体手術などと違い，習得するのに時間がかからないが，切開，止血，縫合など眼科手術に必要な基本的な手技が含まれており，しっかりと基本ができていないときれいな手術ができず，術後結膜浮腫や眼瞼の腫脹，結膜充血の持続などが生じ，術者の技術の差が出てしまう．このため，ていねいに一つ一つの手技をきっちりと行うことを心掛けるべきである．

後転術の手術手技

　4-0 エルプ® 糸を結膜ごと強膜に通糸する（**図 1a**）．結膜切開を行う（円蓋部結膜切開や輪部切開，術者の好みによる，**図 1b**）．後転する直筋を同定し，斜視鈎を掛け，Tenon 囊を筋肉から分離させ，筋肉を露出させる．付着部付近の直筋の両端に 6-0 バイクリル® 糸で通糸する（**図 1c**）．糸が絡まないように糸の両端をクレンメで挟む．

　十分止血した後，筋肉を切断し，眼球固定鑷子で付着部断端を挟んで眼球を固定させる．術前の斜視角の定量に基づき，移動距離をキャリパーを用いてマーキングし（**図 1d**），筋肉を赤道部方向へ移動させ，筋肉を強膜に縫着する（**図 1e**）．結膜を 8-0 バイクリル® 糸で縫合する（**図 1f**）．こまめに止血し，術野を見やすくすることと，長時間強膜を露出すると強膜が乾燥し，強膜が菲薄化するので乾燥には注意する．

前転術の手術手技

　4-0 エルプ® 糸を結膜ごと強膜に通糸する（**図 1a**）．結膜切開を作製し（**図 1b**），前転する直筋を同定し，斜視鈎を掛け，Tenon 囊を筋肉から分離させ，筋肉を露出させる．前の斜視角の定量に基づき，付着部から短縮させる距離をキャリパーを用いてマーキングする

162

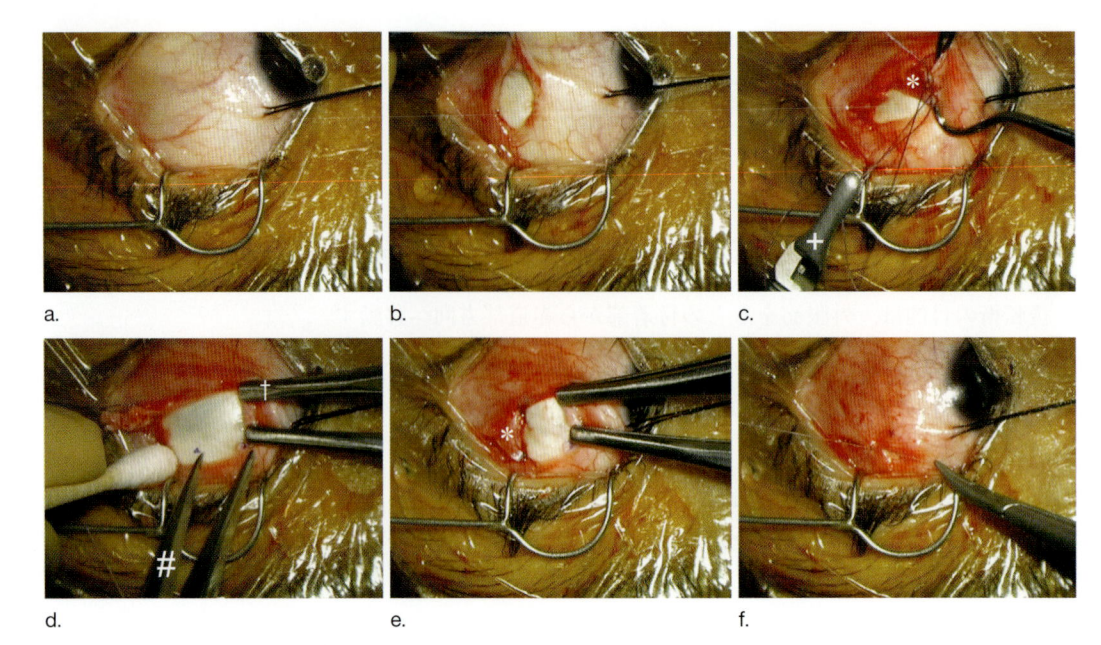

a. b. c.

d. e. f.

図 1 外直筋後転術（左眼）
a. 4-0 エルプ® 糸で通糸して眼球を固定.
b. 近江・ベレンス式眼筋クランプで内直筋のマーキング部をクランプする. 結膜切開（円蓋部切開）.
c. 外直筋（＊）に 6-0 バイクリル® 糸で両端を通糸し，クレンメ（＋）を糸に挟む.
d. 外直筋を付着部で切断した後，付着部断端を眼球固定鑷子で挟み眼球を固定させる. キャリパーを用いて縫着部位をマーキングする（†）.
e. マーキングした部位に外直筋を縫着する.
f. 結膜縫合.

（図 2a）.

マーキングした部位を眼筋クランプを用いて筋肉を把持する（**図 2b**）. クランプを使うかどうかは術者の好みによるが，ロストマッスル（筋喪失）を防ぐためには筋肉をしっかり把持することが望ましい.

クランプの直前の直筋の両端に 6-0 バイクリル® 糸で通糸する. 糸が絡まないように糸の両端をクレンメで挟む（**図 1c** と同じ）. 筋肉を付着部と通糸した部位の約 1 mm 前方で切断する. 切断前にジアテルミーで焼灼し十分止血しておく（**図 2c**）. 筋肉クランプで筋肉を把持し，付着部まで移動させ，筋肉を強膜に縫着する（**図 2d**）. 結膜を 8-0 バイクリル® 糸で縫合する. こまめに止血し，術野を見やすくすることと，長時間強膜を露出すると強膜が乾燥し，強膜が菲薄化するので乾燥には注意する.

手術の合併症

筋肉への通糸や強膜への通糸が不十分な場合，筋肉のスリップや

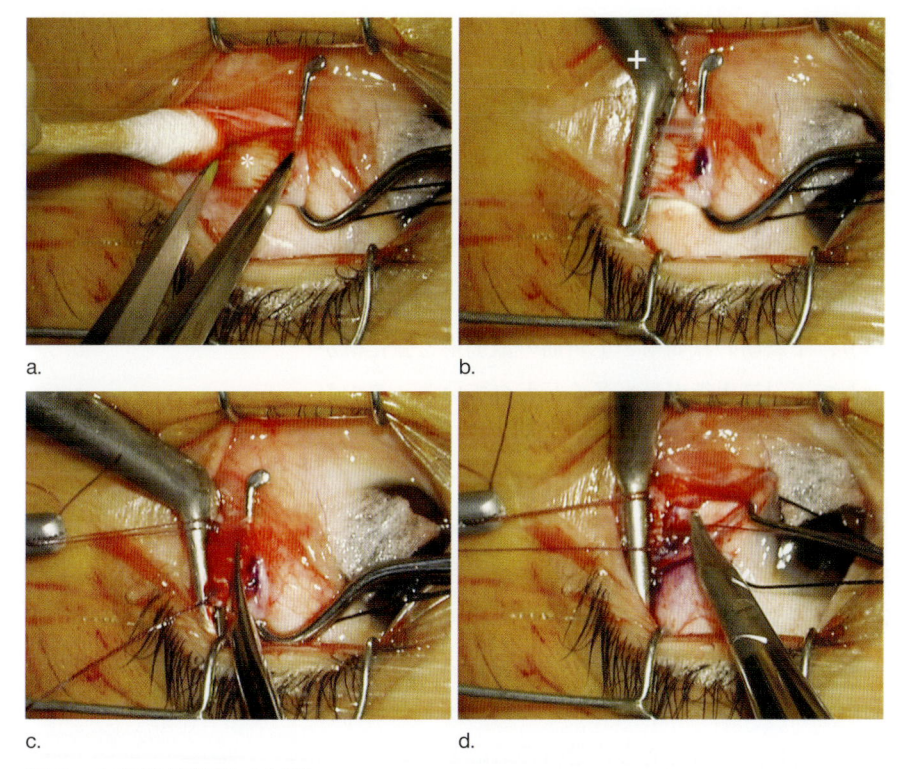

図2　内直筋前転術（右眼）
a. 内直筋（＊）に斜視鈎を掛け，キャリパーを用いて短縮部位をマーキングする．
b. 近江・ベレンス氏眼筋クランプでマーキング部をクランプする．
c. 6-0 バイクリル® 糸で両端を通糸した後，切断する．
d. 近江・ベレンス氏眼筋クランプで内直筋を把持しながら，縫着部位まで筋を移動させ内直筋を縫着する．

ロストマッスルの危険性がある．強膜への通糸が深いまたは強度近視眼や乳児の場合，強膜が薄いため眼球穿孔の危険性がある．

筋の移動量と矯正効果

　筋の後転量や前転量については，これまで数多く報告があり，術者によって少しずつ異なる．成人では1mm 3PD（プリズムジオプトリー）程度である記載が多い．両眼手術か片眼の前後転術にするかも術者，症例によって異なる．成書には筋の移動量と矯正効果について著者の経験に基づいて記載されているので，それらを参考に自身の手術による矯正効果を把握すべきである[1,2]．

文献は p.304 参照．

（森本　壮）

斜筋手術

斜筋手術は，下斜筋過動や上斜筋麻痺などが対象で，下斜筋手術と上斜筋手術があり，下斜筋の減弱術と上斜筋の減弱術と強化術がある．斜筋手術として下斜筋手術が最も多く行われている．このため本項では，主に下斜筋前方移動術について述べる．

下斜筋前方移動術

移動量の算定：下斜筋前方移動術では，下斜筋過動の程度によって下斜筋の縫着部位を変更する．下斜筋過動の程度は内転時の眼位に基づいて＋1～＋4のGradeで評価する（**図1**）[1]．＋2以上の下斜筋過動で下斜筋手術の適応がある．下斜筋過動が＋1でもV型外斜視（＞15PD）があった場合は，下斜筋前方移動術の適応となる．

手術手技：下斜筋は奥にあるので，手術をする前に下斜筋の解剖学的な位置をまずしっかりと頭に入れておく必要がある（**図2**）．**図3a**のように下直筋と外直筋の付着部より輪部側に4-0エルプ®糸で結膜ごと通糸し[*1]，眼球を固定する．下耳側で輪部から8～10mm付近の結膜を輪部に平行に切開する（**図3b**）．次にTenon嚢を開き強膜を露出させる．外直筋の後転を併用する場合は，この切開創を利用して手術を行うと切開創が一か所ですむ．

文献はp.304参照．

[*1] 下斜筋を正しく露出するために，2本のエルプ®糸で牽引する際の両糸の角度が重要である．

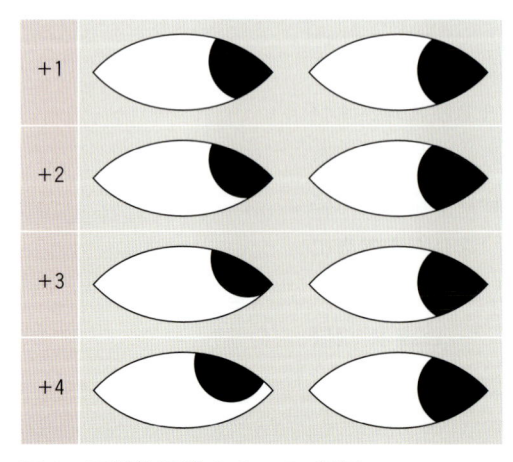

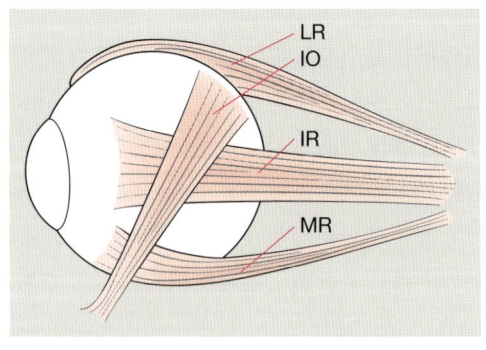

図1 下斜筋過動のGrade評価

図2 下斜筋と下直筋，外直筋の関係
IO：下斜筋，LR：外直筋，MR：内直筋，IR：下直筋．

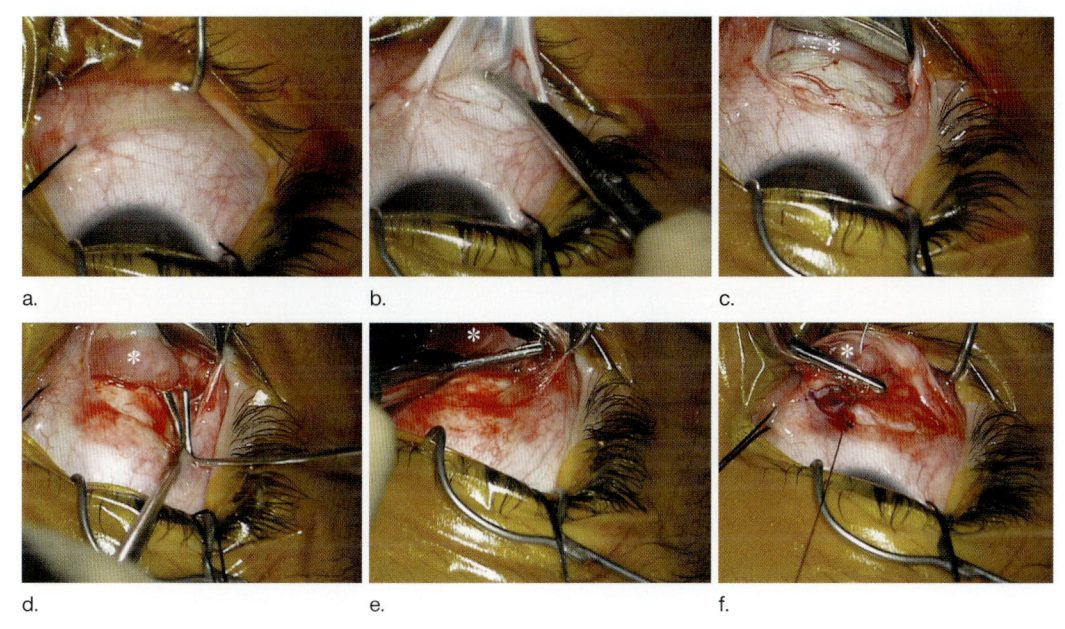

図3　下斜筋前方移動術（右眼）
a. 4-0 エルプ® 糸を下直筋下と外直筋付着部前強膜に通糸して眼球を固定する．
b. 結膜切開．下斜筋の走行に平行に切開を行う．
c. デマル鈎を使って下斜筋（＊）を露出．
d. 斜視鈎を2本使用して下斜筋を引っ掛ける．
e. 近江・ベレンス氏眼筋クランプで強膜付着部の下斜筋をクランプし，十分止血してから切断する．
f. 眼筋クランプで把持しながら移動予定の強膜に縫着する．

　次にデマル鈎を用いて結膜をTenon囊ごと引っ掛けて，下斜筋が見えるまで引っ張る（**図3c**）．デマル鈎をうまく用いて術野を広げて，下斜筋がよく見えるようにすることが重要である．斜視鈎を2本用いて下斜筋を引き上げる（**図3d**）．このとき，下斜筋をすべて斜視鈎で引っ掛けているか確認する．近江・ベレンス氏眼筋クランプで付着部付近の下斜筋を挟み（**図3e**），下斜筋を切断する．
　切断後に筋肉クランプでそのまま下斜筋を把持し，断端に6-0バイクリル® 糸で通糸する．下直筋に斜視鈎を掛け下直筋を固定し，下斜筋過動の程度に基づいて下直筋付着部からの距離を定め，キャリパーを用いてマーキングして下斜筋を強膜に縫着する（**図3f**）．下斜筋過動の程度と下斜筋の縫着部位については，WrightやFerrisらの方法を参考にしている（**図4**）[1,2]．
　最後に8-0バイクリル® 糸で結膜を縫合する．
合併症：下斜筋は中腹以降から付着部に向かって広がっており，筋が分かれていることが多いため，斜視鈎を筋全体に掛けていない場合があり，不完全な手術となることがある．このため下斜筋中腹部で斜視鈎を掛けるほうが，下斜筋を残さず斜視鈎で引っ掛けること

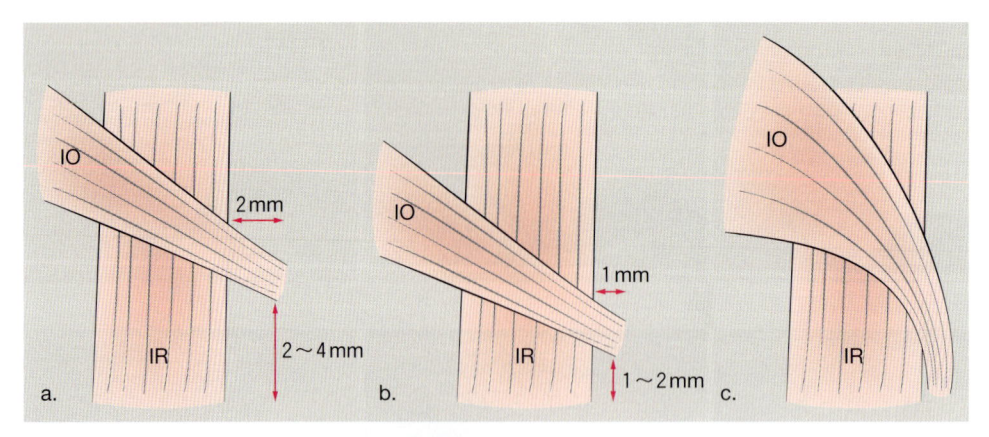

図4 下斜筋過動の程度と下斜筋の縫着部位
筆者は図1のGradeの+2の場合はaの位置に，+3の場合はbの位置に，+4の場合はcの位置に下斜筋を縫着している．
IO：下斜筋，IR：下直筋．

ができる．

　下斜筋を強く引くと迷走神経反射を誘発し，徐脈になることがある．斜視鈎の乱暴な操作により眼窩隔膜を損傷し，脂肪脱にならないように注意する必要がある．また，斜視鈎をブラインドで操作するため，血管を傷つけて出血することがある．

　筋肉への通糸や強膜への通糸が不十分な場合，筋肉のスリップやロストマッスル（筋喪失）の危険性がある．強膜への通糸が深いまたは強度近視眼や乳児の場合，強膜が薄いため眼球穿孔の危険性があり，注意が必要である．

その他の斜筋手術

　下斜筋前方移動術以外に，下斜筋後転，下斜筋切断，上斜筋強化手術には上斜筋腱縫い上げ術，上斜筋減弱術には上斜筋後部腱切断術や上斜筋腱延長術などがある[1,2]．

（森本　壮）

5. 水平斜視，上下斜視の治療とその適応

乳児内斜視手術

乳児内斜視とは？

　医学的には，生後2週間以内の新生児期から1歳以降の幼児期の間のほぼ1年間を乳児期と定義する．20世紀後半までは，生後1歳までに発症した内斜視をすべて乳児内斜視（infantile esotropia）と総称していた．しかし，1歳近くなると調節内斜視も発症してくるため，内斜視の発症原因や治療法に混乱を招いていた．そのため，von Noordenは1歳以内に発症した358症例の内斜視症例を検討し，生後6か月未満発症の内斜視を本態性乳児内斜視（essential infantile esotropia；EIE）として一つの疾患単位（clinical entity）にまとめ，その特徴を報告した（表1）[1]．

　出生直後に内斜視は発症していなくても，先天性の異常に起因して乳児期に内斜視が発症するため，先天内斜視（congenital esotropia）とも呼ばれるが，現在では乳児内斜視の名称は，本態性乳児内斜視，先天内斜視と同義語として使用されている．

文献はp.304参照．

表1　本態性乳児内斜視の特徴

生後6か月未満の発症
30Δ以上の大きな斜視角
眼位の変動はないか，あってもわずか
中枢神経系に異常はない
交差固視による交代固視が可能
手術治療によっても，正常両眼視機能の獲得は困難
外転制限を伴うこともある
過剰な内転運動を認めることがある
斜筋異常が合併しやすい
交代性上斜位（DVD）が高頻度に合併する

DVD：dissociated vertical deviation
(von Noorden GK：A reassessment of infantile esotropia. XLIV Edward Jackson memorial lecture. Am J Ophthalmol 1988；105：1-10から筆者による和訳．)

治療適応時期の変遷

　斜視治療の目的は，眼位の正位化と良好な両眼視機能の獲得である．乳児内斜視の発症時期は生後6か月未満と，間欠性外斜視や後天内斜視の発症時期より早いため，手術によって眼位が良好になっても60″未満の正常立体視を獲得することは難しく，乳児内斜視における良好な両眼視機能の獲得は大きな課題となって立ちはだかっている[1,2]．しかし1994年Wrightらが，生後13～19週の間に超早期手術を行った乳児内斜視7症例中，2例がTitmus Stereo Tests（TST）で40″の正常立体視を獲得したと初めて報告し[3]，今世紀に入って超早期手術による正常立体視の獲得可能性を肯定する発表が数多くなされるようになってきた[4-6]．

正常立体視を獲得するためには（1）手術時期

　立体視は，生後2～4か月頃から発達しはじめ，2歳までに健常成人の80％のレベルに達し，5歳までにほぼ完成する．この時期に眼位異常があると立体視は発達できず，両眼視異常となる．しかし，立体視にも可塑性が残っている期間があり，この期間内に内斜視手術を行って眼位を矯正すれば，その後も立体視は発達していくはずである．筆者らも，乳児内斜視に対する生後8か月以内の超早期手術は，2歳までの早期手術，2歳以降の晩期手術より有意に融像，立体視（**表2, 3**）の獲得に有利であることを報告（第66回日本弱視斜視学会〈2010年7月2日〉）しているが，サルを用いた基礎実験の結果もこれを支持している[7]．

正常立体視を獲得するためには（2）術後眼位

　立体視に対する眼位の影響は以前よりよく知られている[1,8,9]．正位が理想であることはいうまでもない．正常立体視を得ることは難しいものの，正常対応であり周辺立体視や融像を獲得できるsubnormal binocular visionを獲得するためには，超早期手術においても8Δ以内の微小斜視や10Δ以内のmonofixation syndromeの状態に持ち込むことが最低条件である．

　そのためには，術前の斜視角測定が正確でなければならない．基本的にはプリズム遮閉試験で近見の斜視角測定を行うが，完全屈折矯正下でペンライトなどの非調節視標を用い，調節の関与をできる限り除去して測定する．このときペンライトを点滅させると，乳児

表2 手術時期による融像獲得結果

	超早期手術群 (≦8か月)	早期手術群 (8〜24か月)	晩期手術群 (24か月<)	p値
融像陽性	12	21	18	
近見	10 (83.3%)	14 (66.7%)	7 (38.9%)	$p<0.05$*
遠見	7 (58.3%)	9 (42.9%)	4 (22.2%)	$p=0.1303$*

*G-test
近見融像獲得には超早期手術，早期手術が有用である．

表3 手術時期による立体視獲得結果

	超早期手術群 (≦8か月)	早期手術群 (8〜24か月)	晩期手術群 (24か月<)	p値
立体視（+）	6 (50.0%)	3 (15.8%)	2 (11.1%)	$p<0.05$*
200″ or better	2 (16.7%)	1 (5.3%)	0 (00.0%)	
3,000″ or better	4 (33.3%)	2 (10.5%)	2 (11.1%)	
立体視（−）	6 (50.0%)	16 (84.2%)	16 (88.9%)	

*G-test
立体視獲得には超早期手術，早期手術が有用である．

でも固視は比較的持続できる．

　プリズム遮閉試験の代わりにKrimsky法，Hirschberg法による斜視角を測定することも少なくない．Krimsky法では斜視眼の角膜反射像が瞳孔中央に補正できたときのプリズムの角度を斜視角とする解説が教科書に多い．しかし，Purkinje-Sanson第1像である角膜反射像は，元来瞳孔中央になく瞳孔中央より約5°鼻側にあり，瞳孔中心の角膜反射像は10Δの内斜視を残した状態である．また，Hirschberg法でも角膜反射像のずれを1mm＝約12.3°と計算して斜視角を算出するが，Purkinje-Sanson第1像は，角膜曲率半径による影響を受けやすいため，乳幼児の小さい角膜曲率半径による補正が必要であり，乳幼児のHirschberg法による斜視角測定は不正確になりやすい[10]．

正常立体視を獲得するためには（3）術前・術後の屈折管理

　正常乳幼児の屈折異常は大きいものではなく，+3D以内の遠視であれば矯正することなく，経過を観察するのが通常である．しかし，Birchらは，乳児内斜視の手術によって眼位が矯正されて+3D以内の軽度の遠視による調節内斜視の合併が60％にも及ぶことを報告[11]し，乳児内斜視における術前・術後の屈折管理の重要性を指

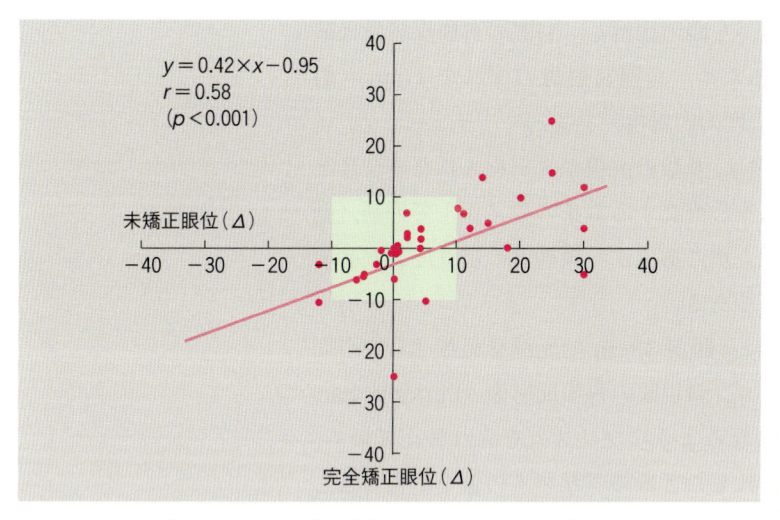

図1 乳児内斜視における術後屈折矯正による眼位変化
内斜視術後にも術後眼位を8〜10Δ以内にするため，約70％が眼鏡を装用している．
横軸：未矯正眼位（Δ），縦軸：完全矯正眼位（Δ）
(二宮悦子ら：乳児内斜視における術後屈折異常の眼位への影響．臨床眼科 2006；60：1189-1192.)

摘している．

　小児の調節力も生後6か月までにかなり発達する．正常AC/A比は4±2Δ/D) であるため，+3Dの遠視でも8〜10Δを超える内方偏位をきたす可能性は否定できない．そのため，筆者らは術前に必ず1％アトロピン硫酸塩点眼液を使用して調節麻痺下にて行う他覚的屈折検査を行い，+1.50D以上の遠視や1.50D以上の乱視は眼鏡処方後に眼位を計測している．術後にも再度同様に屈折検査を行い，術後眼位を8〜10Δ以内にするため，約70％で眼鏡を装用させている（**図1**）[12]．

カコモン読解 第21回 臨床実地問題4

6か月の乳児．眼位異常に母親が気付き来院した．顔面写真を図に示す．診断に必要な検査はどれか．3つ選べ．
a Bagolini線条ガラス試験
b Krimskyプリズム試験
c Titmusステレオテスト
d 屈折検査
e 眼底検査

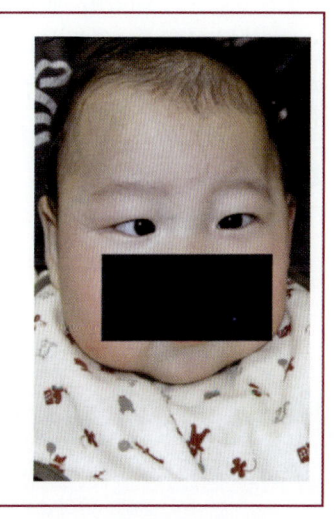

[解説] この乳児の眼位は，左眼で固視し，右眼の角膜反射像は瞳孔縁と角膜輪部の間にあるため，角膜反射像のずれを1mm＝約12.3°とすると約50°の大角度の内斜視である．

a. Bagolini線条ガラス試験は，多数の直線のスジを入れたガラスと光源によって惹起される2本の直交する線条の見えかたで抑制，網膜対応，融像を判定する検査法であるが，被検者の自覚応答が必要であり，乳児では検査不可である．

b. Krimskyプリズム試験は，眼前33cmの光源を見させながら固視眼の眼前にプリズムを置き，斜視眼の角膜反射像（Purkinje-Sanson第1像）が瞳孔中心になるようにプリズムを入れ替えていく．角膜反射像と瞳孔中心が一致したときのプリズムの値を斜視角として判定する．しかし，Purkinje-Sanson第1像は瞳孔中心より約5°鼻側にあるため，瞳孔中心でのプリズム角では約10Δの内斜視を残した斜視角であることに留意する．

c. Titmusステレオテストは，fly test, circles test, animals testから成り，偏光レンズを装用して左右眼分離をして，40″から3,000〜4,000″の静的立体視を定量的に測定する検査であるが，被検者の自覚応答が必要であり，乳児では検査不可である．

d. 乳児内斜視の特徴の一つに，大きな屈折異常を有さないことがあるが，これを確認するために調節麻痺下に行う他覚的屈折検査は必須検査である．さらには，生後6か月以内に発症する調節内斜視も存在するため，調節麻痺のためにはシクロペントラート（サイプレジン®）点眼液や1%アトロピン硫酸塩点眼液を使用するが，眼位異常がある場合には調節要素を完全に検査する必要があるため1%アトロピン硫酸塩点眼液を使用したほうがよい．

e. 未熟児網膜症に斜視が合併することはよく知られている．斜視の型は内斜視が多い．また，視神経疾患，網膜芽細胞腫の初発症状として内斜視をきたすこともあり，眼底検査を行っておくべきである．

[模範解答] b, d, e

（矢ヶ﨑悌司）

クリニカル・クエスチョン

内斜視術後外斜視はどのように治療すべきでしょうか？

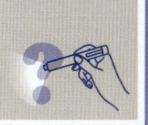

Answer 内直筋がしっかり強膜に付着していない可能性があります（slipped muscle）[*1]．正面視，右方視，左方視での水平断 MRI を撮影し，内直筋の太さを比較します．内直筋に異常があれば全身麻酔で前転します．その際に結合織ではなく筋腹を付着部に戻すことが大切です．斜視手術に慣れた医師が執刀することをお奨めします．

術前評価が重要

外斜視術後の残余角か，内斜視術後の過矯正かで大きく方針が変わる．初回手術の詳細が不明な場合は，手術前後の顔写真を探してもらい，本来の眼位を確認する．細隙灯顕微鏡で結膜の瘢痕を観察し，どの筋肉を手術したかを類推する[*2]．内転障害がある場合，内直筋が強膜から外れ，結合織でつながっている可能性が強く示唆される（slipped muscle）．可能であれば右方視時・左方視時の MRI を撮影して[*3]内直筋の左右差，収縮時の筋腹の位置をよく確認する（図1）．

手術法の選択 （図2）

内転障害があれば，slip した内直筋をしっかり強膜に縫合し直さない限り，外斜視は改善しない．slip した内直筋の筋腹は眼球後方にあり，局所麻酔では到達が難しく，手術侵襲も強いため，全身麻酔での内直筋前転術を選択する．内転障害がなく外斜視が小さい場合は，局所麻酔での外直筋後転術も可能である．

術中のポイント （全身麻酔下での内直筋前転術）

まず牽引試験を行い，運動制限がないか確認する．結膜の上から内直筋を観察し，切開場所を決める．術野が広い角膜輪部切開が望ましい．癒着をスプリング剪刀で剥離しながら後方に筋をたどる．斜視鈎を掛けて強膜との付着部を探し，筋腹が付着部に存在するか確認する（図3）．結合織を斜視鈎で引きちぎると lost muscle[*4] になるため，早めに縫合糸を掛ける．この糸を引くことで筋腹がわか

[*1] **slipped muscle**
筋が，薄い結合織だけで強膜に付着している状態．

[*2] 長期経過の場合は瘢痕がわかりにくいことがあるが，最表面の結膜血管の走行をよく観察すると，以前の切開・縫合によって血管が引きつれていることがわかる．

[*3] 2〜3mm スライスの T1 強調画像だと，外眼筋をよく評価できる．

[*4] **lost muscle**
縫合すべき筋が術中にみつからなくなってしまった状態．万一 lost muscle に陥った場合は，強膜上を探しても筋は発見できない．Tenon 嚢内を注意深く探す必要がある．無理にみつけようとせずに専門家に任せるほうがよいこともある．

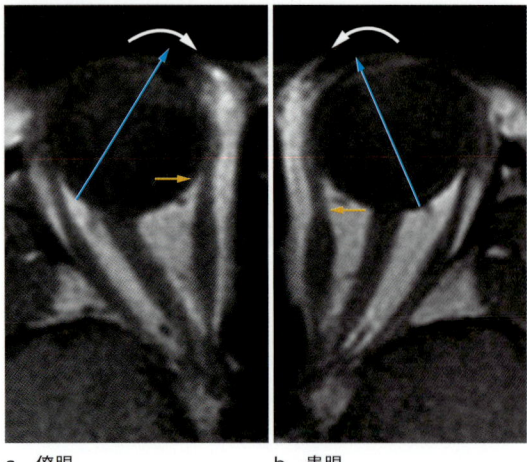

a. 僚眼　　　　　　　b. 患眼

図1　術前のMRI
右方視で撮影したMRIと左方視で撮影したMRIを比較し，患眼（左眼）の内直筋と僚眼（右眼）の内直筋の収縮が始まる位置を確認する（黄色矢印）．患眼の内直筋が僚眼の内直筋より後方で収縮していることがわかる．

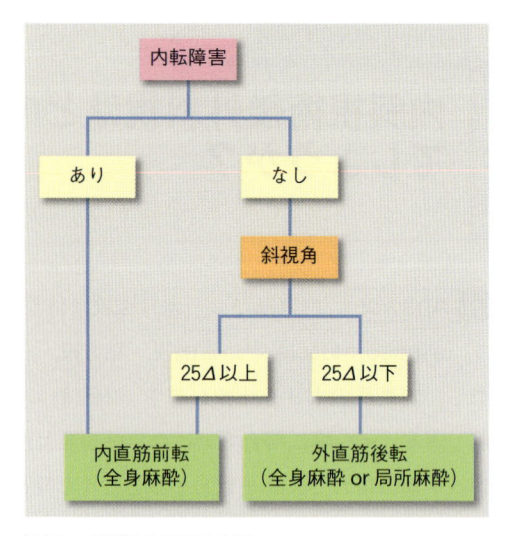

図2　手術の選択方法

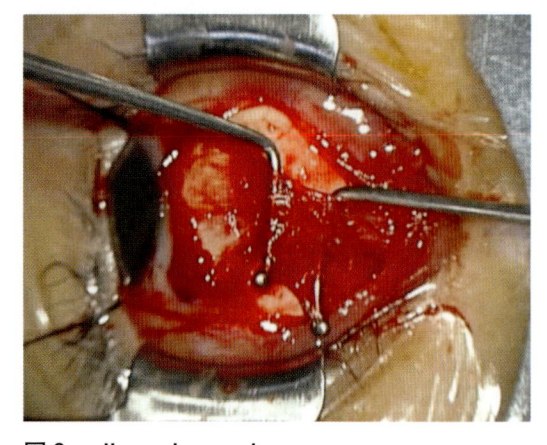

図3　slipped muscle
強膜に付着しているのは薄い結合織で，斜視鉤が透けている．筋腹は後方に位置していて見えない．

りやすくなる．改めて後方の筋腹にしっかりと縫合糸を結紮し，強膜に筋腹を縫合する．縫合する部位は角膜輪部から7〜8mm付近で，角度と内転制限によって増減する．内直筋前転単独でもきちんとslipをもとに戻せば，50Δ以上の効果が得られる．手術効果はばらつきが大きく，過矯正・低矯正が必ず起きることを事前に説明しておき，微調整の再手術を数か月後に計画することが望ましい．

（根岸貴志）

調節性内斜視の治療成績

　調節性内斜視は，遠視により惹起される内斜視である．発症年齢は2, 3歳が多いが，1歳未満で発症する早期発症の調節性内斜視もあり[1]，治療方針のうえからも乳児内斜視との鑑別に注意を要する．

文献は p.305 参照．

治療は，まず遠視矯正眼鏡

　完全矯正眼鏡を装用した後に 10 プリズムジオプトリー（PD）以上の内斜視角の減少がみられ，かつ残余斜視が＋10 PD 未満なら調節性内斜視（図1），＋10 PD 以上なら部分調節性内斜視（図2）と診断する．したがって，内斜視をみた場合は，まず調節麻痺下の屈折検査を行う．＋2 D 以上の遠視がある場合は眼鏡を装用させ，斜視角が減少するか否かを観察する．つまり眼鏡装用は診断的治療といえる．

眼鏡装用から斜視角の減少までの期間

　眼鏡を装用した後に，眼位が落ち着くまでの期間は症例により異なり，眼位がある程度落ち着いたところで調節性要素の有無を判断する．ただし，眼鏡が低矯正でないことが前提である．コンプライアンスの問題もあるが，眼鏡装用後，なかなか斜視角が減じてこな

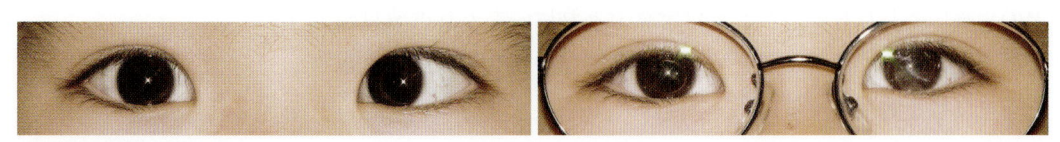

図1　調節性内斜視
遠視矯正眼鏡で眼位が矯正される．

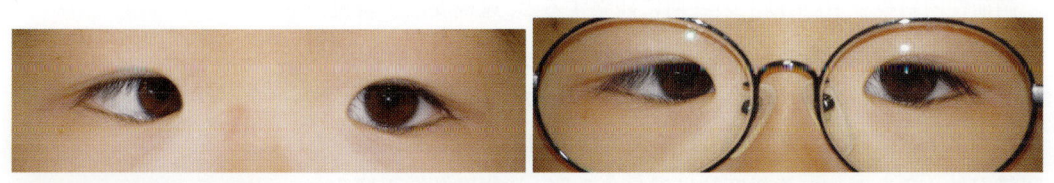

図2　部分調節性内斜視
遠視矯正眼鏡下でも内斜視が残る．

いものもある．ほとんどが 3 か月以内の眼鏡装用で眼位が落ち着くが，なかには 3 か月以上かかるものもあり[2]，眼鏡装用の状況を確認しながら判定は急がないようにしたい．

弱視の合併

調節性内斜視では片眼性の弱視の合併が多く，その合併率は報告によりさまざまである[3-5]．治療は健眼遮閉を必要とする場合が多いが，健眼遮閉を行った後に眼位が不安定になる場合があるので，健眼遮閉での弱視治療は眼位の変化に注意しながら行わなければならない．

両眼視機能

調節性内斜視では，両眼視機能は必ずしも良好とはいえず，中心立体視を認めるには＋8 PD 以内である必要がある[3,6]．しかし，微小角斜視[*1]の存在もあり，斜視角だけでは中心立体視の有無を論じることはできない．調節性内斜視であっても正常対応は約半数で，残りの半数は網膜対応のなんらかの異常状態であるという報告もある[7]．

[*1] 微小角斜視
角膜反射や遮閉試験では検出が難しい斜視角 5°未満の小さい角度の斜視．網膜異常対応や微小斜視弱視などの感覚異常を伴う．

長期管理について

成長とともに屈折が変化するので，少なくとも 1 年に 1 回の調節麻痺下での屈折検査を行う．また，内斜視の再発あるいは視力低下がみられたときにも随時屈折検査を行う．眼鏡視力も眼位もともに良好であることが理想であるが，経過を追ううちに眼位を良好にする遠視度数では遠見視力の低下がみられることがある．この場合は，児の年齢に応じた対応，たとえば学童であれば，ある程度遠見視力が出るところまで遠視度数を下げ，学童期前の児なら眼位を重視した遠視度数を装用させる．

長期予後

調節性内斜視を 10 年以上の長期に観察すると，遠視度数・斜視角ともに減少し眼鏡が外せたものは，ほとんどの報告において 20 % 以下である．残りの約 80 % はさまざまな経過をたどる[3-5,8]．いくつかのパターンに分けてみると，①遠視度数・内斜視角ともに減少し眼鏡が外せるもの，②遠視度数は減少するが，遠視度数を下げると内斜視角が増加するもの，③遠視度数が減少しないもの，④外斜視

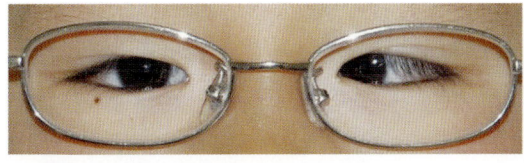

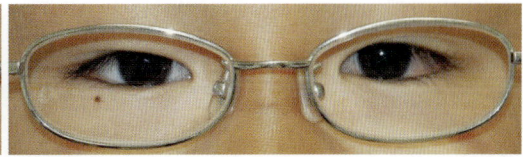

a. 術前　　　　　　　　　　　　　　　　　　b. 術後

図3　部分調節性内斜視の手術症例
遠視矯正眼鏡下での斜視角に対して手術を行う．

や部分調節性内斜視に移行するもの，である．① は理想的な経過であるが，頻度的に多くないことは先に述べたとおりである．② の場合は，"長期管理について"の項で示したとおり，遠見視力をとるか眼位をとるかを考えなければならない．③ の場合は眼鏡装用時の眼位も遠見視力も良好な場合が多く，眼鏡を外すことはできないが経過としては良好といえる．④ は手術加療が必要となる場合もある．このように眼位不良になる原因としては，発症年齢が低年齢，眼鏡装用の遅れ，遠視度数が高い，弱視の合併，健眼遮閉，高 AC/A，微小角斜視の存在などがいわれているが，報告はさまざまであり一定の傾向はない．以上のように調節性内斜視は，さまざまな経過をたどり，また予測できないので長期管理が必要である．

部分調節性内斜視の手術適応とその予後

部分調節性内斜視は調節性要素と非調節性要素からなり，眼鏡装用下にて眼位が目立つ場合は手術を選択する．つまり非調節性の要素に対してのみ手術を行う（**図3**）．ただし，眼鏡装用後の残余斜視については慎重に評価すべきで，それについては"眼鏡装用から斜視角の減少までの期間"項に述べたとおりである．手術の効果は整容面のみでなく，両眼視機能の改善も期待できる[3,5,9]．

（村木早苗）

後天内斜視の治療

　後天内斜視は生後半年以降に生じる内斜視のことで，調節性内斜視以外に多くの種類の内斜視がある．後天内斜視の分類はさまざまであるが，一般には"基礎型"，"輻湊過多"，"急性"，"周期性"，"近視性"，"感覚性"，"二次性"などとされる[1,2]．本項では開散不全型内斜視についても述べるが，非共同性や麻痺性内斜視については別項に委ねる．以下に各斜視型について解説する．

文献は p.305 参照．

基礎型内斜視（図1）

　原因は不明であるが，麻痺性斜視でなくても脳腫瘍や中枢神経系異常（奇形など）が潜んでいることがあるため注意を要する．眼底検査で乳頭異常の有無を観察し，脳MRIやCTなどで脳内異常の有無を検索する必要がある．先天内斜視とは異なり，発症までの期間は両眼視をしていたため，手術により眼位が矯正されると比較的良好な眼位と両眼視機能が得られやすい．

輻湊過多型内斜視

　遠見は正位，またはわずかな内斜視であるが，近見眼位で30〜40PD程度の内斜視を呈する内斜視である．調節性要素の関与は少

[*1] T.S.T.
Titmus Stereo Test のこと．偏光レンズを用いて近見の立体視機能を検査するプレートである．プレートには，fly（立体視差3,000秒），animal（立体視差400秒から100秒まで3段階）と，circle（立体視差800秒から40秒まで9段階）などのテストパターンがある．検査結果はf（+），a（3/3），c（6/9）などのように記載する．

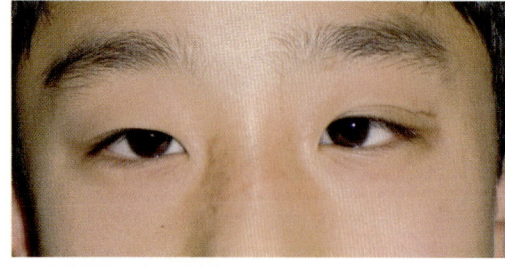

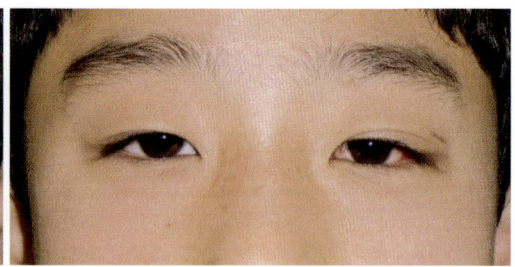

a. 術前眼位，左眼内斜視．　　　　　　　　　b. 術後1週間，正位．

図1　基礎型後天内斜視

12歳，男児．6歳のころから内斜視を発症し近医受診．眼科的および全身的な器質的異常なく，脳CTでも異常認めず．中学進学後に手術を希望し，京都第二赤十字病院眼科へ紹介受診した．
所見：両眼とも中等度近視で矯正視力は良好であった．左眼に+40PDの共同性内斜視を認めた（a）．T.S.T.[*1]にて立体視検出不可であった．
経過：全身麻酔下にて左眼の内直筋後転6.0mmおよび外直筋前転5.0mmを施行した．術後眼位は正位となり（b），T.S.T.にて200秒の立体視を得た．

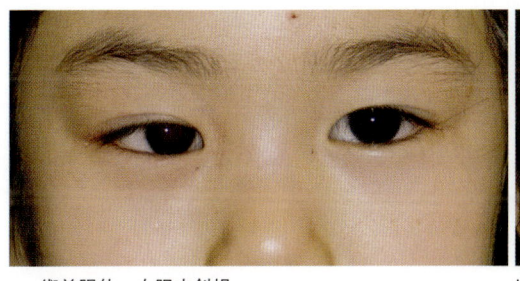

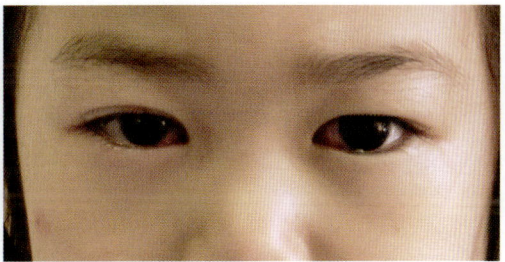

a. 術前眼位，右眼内斜視．　　　　　　　　　　　　　　b. 術後 1 週間，右眼軽度内斜視．

図 2　急性内斜視
4 歳 2 か月，女児．2 週間前に高熱を認めた後に右眼内斜視が発症し近医受診．精査治療のため京都第二赤十字病院眼科へ紹介された．
所見：右眼に＋35 PD の共同性内斜視を認めた（a）．
経過：アトロピン点眼下での屈折検査では右眼＋1.75 D，左眼＋1.5 D の軽度遠視，脳 MRI では異常所見認めず．Brian-Franceshetti 型の内斜視と判断し，全身麻酔下にて両眼内直筋後転術を施行した．術後は＋4 PD の右眼内斜視となった（b）．

なく AC/A 比が大きいわけではないため，＋3 D のレンズを付加しても近見眼位はほとんど改善しない．治療は両眼内直筋後転法，内直筋大量後転法や内直筋後方縫着（Faden 手術）などがあるが，効果は安定しないことが多い．

急性内斜視（図 2）

　急性に発症する内斜視で，突然の複視を自覚するため発症日時が明確なことが多い．外傷による目の腫れや眼帯，弱視訓練のための健眼遮閉などの人工的な両眼視遮断に続いて生じる場合と，要因なく突発的に生じる場合とに分かれる．突発性の急性内斜視は外傷，発熱，精神的ストレスなどに引き続いて発症する内斜視で，Brian-Franceshetti 型といわれている[1]．自然軽快も有りうるが，改善を認めないときには矯正手術を施行する．両眼視機能が良好であるため，治療予後も良好なことが多い．ただし，軽度の両眼の外転障害や開散不全など，中枢神経系異常による内斜視との鑑別には注意が必要である．

周期性内斜視

　48 時間周期で内斜視が発生する隔日内斜視がよく知られているが，周期性内斜視は周期的に正位と内斜視とを繰り返す，まれで特殊な後天内斜視である[3]．中枢神経系異常や筋緊張の異常などが原因として推測されているが，周期性斜視の原因は不明である．恒常性斜視へ移行することも多く，斜視矯正手術が有効といわれている．

近視性内斜視

　近視により生じる内斜視である．最強度近視により生じた内斜視では

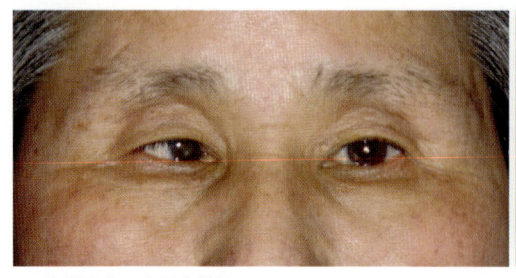

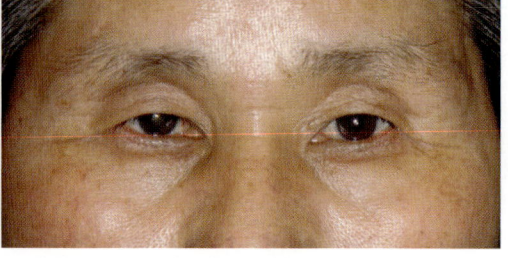

a. 術前眼位，右眼内斜視．　　　　　　　　　　b. 術後 1 か月後，右眼軽度内斜視．

図 3　感覚性内斜視
59 歳，男性．緑内障により 15 年以上前から右眼は完全失明していた．失明後より徐々に右眼内斜視が著明となった．
所見：右眼に著明な共同性内斜視（Hirschberg[*2]にて約＋30°，Krimsky[*3]にて約＋50 PD あまり）を認めた（a）．
経過：手術を希望したため，局所麻酔にて右眼内直筋後転 6.0 mm および外直筋前転 6.0 mm を施行した．術後は軽度の右眼内斜視（Krimsky にて約＋14 PD 程度）となった（b）．

極度に内斜し，外転制限を強く認める非共同性内斜視あるいは固定内斜視となる場合も少なくない．治療の詳細は本巻他項を参照されたい．

感覚性内斜視（図 3）

片眼の弱視や失明などで融像が障害された場合に生じる斜視を感覚性斜視という．幼児期では内斜視と外斜視と同程度といわれているが，年齢が長じるにつれて外斜視が多くなる[1]．幼児期の感覚性内斜視では，片眼視力障害の原因を探ることが重要である．治療は，まず視力障害の原因疾患に対する治療を行うが，視力改善の有無にかかわらず内斜視が残存すれば矯正手術を行う．

二次性（術後）内斜視

二次性内斜視とは，過去の外斜視矯正手術により生じた内斜視のことである．手術直後に発症した場合には複視を強く自覚する．術直後の軽度内斜視の場合には自然軽快することも少なくない．改善しないときには，プリズム眼鏡や戻し手術による治療が必要となる．

開散不全型内斜視（図 4）

開散不全型内斜視とは，遠見で目立つ共同性内斜視と遠見のみにて自覚する複視とを認める状態のことである．開散中枢の存在は不明であるが，開散麻痺は何らかの中枢神経系の異常により発症すると考えられている[4,5]．軽微な両眼の外転神経麻痺との鑑別が困難な場合や，中枢神経系の異常が検出されない場合などでは，開散麻痺の厳密な診断が難しい．原因不明の開散麻痺症状は，一般的に開散不全と称される[6]．

開散不全症状は急性に発症し，遠見で強い内斜視と複視を自覚す

[*2] Hirschberg 法
角膜反射光を用いて，おおよその斜視角を測定する方法である．点光源を固視したときの斜視眼の角膜反射光の位置により斜視角を判断するもので，定量検査が困難な乳幼児や固視困難な弱視例などに適応される．瞳孔縁なら約 15°，瞳孔縁と角膜縁との間なら約 30°，角膜縁なら約 45°と概算する．

[*3] Krimsky 法
Hirschberg 法と同様，角膜反射光を用いておおよその斜視角を測定する方法である．Hirschberg 法と異なり，固視眼の前にプリズムを置いて（非共同性斜視の場合などでは，斜視眼の眼前にプリズムを置くこともある），斜視眼の角膜反射の位置を観察する．角膜反射が瞳孔中央に認められたときのプリズム度数を斜視角とする．

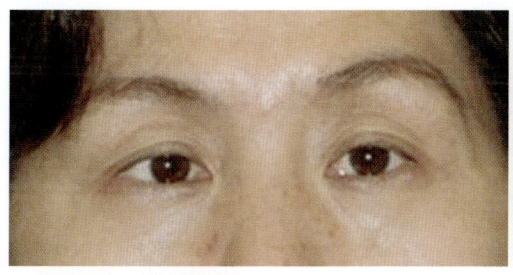

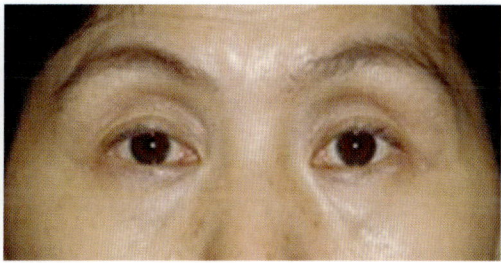

a. 術前眼位，右眼内斜視．

b. 術後 4 か月，軽度内斜位．

図4　開散不全型内斜視
55歳，女性．50歳頃より遠方での複視を自覚．内科や脳外科で精査するも異常認めず，京都第二赤十字病院眼科へ紹介受診．
所見：遠見で著明な右眼内斜視と複視（遠見；＋30PD R-ET，近見；＋16PD EP）を認めた（a）．
経過：右眼外直筋前転6.0mm を施行した結果，眼位は軽度内斜位（遠見；＋10PD EP，近見；＋2PD EP）となり，複視は完全に消失した（b）．

る．自然軽快することもあるが，改善しない場合にはプリズム眼鏡や矯正手術などを行う．手術は，内直筋後転法や外直筋前転法が効果的であるといわれている．

カコモン読解　第19回　一般問題63

治療を急ぐ必要があるのはどれか．2つ選べ．
a 急性内斜視　　b 間欠性外斜視　　c 調節性内斜視
d Duane 症候群　　e double-elevator palsy

解説　治療・精査を急ぐ必要があるのは，重篤な器質的疾患の存在する可能性が考えられる場合である．急性内斜視は前述のように発熱，外傷，ストレスや片眼遮閉などの後に引き続き特発性に発症することも多いが，中枢神経系の異常によっても生じることがあるため，まずは脳神経疾患の有無を検索する必要がある．double-elevator palsy は，一眼の上転作用をもつ上直筋と下斜筋の二筋が障害される単眼性上転障害のことである．先天性のことも少なくないが，後天性の場合には視蓋前域の障害による核上性障害が原因と考えられているため，脳疾患の有無を検索する必要がある．

　間欠性外斜視は器質的疾患によらない斜視で，斜視が間欠性であるため両眼視機能が保たれていることが多い．調節性内斜視は強い遠視による機能的な斜視であり，内斜視発症までは両眼視を有していることが多い．Duane 症候群は，先天性の異常神経支配による斜視である．

　以上より，治療を急ぐ必要があるのは急性内斜視と double elevator palsy である．

模範解答　a, e

（溝部惠子）

クリニカル・クエスチョン

微小斜視について教えてください

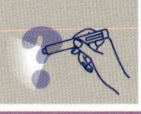

微小斜視とは

　微小斜視（microstrabismus）とは，通常，10プリズムジオプトリー（Δ）以下の小さな斜視でありながら，周辺網膜の異常網膜対応によって両眼単一視がみられる状態である．バゴリーニ線条ガラス試験（Bagolini striated glasses test）で両眼単一融像が観察されるが，偏位眼の中心窩には抑制がかかっているため（抑制暗点），両眼視差に対する融像性輻湊運動や立体視に異常がみられる．しばしば弱視（微小斜視弱視）を合併し，弱視のなかでも健眼遮閉治療が反応しにくく，難治である．

4Δ基底外方試験（4 prism diopters base-out test）

　微小斜視の診断に用いられる．一眼の眼前に素早く4Δのブロックプリズムを基底外方に挿入し，交差性視差を与えると，健常者では，一瞬複視を自覚するが，直ちに小さな代償性眼球運動が生じて両眼単一視が回復する（図1a）．ところが，微小斜視の偏位眼の眼前にこのプリズムを挿入しても，複視や代償性の眼球運動はみられない（図1b）．この現象は，斜視眼の中心網膜に抑制（抑制暗点）が存在するため，プリズムでわずかに視標のイメージを移動させても，偏位眼の眼底に写るイメージは抑制暗点内を移動するのみであるため，融像性輻湊が反応しないためと解釈されている．逆に固視眼の眼前にプリズムを挿入すると，プリズムの偏向角に相当するむき運動が両眼にみられる（図1c）．

大まかな立体視

　正常な立体視（～60秒）は，両眼の網膜中心窩が高い解像力を保ち，微小な両眼間の視差を検出することによってはじめて達成される．しかし，微小斜視では偏位眼の中心窩に抑制暗点が存在するため，微小な両眼間の視差を検出することが難しい．その結果，立体視は観察されるものの，立体視のレベルとしては大まかなものにな

| a. 健常者 | b. 微小斜視の斜視眼に
プリズムを挿入した場合 | c. 微小斜視の固視眼に
プリズムを挿入した場合 |

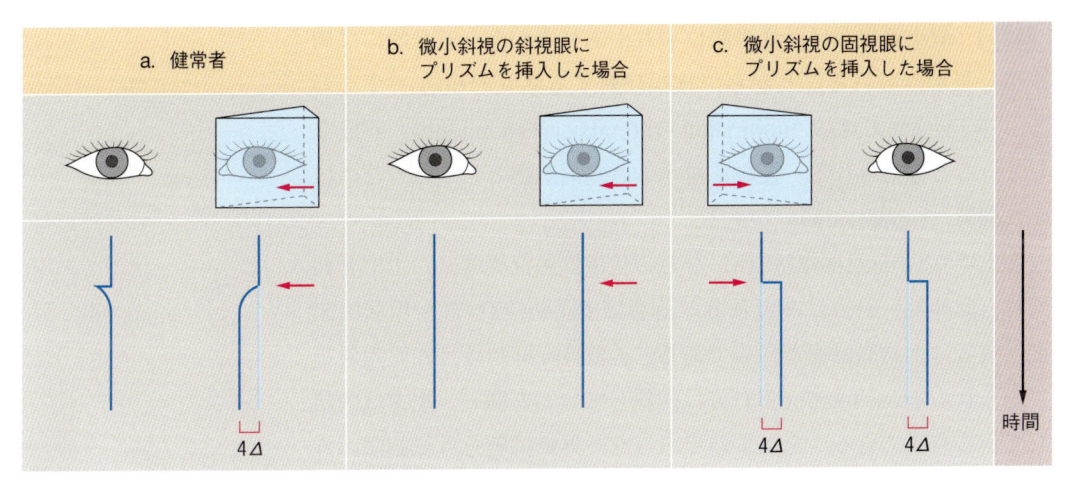

図1　4Δ 基底外方試験でみられる眼球運動のパターン

a. 健常者では，プリズムを挿入したほうの眼には，内方へ 2Δ のむき運動と 2Δ の融像性輻湊運動が起こる．両者は加算され，固視方向は 4Δ だけ内斜方向に移動する．反対眼でも同様に 2Δ のむき運動と 2Δ の輻湊運動がみられるが，両者の方向が逆になるため，プリズム挿入後も固視方向は一定である．反対眼にプリズムを挿入しても，左右対称的に同様の反応がみられる．
b. 微小斜視の斜視眼にプリズムを挿入すると，中心窩抑制があるため，眼球運動は起こらない．
c. 微小斜視の固視眼にプリズムを挿入すると，両眼とも 4Δ のむき運動がみられるが，健常者と異なり輻湊運動はみられない．微小斜視を診断するには，右眼さらに左眼にプリズムを挿入し，反応の左右差を比較する．

る（480〜3,000秒）．

先天斜視症候群と微小斜視

乳児内斜視をはじめとする先天性斜視症候群では，立体視発達の感受性期間（生後1歳まで）を両眼単一視の経験がないまま過ごすため，中心窩融像の発達が妨げられる．その結果，わずかな眼位ずれに対しても融像性輻湊運動が反応せず，数プリズムの眼位ずれを残して微小斜視にとどまることが少なくない[*1]．

微小斜視と不同視

微小斜視の一部は不同視を合併している[*2]．不同視によって乳幼児期に片眼の網膜中心窩に写るイメージがぼけた状況が続くと，健常な中心窩融像の発達が起こらず，微小斜視の原因となると解釈されている．

[*1] 見方を変えれば，微小斜視は先天性斜視症候群の手術矯正に関して，好ましいエンドポイントであると考えることができる．

[*2] 不同視弱視で健眼遮閉治療に反応しにくい症例のなかには，微小斜視を合併している場合がある．

カコモン読解　第23回　一般問題68

微小斜視の特徴はどれか．
a 顎上げ　　b 頭部傾斜　　c 外転抑制　　d 網膜異常対応
e 高 AC/A 比

解説 微小斜視とは顕性の眼位ずれがありながら，感覚的には両眼単一視がみられることから，複視に対する感覚的順応—すなわち，dの網膜異常対応（anomalous retinal correspondence）が成立していると考えられる．複視に対する感覚的順応としては，このほかに抑制（suppression）がある．

顎上げ（a）や頭部傾斜（b）などの代償性頭位異常は，主に非共同性（麻痺性）斜視にみられる．前者はBrown症候群や甲状腺眼症，後者は上斜筋麻痺が代表である．cの外転抑制は，乳児内斜視にみられるcross fixation（右方は内斜している左眼で，左方は内斜している右眼で見る）を指すのであろう．外転抑制を外転制限の意味ととれば，外転神経麻痺やDuane症候群でみられるので，少なくとも微小斜視とは無関係である．

AC/A（accommodative convergence/accommodation）比は，単位調節量あたりの輻湊量の割合を示す比である．CA/C比とともに，調節と輻湊の相互作用の強度を示す値である．検査法によって値が異なるが，Far-Gradient法では，健常者の平均AC/A比は3.5Δ/Dである．AC/A比が高いと，近見時に輻湊が過剰になり，近見時の内斜視の原因となることがある（非屈折性調節性内斜視）．また老視の初期には，過剰な調節努力によりAC/A比は上昇する．

模範解答 d

（長谷部　聡）

間欠性外斜視の手術

治療の目的

　間欠性外斜視は，東洋人では最も頻度の高い斜視である．斜視手術の目的が，両眼視機能の獲得と整容的な眼位の矯正にあることはいうまでもなく[1]，どちらが優位とはいえない．間欠性外斜視では通常は視力，両眼視機能には異常がなく，問題になるのは外見と眼精疲労である．外見とは精神的なコンプレックスを意味し，小児でも成人でも間欠性外斜視の治療目的の大部分を占めるといえる[2,3]．また，成人では眼精疲労の解消も重要な治療目的となる．

　しかし，間欠性外斜視での外見の改善，眼位の矯正とは簡単なことではない．初回手術における間欠性外斜視の治療成績を**表1**に示したが，治癒と判定される率は決して高くない．間欠性外斜視の眼位の矯正では再発，いわゆる"眼位の戻り"が常に問題になり，洋の東西を問わず悩ましい問題である（**表1**）．最近のわが国での成績では，初回手術により3年後に15Δ以内の斜位に収まる率は69%にとどまっている[4]．また，強過ぎる過矯正では術後内斜視に発展し，複視を伴った強い眼精疲労に悩まされることになる．斜視の治療においても病因論を抜きにすることはできないが，これまでの説のなかでは，Adlerによる核上性の輻湊・開散の異常説が最も理解

文献はp.305参照.

表1　初回手術の治療成績

	治癒基準	判定時期（年）	治癒率（%）
Bedrossian (1962)	<1Δ+fusion	1〜6	50
Burian (1965)	<20Δ+stereo	2.5	82
Raab & Parks (1969)	<10Δ	5〜7	52
Wheeler (1972)	≦20Δ	5〜10	22
Pratt-Johnson (1977)	≦10Δ+NRC	6	61
Hardesty (1978)	≦phoria+stereo	1〜10	77
Scott (1981)	≦10Δ	2	65
Richard & Parks (1983)	≦10Δ	2〜8	56
多施設研究 (2011)	≦15Δ	3	69

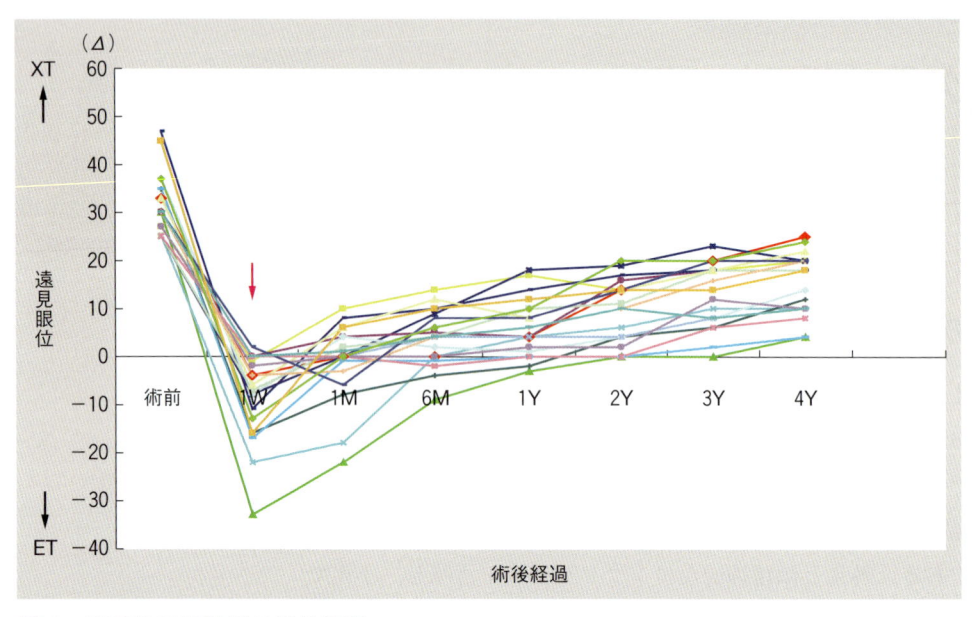

図1 片眼後転短縮術の術後経過（n＝20, 赤矢印は手術時を示す.）

しやすい[5,6]. 核上性の異常に対して, 末梢の外眼筋の操作のみでは治療限界があるのは当然であるが, 各手術法の特徴を理解して臨めば治療成績はおのずから向上するものと考えられる.

外斜位, 間欠性外斜視, 恒常性外斜視の違い

外斜位と間欠性外斜視は主観的な違いであり, 区別できないと考えられている. また, 多くの恒常性外斜視は間欠性外斜視からの移行型であることも, 斜視の専門家がしばしば経験するところである. 術前に両眼視機能が抑制されている例でも, 術後に正常両眼視が検出されることは珍しくない. これらのことから, 病因論的には同一の疾患であり, 輻湊能力の差異によりおのおのの状態を表現していると解釈できる. ただし, 恒常性外斜視のごく一部には先天性外斜視ともいうべき一群があり, この場合は両眼視機能がまったく検出されない.

外斜視に対する術式と術後経過

後転短縮術：外直筋後転術と内直筋短縮術を組みあわせる術式である. 術後の遠見眼位の経過を**図1**に示した.

両外直筋後転術：両側の外直筋後転術を行う術式である. 開散過多型（真性, 偽性）に最もよい適応となるが, 米国ではほとんどの外斜視にこの術式が採用されている. 術後の遠見眼位の経過を**図2**に示した[7]. 参考に米国のParksの手術量を**表2**に示した[8].

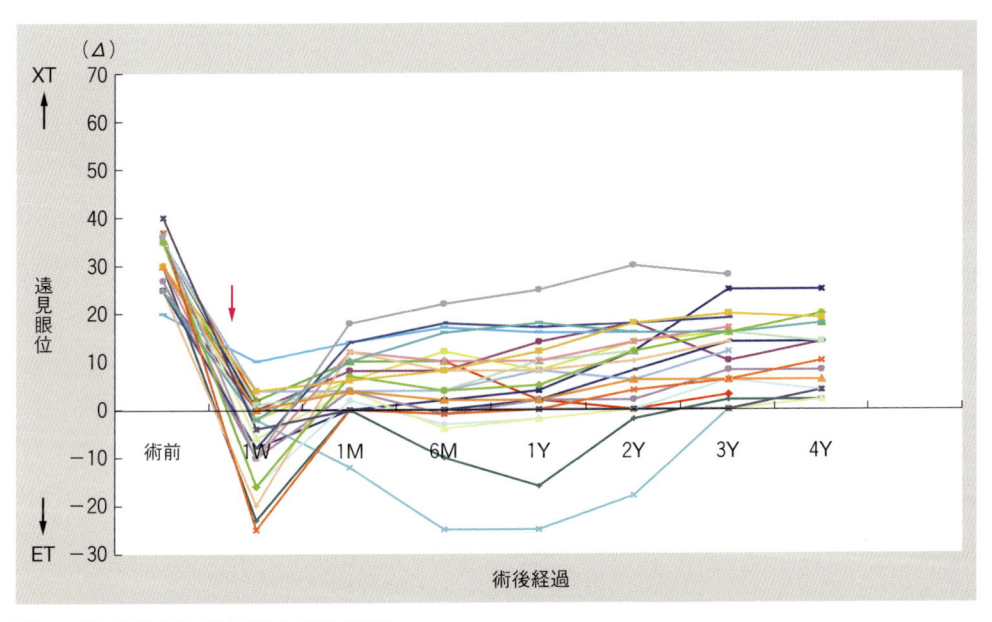

図2 両側外直筋後転術の術後経過 (n＝24, 赤矢印は手術時を示す.)

表2 Parksの手術量

斜視角 (Δ)	後転量 (両)	短縮量 (両)	後転＋短縮量 (片)
15	4mm	3mm	4＋3mm
20	5mm	4mm	5＋4mm
25	6mm	5mm	6＋5mm
30	7mm	6mm	7＋6mm

(Parks MM：Concomitant exodeviations. In：Duane TD, editor. Clinical Ophthalmology. Philadelphia：Lippincott；1988.)

内直筋短縮術：初回手術では,あまり用いられていないのが現状である.通常,両側外直筋後転術のあとの2回目の手術に用いられる (図3)[9].

両側外直筋か片側後転短縮術か：まず,それぞれの術式を好む術者の割合を,米国のみ (米国小児眼科学会) と米国と欧州 (国際斜視学会) で比較すると,表3のようであった[10]. 米国では外斜視の種類を問わず,両外直筋後転短縮術が多用されている.

両側後転術と片側後転短縮術の術後経過をよくみると,前者での戻りはほぼ術後1か月までに決定され,その後の戻りはわずかであるのに対し,後者では経過とともに戻りが強くなっていることに気づく.前出のAdler説によると外斜視は開散優位となっているため,開散側の筋肉の弱化手術が病因論に基づいた治療に近いということであろう.術後1か月までの戻りは,手術筋の回復に一致すると考えられる.後転術では術後1か月の時点で全体の術後経過が判断で

表3 後転短縮術と両外直筋後転術の採用率

術式	米国小児眼科学会	国際斜視学会
後転短縮術のみ	6％	26％
後転短縮術が主	10％	8％
両後転術が主	84％	66％

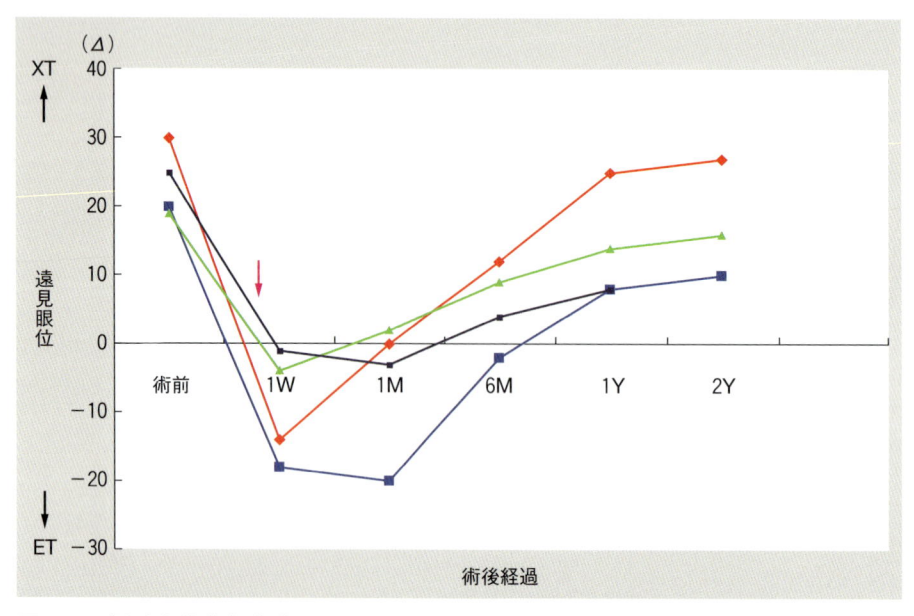

図3 両側外直筋後転術後の再発に対する両側内直筋短縮術の術後経過（$n=4$，赤矢印は手術時を示す．）

きることになるが，後転短縮術では長期の経過観察が必要になる．逆に過矯正の場合は，両側後転術では術後内斜視に発展する可能性が高いことになるのに対し，後転短縮術ではその後の戻りを期待できることになる．どの術式を選んでも，術後の眼位は必ず変化する．戻りは少ないが術後内斜視が生じやすい両側外直筋後転術か，戻りはあっても悩ましい術後内斜視を避けやすい片側後転短縮術を選ぶかは，当分解決されそうもない．実際の手術にあたっては，それぞれの特徴をわきまえたうえで，術式を選ぶのが最善と思われる．

残余外斜視に対する手術と術後経過

残余外斜視に対する術式としては，初回手術が片眼の後転短縮術なら，通常は反対眼の後転短縮術が行われる．この際の手術効果については，初回手術と同じという意見[11]と手術効果がわずかに増大するという意見がある．また，一部には外直筋の再後転術を行い，戻りの少ない良好な結果が得られたという報告もある[12]．この場合，輻湊が弱い恒常性外斜視には効果的ではなく，初回手術より手術効果は小さくなる傾向がある．

術後内斜視に対する手術と術後経過

一過性の過矯正が最終的に内斜視として固定したものが，術後内

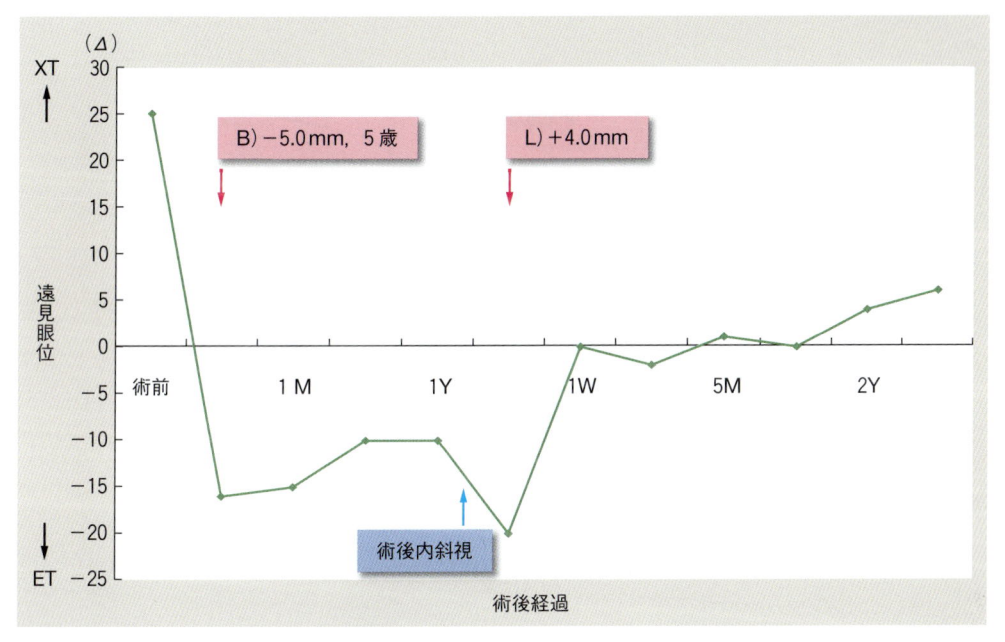

図4 術後内斜視に対する手術と経過

斜視である.2〜3か月以上の経過観察の後に外斜視の戻りが期待できないこと,複視や眼精疲労が強いことなどをもとにして決定する.通常,外斜視では戻りのため,術直後の遠見眼位が10Δ以下の一時的な過矯正はむしろ望ましいと考える術者が多いが,過矯正の程度が強くなると術後内斜視に発展する.術直後に遠見眼位15Δ以上の過矯正があると,術後内斜視として固定化することが多い[13].

術後内斜視に対する手術:術後内斜視に対しては,通常は"戻し手術"が採用される.すなわち,すでに後転されていた外直筋を前転する場合と,短縮されていた内直筋を後転する場合がある.どちらが有利ということはないが,術後内斜視が輻湊過多型なら内直筋の後転を行うのが自然な考えかたであろう.また,"戻し手術"の定量式は確立されていない.症例によって手術効果が大きく異なるため,いわば試行錯誤的に手術量を決定し,術後経過を観察することになる.正位をねらうあまりに"戻し手術"の手術量が小さすぎると,再度術後内斜視に発展する.このときの手術量の決定にはかなりの経験,判断力,患者との信頼関係を必要とする.通常は既手術眼に対して行い,反対眼に内斜視の手術を行うことはまれである(図4).

術後内斜視の急性増悪型:術後内斜視のなかには,ある時期から急に内斜視の角度が増大する症例がみられる.この場合に,増大した内斜視の眼位にあわせて手術量を決定する必要はない.通常は,後

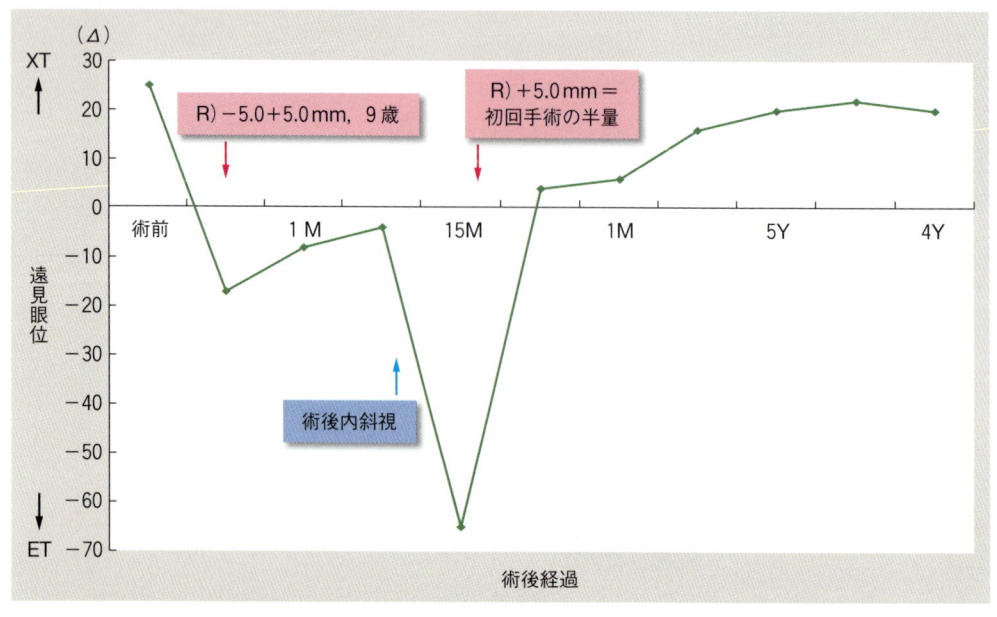

図5　急性増悪型の術後内斜視に対する手術と経過

転短縮術をする必要もなく，初回に行った手術の半分をもとに戻すことでよい結果が得られる（**図5**）．

（初川嘉一）

> **カコモン読解　第24回　一般問題17**
>
> 眼鏡では快適な矯正が得られているが，コンタクトレンズを使用したときに，近方視時の負担が増加するのはどれか．
> a 外斜位のある両眼近視
> b 外斜位のある両眼遠視
> c 外斜位のある両眼混合乱視
> d 外斜位のある右眼近視と左眼遠視
> e 内斜位のある右眼近視と左眼遠視

解説　眼鏡装用では"見かけの調節力"が生じており（**図6**）[14]，近視眼では大きく，遠視眼では小さい．近視眼（特に強度近視になるほど）では，この眼鏡装用での見かけの調節力が，コンタクトレンズ装用に変更すると失われ負担となる．また，近視の眼鏡では，輻湊時にプリズム効果で必要となる輻湊量が少なくなるが，コンタクトレンズに変更すると，この効果もなくなり負担となる．外斜位では一般に内斜位に比べて近方視時の輻湊に負担がかかる．以上より，外斜位で両眼近視のaを正解とした．

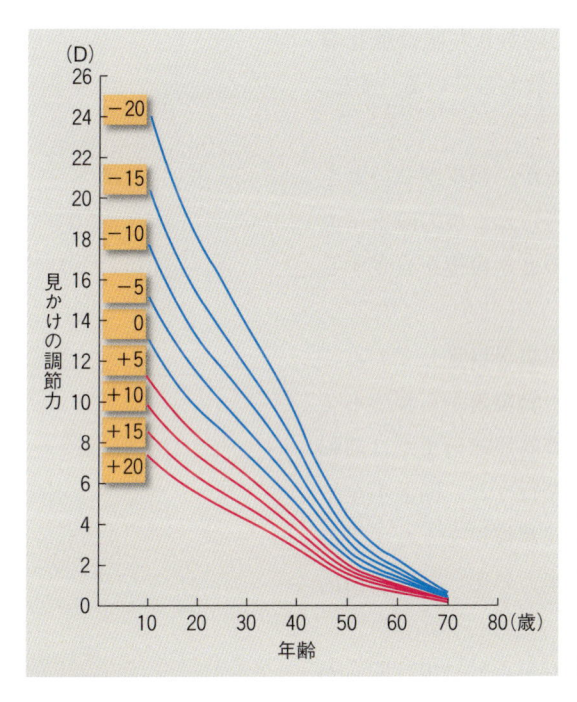

5. 水平斜視，上下斜視の治療とその適応　191

図6　眼鏡による"見かけの調節力"
眼鏡による"見かけの調節力"は近視で大きく，遠視で小さい．コンタクトレンズによる矯正は眼鏡度数0に相当する．
(梶田雅義：両眼視を考慮した光学的治療のコツ b. コンタクトレンズ．大月　洋編．両眼視．東京：金原出版；2007. p.156-159. 図3．)

模範解答　a

(鈴木利根，杉谷邦子)

カコモン読解　第24回 臨床実地問題25

68歳の女性．2か月前から両眼複視が出現し，最近複視の頻度が増加したため来院した．視力は右0.6(0.8×−0.50D○cyl−1.00D 90°)，左0.1(0.2×−2.00D)．頭部MRI検査で異常はない．眼位写真と前眼部写真を図A，Bに示す．まず行うべき治療はどれか．

a　右眼外直筋後転術
b　左眼外直筋後転術
c　両眼外直筋後転術
d　右眼白内障手術
e　左眼白内障手術

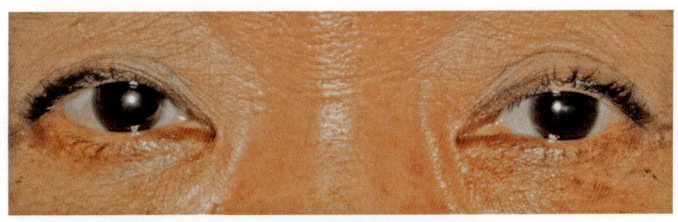

図A

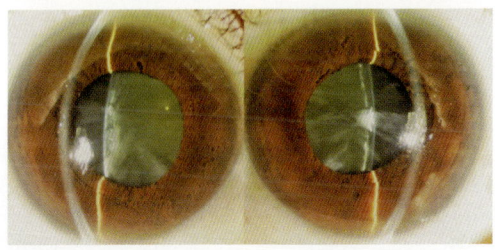

図B

[解説]　図Aでは角膜反射が右眼は瞳孔中央にあり左眼は瞳孔鼻側にあることから外斜視となっており，瞳孔は散大している．また，図Bでは両眼の白内障が認められる．

両眼複視の原因は斜視または眼筋麻痺であるが，複視がないときもあることから，間欠性外斜視である．白内障による視力障害によって両眼視が破れやすい状態となり，外斜視のとき複視を自覚するようになったと考えられる．

間欠性外斜視の治療は斜視手術であるが，複視を自覚していることから網膜正常対応であり，この年齢ではこの斜視角から輻湊不全型と考えられる．斜視手術方法としては，内直筋短縮術または前転術が適応である．選択肢にある外直筋後転術を行うと，開散不全や側方視の外転不全を起こして内斜視となり，同側複視をきたす恐れがあるので不適切である．したがって，まず視力の悪い左眼の白内障手術が適応である．

なお，瞳孔が通常の大きさであれば角膜反射から外斜視は明らかであるが，瞳孔散大し斜視を見落としやすくしてある写真は，出題者が意図して選んだのであろうか．

[模範解答]　e

（丸尾敏之）

サイエンティフィック・クエスチョン

間欠性外斜視と立体視の関連について教えてください

Answer 遠見斜視角と遠見立体視の間には関連がないといえます．遠見立体視の発達は近見立体視よりも遅いことから，間欠性外斜視の手術時期を考える場合には，遠見立体視が不良であっても近見立体視が得られていれば，術後の戻りが少なくなる小学校高学年まで待ってもよいと考えます．

文献は p.306 参照．

間欠性外斜視の特徴

間欠性外斜視は一般に，近見では斜位を保ちやすいが，遠見では眼位のコントロールが不良で顕性外斜視になりやすい．近見では眼位コントロールがよいので立体視も正常なことが多いが，遠見立体視については，臨床の場で近見立体視と同じ精度で検査する方法が普及していないため，詳しい報告が少ない．本項では，近見立体視と遠見立体視の違いについて，筆者の調査したデータをもとに概観してみよう．

立体視の測定方法

筆者が近見立体視検査に用いたのは，最も普及していると考えられる Titmus Stereo Test（TST）である（図1）．これは輪郭のある図形を偏光フィルタで分離する方法である[*1]．遠見立体視について

[*1] 立体視を測定するには，左右眼を何らかの方法で光学的に分離して，人工的な立体刺激を与える方法が一般的である．両眼分離の方式には，偏光フィルタ，赤緑フィルタ，光学系による分離などがある．また視標の種類は，輪郭のある図形とランダムドットに大別される．

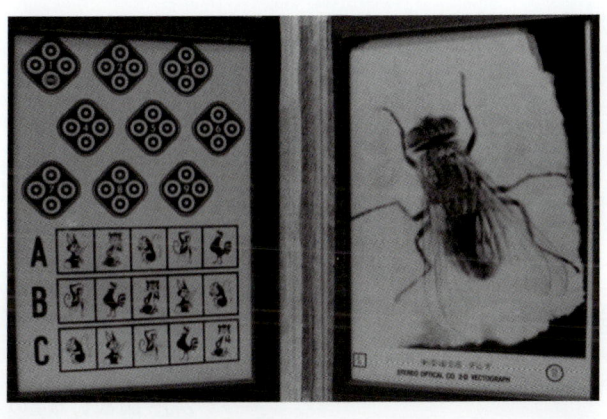

図1 Titmus Stereo Test

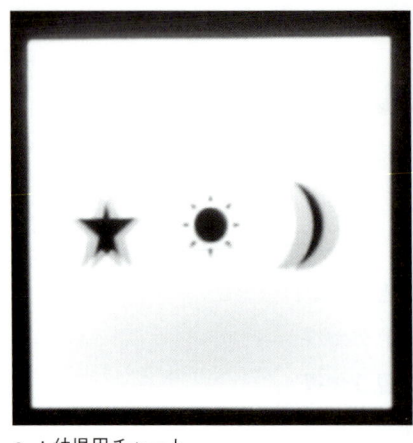

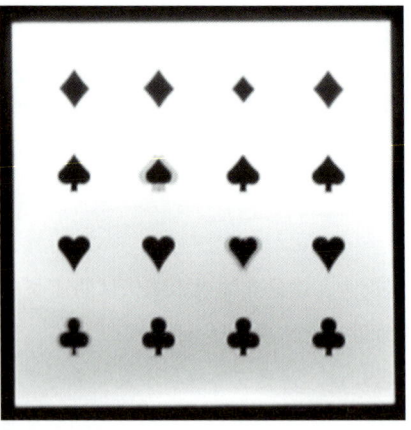

a.：幼児用チャート　　　　　　b. 定量用チャート

図2　Nikon ツインチャート NC-10®
定量用チャートでは，各行のマークの一つだけが浮き出て見える．

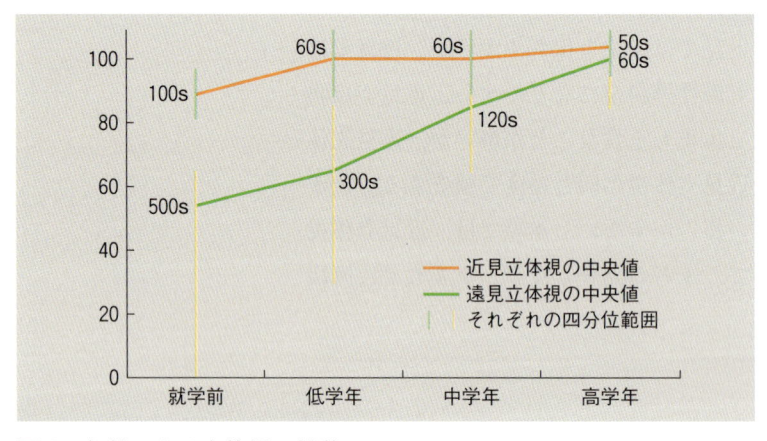

図3　年齢による立体視の推移
縦軸は対数化した両眼視差のスコア，横軸は年齢範囲である．

は，Nikon ツインチャート NC-10® を使用した．これは 5 m の距離で TST と同じ原理で立体視を測定する装置である（図 2）．偏光メガネは両検査で共用できる．TST の circle では菱形に並んだ四つの円のうち一つが浮き出て見えるが，NC-10® でも横に並んだ四つの図形のうちの一つが立体的に見えるようになっている．つまり両者は測定原理と視標の呈示方法について，検査距離以外はほぼ同等とみなされる[*2]．

年齢による近見・遠見立体視の自然経過

図 3 は，手術を行っていない間欠性外斜視患者 77 人の近見と遠見立体視を，小学校就学前から小学校高学年にわたって，同一被験

[*2] TST で測定できる両眼視差の範囲は，fly の 3,000 秒から，circle の 800～40 秒である．一方，NC-10® では，幼児用チャートが 500 秒と 300 秒，4 段階の定量チャートが 240～60 秒で，後者のほうが検査可能範囲が狭い．

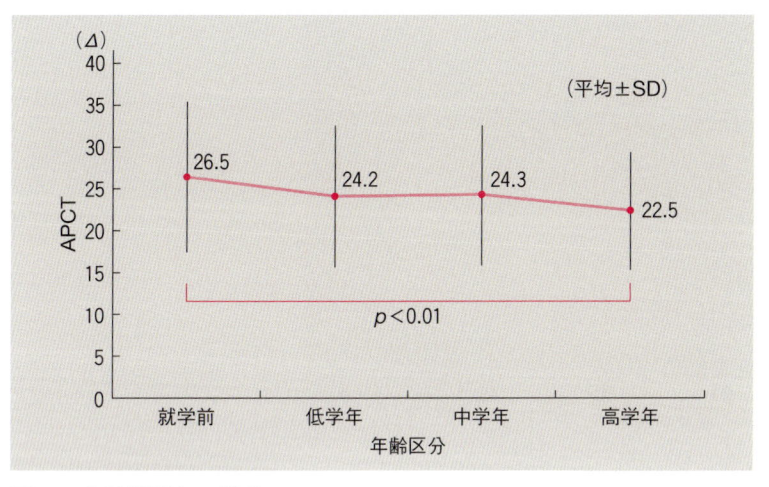

図4 遠見斜視角の推移
折れ線グラフは平均値，縦棒は標準偏差を表す．就学前と高学年の間に有意差があるが，その差は非常に小さい．
APCT：alternate prism cover test（交代プリズム遮閉試験）

者で少なくとも6年間追跡した結果である．就学前には近見立体視の中央値が100秒，遠見立体視の中央値が500秒と差が大きいが，年齢が上がるにつれて両者の差は小さくなり，小学校高学年では近見立体視が50秒，遠見立体視が60秒とほとんど差がなくなる．このグラフからわかるように，近見・遠見立体視とも成長とともに発達するが，遠見立体視の発達は近見立体視よりもずっと遅く，小学校高学年でようやく両者の差がほとんどなくなる．

斜視角と立体視

図4は，同じ患者群の6年間の遠見斜視角の変化を示すグラフである．就学前は26.5±8.76Δ（10〜54.6Δ），低学年で24.2±8.20Δ（6〜57.2Δ），中学年で24.3±8.07Δ（12〜51.5Δ），高学年で22.5±6.88Δ（10〜44.7Δ）と徐々に減少する．就学前と高学年の斜視角には有意差があるが，その差はわずか4Δと小さく，ほとんど変動はないとみなしてよいだろう．図5は遠見斜視角に対する対数化した遠見立体視スコアをプロットした散布図であるが，両者の間にはまったく関連がない．

立体視の発達と間欠性外斜視の手術時期

小学校就学前〜低学年の時期に遠見立体視ができなくても，近見立体視さえ正常なら，いずれ遠見立体視も発達してくると考えてよいだろう．間欠性外斜視は，術後に外斜偏位の戻りがみられ，特に

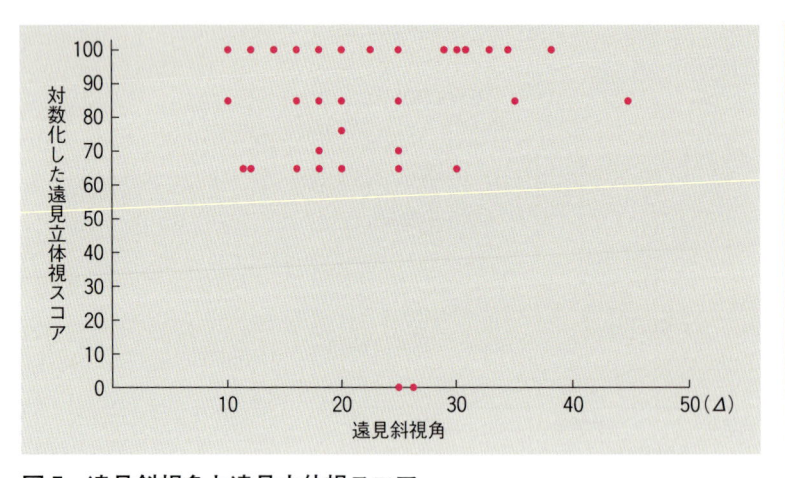

図5 遠見斜視角と遠見立体視スコア
横軸は遠見斜視角，縦軸は対数化した遠見立体視スコアである．両者の間にはまったく関連がない．

低年齢ほど戻りが大きい．したがって，低年齢で遠見眼位のコントロールが不良であって，いずれ改善されるのなら，術後の戻りが少なくなる小学校高学年まで待っても差し支えないということになる．低年齢で手術を行うとすれば，近見立体視が低下ないし消失した症例に限るべきである．

（横山　連）

クリニカル・クエスチョン

斜位近視はなぜ成人で起きるのでしょうか？

Answer 加齢により調節のバランスが変化し，成人では眼位を正位に保つための輻湊と同時に輻湊性調節が強く働くようになるためです．

斜位近視とは

　斜位近視とは間欠性外斜視の成人で，比較的大角度の眼位ずれがあり，両眼視時に片眼視時に比べ著明に近視化するという状態である．10D以上の強い近視化を認める場合もある．著明な近視化のため像がぼやけ，強い眼精疲労を訴える，というのが特徴である．

若年期と成人期以降の違い

　斜位近視では眼位によって近視化が起きることから，近見反応との関連が以前より報告されており，Wilhelmらが近見反応での瞳孔の縮小は，20歳以上では20歳未満に比べ大きいことを報告している[1]．

　間欠性外斜視患者を年齢別に3群に分けて行った，近見反応の指標として両眼視時と片眼視時の屈折値の差および瞳孔径の差と斜視角を用いた検討[2]では，瞳孔径は成人期のみ両眼視時と片眼視時の差が増大しているが，若年期では有意な差は認めないことがわかる

文献はp.306参照．

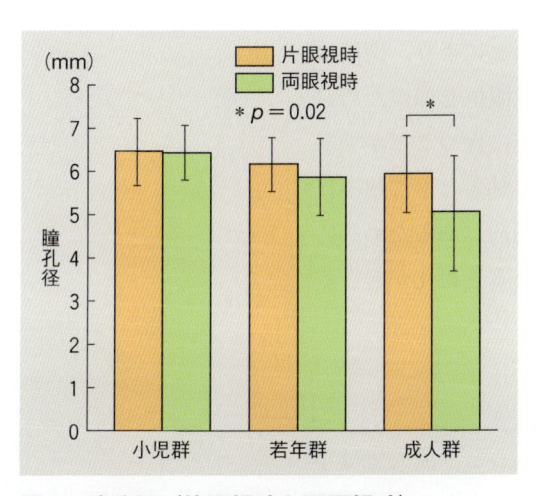

図1　瞳孔径（片眼視時と両眼視時）

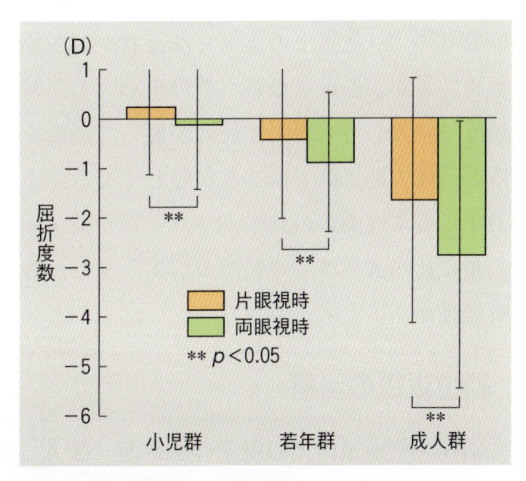

図2　屈折度数（片眼視時と両眼視時）

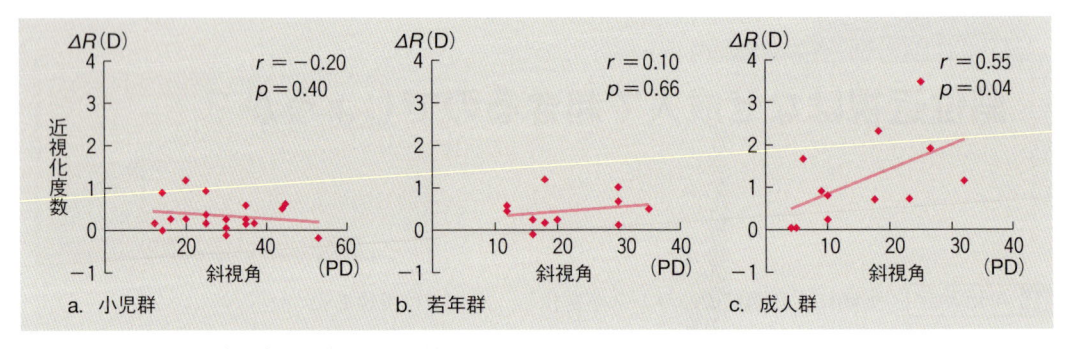

図3　近視化度数（ΔR）と斜視角の関係
ΔR＝両眼視時と片眼視時の屈折値の差

（図1）．屈折度数では，これまで報告されている成人群のみならず，若年群，小児群でも両眼視時の近視化が認められている．ただし，焦点深度の範囲内の軽度なものである（図2）．よって，近視化と近見反応による瞳孔径の変化は若年期には認めず，成人以降になって起こっていると考えられる．

また，成人群でのみ斜視角と近視化度数との間に相関がみられており，成人では大角度であるほど斜位近視の発症リスクが高いといえる．しかし，成人群以外では斜視角と近視化度数との間には相関は認められておらず，斜視角が大きくても若年では斜位近視は発症しないことがわかる（図3）．

調節の加齢性変化

斜位近視の発症に大きく関与しているものとして，調節のメカニズムが考えられる．Schorの提唱する両眼視時の調節のモデルによると，調節は輻湊性調節を起こす一過性反応と緊張性反応からなっており[3]，20歳以上の症例では後者が減少することにより，調節は輻湊性調節が優位となる．そのため，若年時では眼位を保つために過度に輻湊しても緊張性反応が働いて調節を一定に保つことができるが，成人期以降ではそれが難しくなる．また年齢とともに輻湊に対する輻湊性調節の効果（CA/C）比が減少する傾向にあるため[4]に若年に比べより多くの輻湊が必要となり，さらなる近視化が起こる可能性があると考えられる．

斜位近視の治療

斜視手術前後の両眼視での屈折値（図4）をみると，成人では手術後は有意に両眼視時の近視化が減少していることがわかる．先述

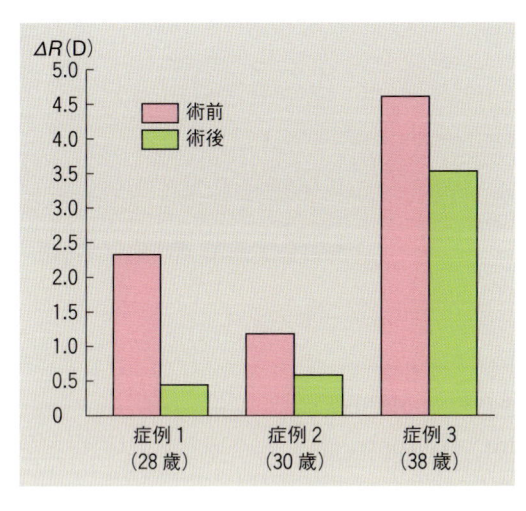

図4 術前後の両眼開放時と片眼視時の屈折の差
ΔR＝両眼視時と片眼視時の屈折値の差

の調節のメカニズムから考えると，斜視手術により眼位改善することで，輻湊の必要量が抑えられ著明な近視化が改善すると考えられる．小児期に斜視手術を行うことは，先述の調節のバランスが加齢により変化してきても眼位が改善している状態で成人期となるため，斜位近視の発症の防止に大きく寄与すると考えられるのである．

〔下條裕史〕

成人の恒常性外斜視の手術

恒常性外斜視の種類

恒常性外斜視（constant exotropia）には，原発外斜視（primary exotropia）と続発外斜視（secondary〈consecutive〉exotropia）とがある．

原発外斜視の9割弱が間欠性外斜視であるが[1]，恒常性外斜視のほうが扱いにくい．

続発外斜視は，内斜視が手術または自然経過によって外斜視になったものである．このうち手術によるものを術後外斜視という．術後外斜視は，早期発症（early onset）と晩期発症（late onset）とに分けられる[2]．早期発症は過矯正であるが，いったん正位になり年余を経て外斜視となる晩期発症が多い[3]．一眼または両眼の視力障害が原因で両眼視が破れ外斜視となった感覚性外斜視（sensory exotropia）も広義には続発外斜視に含まれる[4]．

動眼神経麻痺，外眼筋ミオパチー，重症筋無力症，Duane症候群は，第1眼位で恒常性外斜視の型を示すが，これらは麻痺性斜視や斜視特殊型として扱われる．

恒常性外斜視の手術のための検査

原発恒常性外斜視の両眼視機能は，網膜対応[*1]から三つに分けられる（図1）[5]．
① 正常対応（normal retinal correspondence；NRC）：網膜正常対応が認められる．過矯正で調和性複視が起こる．
② 対応欠如（lack of retinal correspondence；LRC）：両眼がばらばらに見ている．複視はない．
③ 異常対応（abnormal retinal correspondence；ARC）：眼位とは別の位置で両眼視している．眼位を矯正すると背理性複視が起こる．

間欠性外斜視は網膜正常対応をもっているので検査は面倒ではないが，恒常性外斜視は網膜対応を区別するための両眼視機能検査が必要になる．

文献は p.306 参照．

[*1] 両眼で外界にあるものを見るとき，左右の眼が離れているために，実際空間では右眼に投影される像と左眼に投影される像とは異なっている．これが脳内で一つに統合される．これを実際空間に対して視空間という．網膜の各部位は，常に一定の視方向をもち，共通の視方向もつ両眼の部位はそれぞれ対応している．これを網膜対応という．

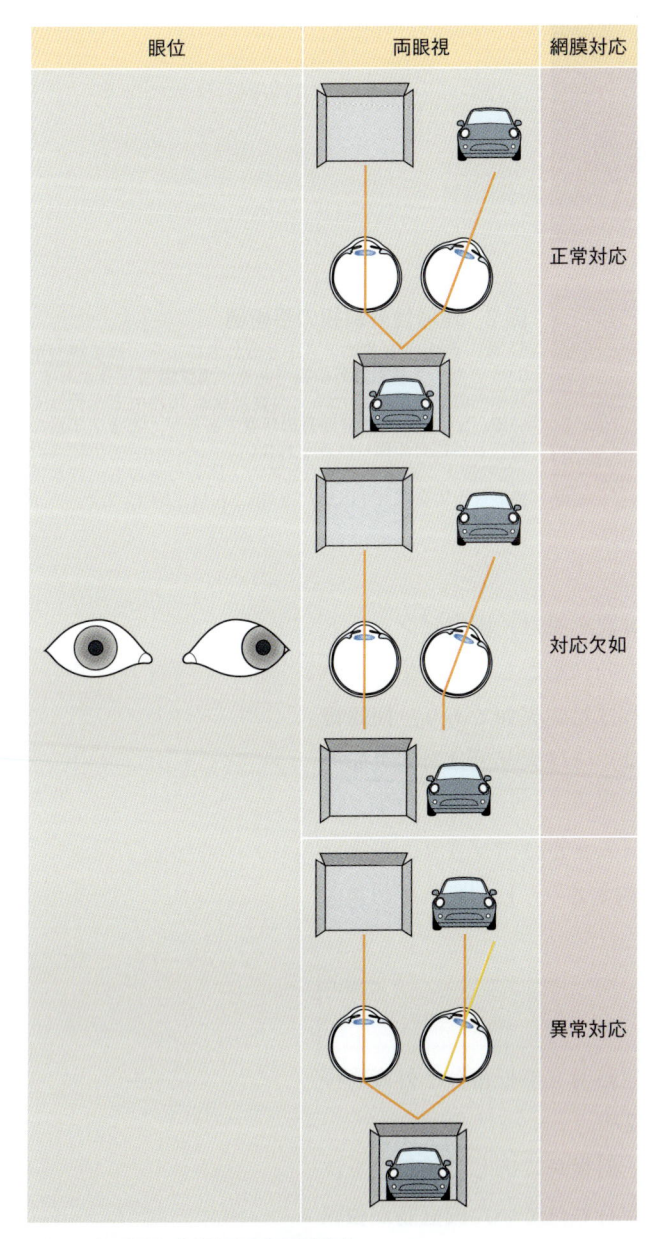

眼位	両眼視	網膜対応
		正常対応
		対応欠如
		異常対応

図1 恒常性外斜視の網膜対応
(丸尾敏夫:眼科プラクティス29 これでいいのだ斜視診療.東京:文光堂;2009. p.17. 図25.)

　両眼視機能検査にはいろいろの種類があるが,どの検査法を用いても正常対応が証明されればそれでよい.筆者は大型弱視鏡が簡単に結果が出るので愛用している.

　網膜正常対応が証明されない場合,術後背理性複視が生じるか否か,すなわち網膜対応欠如か真の網膜異常対応かを鑑別するのには,実際に眼位を正位にしてみて複視の状態をみるのが最も確実であ

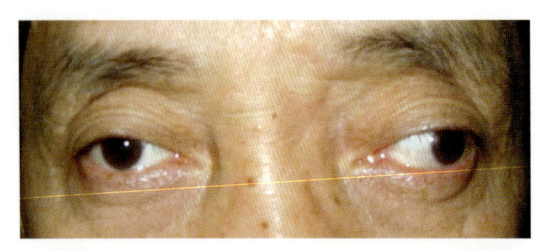

a. 術前

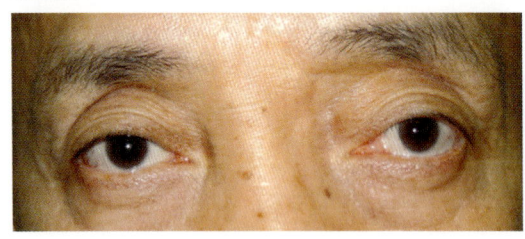

図2 恒常性外斜視の手術例
57歳，男性．18歳のときの左眼外傷によって矯正視力が0.05となった感覚性外斜視である．両眼陽性γ角がある．左眼内直筋短縮術10mmと外直筋後転10mmとを行っている．bは術後2年6か月の所見であるが，術後7年目の現在も斜視角の戻りはみられない．
(丸尾敏夫：斜視　患者の気持ち・医者の気持ち．日本視能訓練士協会誌 2011；39：9-19．p.11．図1, 2.)

a. 術後

る．検査の方法は，点眼麻酔のうえ開瞼器を掛け，固定ピンセットで角膜輪部を固定し，斜視眼を正位の方向に動かし複視が生じるかどうかを診る．正位にして複視がなければ対応欠如であり，同側複視が現れたら異常対応である．実際には，ほぼ大部分は対応欠如であり，真の異常対応はほとんどない[6]．

異常対応の診断が確定すれば，プリズムまたはボツリヌス毒素により眼位を矯正して慣らしたうえで手術する[7]．しかし，その適応例はきわめてまれである．

恒常性外斜視の手術

恒常性外斜視の手術方法は，内直筋短縮術（前転術）と外直筋後転術との併施（前後転術）である（図2）[8]．

内直筋の短縮を十分に行い，その後，斜視角に応じて後転量を決定する．術後外斜視については，後転が行われていた内直筋が強膜との接合が弱く眼球後方に位置することが多いため，短縮することは困難であることが多い．そこで，内直筋を元の付着部まで前転して確実に縫合することが大切である．

手術眼は，続発外斜視では過去に受けた手術で内転が不良の場合は眼球運動不良眼，感覚性外斜視では視力不良眼，そのほかはいずれの眼でもよい．

（丸尾敏之）

A-V 型斜視の手術と適応

A-V 型斜視[*1]は共同性の眼球運動を基本に，上むきと下むき[*2]の眼位で斜視角に大きな差[*3]を呈する斜視である．最も発症頻度の高いものは外斜偏位が上むきで最大，下むきで最小となるV型外斜視[*4]で，次いで内斜偏位が上むきで最大，下むきで最小となるA型内斜視である．A型外斜視，V型内斜視はまれな病態といえる．

V型外斜視で下斜筋過動を伴う例

V型外斜視では下斜筋過動のみられる例が非常に多く（75％以上[3]），両下斜筋の減弱手術[*5]の適応となる[*6]．その際，同時に外直筋の後転術を併施することには議論がある．併施した場合，1回の手術により眼位矯正の得られる可能性が高いが，そのためには下斜筋減弱術による外斜偏位の矯正効果が推定できることが条件となる[4,5]．

両下斜筋切筋術を単独で施行した自験例（男児 16 例，女児 6 例，手術年齢 3〜15 歳，平均 6 歳 9 か月）について，V度（20°上むきと 20°下むきでの斜視角の差）の変化（図1）と水平斜視角の経過（図2）を示す．V度の改善がおおむね良好である一方，水平斜視角の減少度合いは症例によりばらつきが大きく，術前斜視角やV度との相関も認めなかった．残余外斜視に対して外直筋後転術を追加した症例は 9 例（40.9％）あり，うち 7 例は術後に 25Δ 以内の外斜位

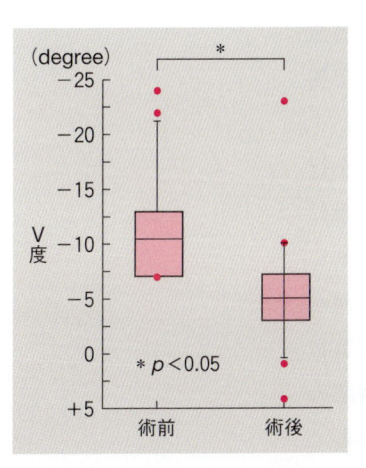

図1 両下斜筋切筋術前後でのV度の変化

術前のV度は 5〜24°，平均 11.9±5.3°，正面視と上方視での差は 5.4±3.6°であったが，術後はそれぞれ 5.5±5.6°，1.8±4.3°と減少した（$p<0.05$）．18 例中 11 例（61％）でV度の改善を認め，比較的V度の大きい 8.6°以上の 13 例に限ると 10 例（76.9％）でV度の減少を認めた．

[*1] 水平筋説，斜筋説，上下直筋説[1]，神経支配異常説，水平筋の付着部異常説，眼瞼・眼窩などの解剖学的異常によるなど諸説あるが，実際にはこれらの要素が組み合わさってV型外斜視の病態を形成していると考えられる[2]．

文献は p.307 参照．

[*2] 通常，上むき，下むきともに 20°で測定される（大型弱視鏡）．

[*3] 一般に下むきで輻湊，上むきで開散の眼位をとる，生理的な軽度のVパターンがみられる．通常，外直筋の付着部が水平より下方に偏位していることも関係し，近見時の下むきでの輻湊に適合する．

[*4] 病的なV型外斜視の定義としては，10Δ ないし 15Δ 以上の差があるものとされる．

[*5] 下斜筋後転術，下斜筋切腱術，下斜筋切筋術などがある．

[*6] 両下斜筋減弱術を選択する根拠は下斜筋に外転作用があることに加え，同筋の外転作用が上転位で最も強く，逆に下転位ではその作用（モーメント）が上転方向に集中し外転作用は弱いことにある．手術により，主に上転位での外転作用が減弱する．

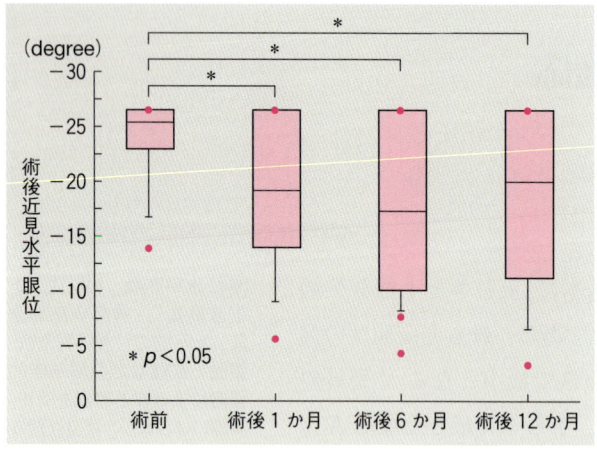

a. 近見

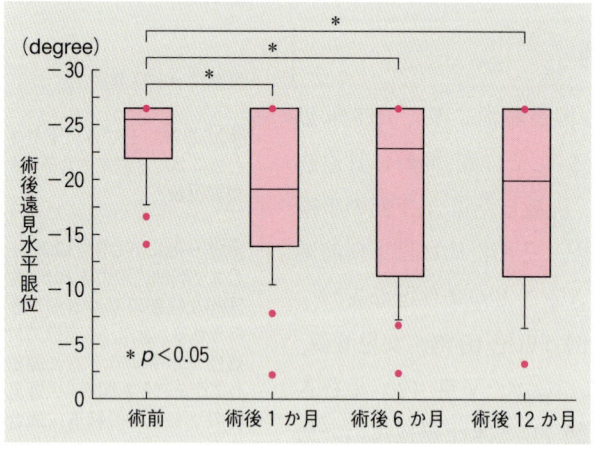

b. 遠見

図2 水平眼位の経過
術前の水平斜視角は近見が 25〜45Δ over, 度数換算した中央値は−25.4±3.5°, 遠見は 25〜45Δ over, −25.4±4.8°であった. 術後1か月の眼位は近見, 遠見ともに−19.3±12.5°で, 術前眼位と比較して斜視角は減少し ($p<0.05$), その後の眼位経過では有意な変化は認めなかった.

斜視に改善, 2例は 35Δ 以上の外斜視が残存した(手術追加までの期間は平均 16.2 か月). 表1に代表的な症例の経過を示す.

　患者の負担軽減の観点から一期的手術のメリットを認めつつも, 筆者は下斜筋過動を伴う V 型外斜視に対する治療は, まず下斜筋減弱術を行い, その後, 残余斜視の程度により水平筋手術の追加を判断する二期的な手術計画が合理的と考える.

　術直後に外斜視が残存した例についても, 1年程度は経過観察を行う. V度の減少と下斜筋過動の消退に伴う共同性眼球運動の改善により, 徐々に外斜偏位が改善する例も少なくない(自験例では6割). 追加する水平筋手術の術式に関しては, 両外直筋後転術の適応例が多いが, 輻湊不全型の場合は片眼の前後転術(切短後転術)を選択する. また, V型が残存した場合, 追加手術の際に外直筋付着部の下方偏位を認める例が多く, この場合は筋の上方移動を併施する.

表1 代表的な症例の経過

		近見眼位	遠見眼位	V度
症例1：下斜筋切腱のみで良好な水平眼位が得られた	下斜筋切筋術の前	45ΔXT/XP	30ΔXT/XP	−7°
	下斜筋切筋術の後	4ΔXP	20ΔXT	0°
症例2：外直筋後転術の追加にて良好な水平眼位が得られた	下斜筋切筋術の前	45Δover XT	40ΔXT	−11°
	下斜筋切筋術の後	45Δover XT	45Δover XT	−5°
	両外直筋後転術の後	12.5ΔXT/P	4ΔXT	−2°
症例3：外直筋後転術の追加でも良好な水平眼位が得られなかった	下斜筋切筋術の前	45Δover XP/T	45Δover XT	−9°
	下斜筋切筋術の後	25〜30ΔXT/P	45Δover XT	−4°
	両外直筋後転術の後	40〜45ΔXT/P	35ΔXT	

XT：外斜視，XP：外斜位
非共同性眼球運動が解消されるためか，症例1のように両下斜筋減弱術のみで大角度の水平斜視改善をみる場合もある．このような例に対して水平筋手術を同時施行した場合，顕著な内斜偏位となる可能性がある．

下斜筋切筋術[*7]

結膜切開は経結膜切開法（Swan法）にて耳下側，輪部から8mmの部位で十分長く（下直筋の耳側縁から外直筋の下縁まで）行う．強膜よりTenon嚢を剥離，斜視鈎にて下斜筋を同定した後，眼球の曲率に合った形成外科用モスキート鉗子にて付着部を把持，強膜との間に曲穿刀を挿入して切離する．もとの付着部付近で再癒着することを避ける目的から，焼灼器（パクレン）にて断端より3mm程度の筋切除を行う．

V型外斜視で下斜筋過動を伴わない例

下斜筋過動を認めないV型外斜視では，術中に外直筋の顕著な下方付着が確認されることが多い．外直筋が下方に付着していることで，上転位において外直筋の外転作用が最大となり，下転位では上転方向のモーメントが強く，外転作用はその分，減弱している（図3）．このVパターンをとる機序に対して，筋付着部を上方に修正することで，上転位では外直筋の作用が下転方向のモーメントに分散され，下転位では上転作用が減弱する分，外転作用が増すことになる．上方への移動量は原則1筋幅とするが，V度が10°未満の場合やもとの下方偏位が軽度の例では1/2筋幅とする（図4）．

自験例（男児4例，女児6例，手術年齢5〜14歳，平均7.4歳）

[*7] 後転術，つまり一定の部位に縫着しない理由は，上斜筋との"はりあい"の関係で自然に癒着部位が決まることの合理性にある．

a. 正面　　　b. 上転位　　　c. 下転位

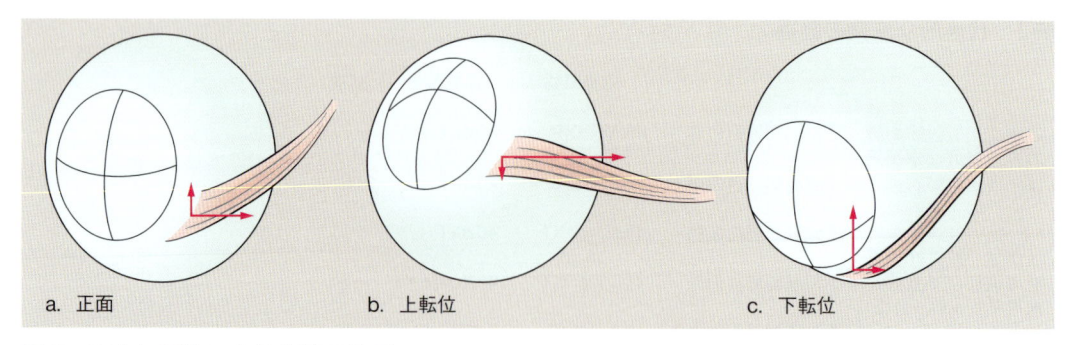

図3　下方に偏位した外直筋の作用

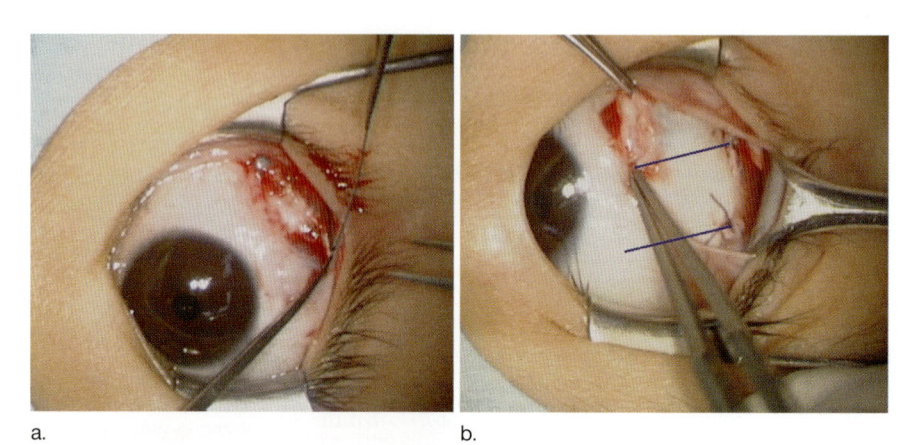

図4　外直筋の上方移動と後転術の併施
a. 付着部の下方偏位.
b. 輪部に平行に筋幅分を上方に移動.
c. 輪部に平行に筋幅の1/2を上方に移動.

の成績を**表2**に示す．第1眼位で遠見30〜45Δ超の外斜視を認め，V度は−5〜−17°に分布していた．水平眼位とV度はともに術後改善し，さらに1年後の水平眼位では，術後1か月と比べて明らかな戻りを認めなかった．

A型内斜視の手術

原因が両外直筋の遅動にあるとし，外直筋の短縮が必要で内直筋

[*8] 上方移動することにより，上転位における内直筋の作用の下転成分が増し，内転成分は減少する．一方，下転位で内直筋の内転作用は最大となる．

表2 両外直筋後転術に上方移動術を併施した下斜筋過動を伴わないV型外斜視（平均±標準偏差）

		術前	術後	p値
外斜偏位	近見	31 ± 3Δ	10 ± 4Δ	$p<0.02$
	遠見	42 ± 2Δ	12 ± 5Δ	$p<0.02$
V度	上むき―下むき	−11 ± 1.4°	+0.4 ± 1.6°	$p<0.006$
	上むき―正面	−4.2 ± 1.2°	+1.3 ± 0.9°	$p<0.008$
	正面―下むき	−6.7 ± 0.9°	−0.9 ± 1.4°	$p<0.0008$

表3 内直筋後転術に上方移動を併施したA型内斜視

	手術年齢	術前				術後				最終	
		正面	上むき	下むき	A度	正面	上むき	下むき	V度	年齢	正面
症例1	6	30ΔET	+30.5°	+10.0°	+20.5°	6ΔET	+6°	+9°	−3°	11	8ΔET
症例2	6	45ΔET	+33.5°	+17.0°	+16.5°	4ΔET	+4°	+13°	−9°	11	2ΔEP

A度＝上むき斜視角−下むき斜視角．右眼固視と左眼固視の平均値．
症例1：両内直筋後転 4 mm＋1筋幅上方移動
症例2：両内直筋後転 5 mm＋2/3筋幅上方移動

表4 A型外斜視とV型内斜視

	手術年齢	術前					術後				最終	
		正面	上むき	下むき	A度	V度	正面	上むき	下むき	V度	年齢	正面
症例1	8	30ΔXT	+7.0°	−15.0°	+22°		2ΔXT	+2.5°	−7°	−9.5°	13	6ΔXP
症例2	6	45ΔET	+20.5°	+29.5°		−9°	4ΔET	+7°	+9°	−2°	10	6ΔET

症例1（A型外斜視）：両外直筋後転 5 mm＋両直筋1筋幅上方移動
症例2（V型内斜視）：両内直筋後転 5 mm＋1/2筋幅下方移動

の後転のみでは効果がないとの説がある．しかし，実際には両内直筋の後転に上方移動の併施[*8]だけでAパターンを含め内斜偏位の改善が得られる例がある（自験例[*9]，表3）．外直筋の短縮および下方移動は，初回手術後に内斜視およびAパターンが残存した場合に追加処置する対応でよいと考える．

術後は生理的ともいえる軽度のVパターンとなる．また，A型内斜視では正位に近い下転位で見ようとするため，顎上げの頭位が日常化している例がある．手術が奏効した場合，この代償性の頭位異常も解消する[*10]．

[*8] は p.206 参照．

[*9] 上方への移動量はAパターンの程度により20°以上は1筋幅，10°以上は2/3筋幅，それ以下は1/2筋幅としているが，もとの付着部が下方に偏位している場合は多めに移動している．

[*10] 逆に回避的頭位として顎下げ（上目遣い）をしている例で，術後に解消する場合もある．

A型外斜視とV型内斜視

ともにまれな疾患であり，斜筋の異常や直筋の偏位など種々の病態の合併が考えられる．水平筋の移動が有効であった例を示す（表4）．

カコモン読解　第19回　一般問題 65

顎上げ頭位で物を見るのはどれか．3つ選べ．
a V型外斜視　　b A型内斜視　　c 甲状腺眼症
d 滑車神経麻痺　　e down beat nystagmus

解説　V型外斜視は，斜視角がそれぞれ上むきで最大，下むきで最小となる．よって，融像して両眼視を維持する（複視の回避）ために患児は顎上げして眼球を下方へ偏位させる頭位をとる可能性がある．A型内斜視も斜視角がそれぞれ上むきで最大，下むきで最小となる．斜視角が減少することで正位に持ち込める場合，患児は顎上げの頭位をとる可能性がある．甲状腺眼症では，下直筋の肥厚に伴う伸展障害の結果，むき眼位により上下斜視を呈する可能性がある．この場合，眼球が下転となる顎上げ代償頭位をとる．滑車神経麻痺では上下偏位や内回旋障害に伴う複視を回避するために，麻痺のある患側の反対側に頭部を傾ける代償頭位をとる．down beat nystagmus は，後天性の眼振では頻度の高い中枢性の垂直眼振である．小脳の変性，虚血や内耳前庭の障害をもとに発症することが多い．眼球を下転すると下方に急速相をもつ眼振が出現するが，やや側方から下を見たほうが眼振は増大する．患者は，眼振が誘発される下むきとなる顎上げ頭位を避ける．

模範解答　a，b，c

カコモン読解　第22回　臨床実地問題 33

4歳の女児．母親が眼位の異常に気付き来院した．5方向眼位写真を図Aに示す．また時々図Bのような眼位を示すこともある．適切な治療はどれか．
a 両眼外直筋後転と下斜筋後転の併施
b 両眼外直筋後転および上方移動
c 両眼外直筋後転および下方移動
d 右眼外直筋後転および上方移動と右眼内直筋前転および上方移動の併施
e 右眼外直筋後転および下方移動と右眼内直筋前転および下方移動の併施

図A

図B

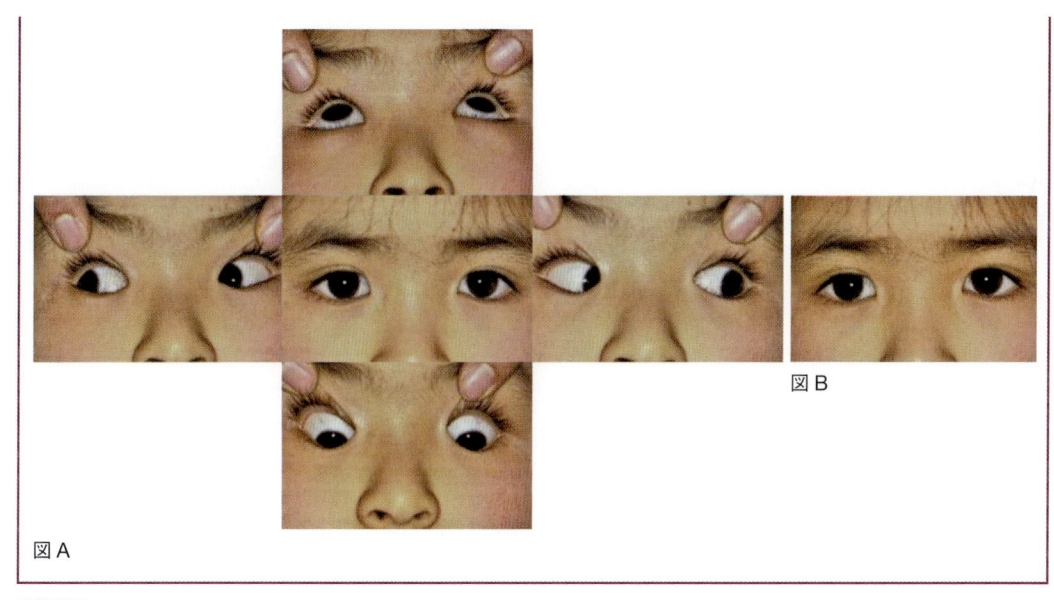

解説 図A, Bより，正面視で外斜視を呈するが固視交代が可能な状態であることがわかる．正面視と下むきで斜視角に差がなく，上むきで斜視角が増大することから，V型外斜視の傾向が認められるが，正確な斜視角が不明なため，生理的なVパターンの範囲を超えるか否かは判断ができない．また，右方視，左方視ともに内転眼の上方偏位がないことから，両眼とも下斜筋の過動はない．V型外斜視の診断に基づき，手術は両眼の外直筋後転に上方移動を併施する．

模範解答 b

カコモン読解 第23回 一般問題69

V型外斜視で外直筋後転と同時に行うのはどれか．2つ選べ．
a 下斜筋減弱　　b 上斜筋減弱　　c 内直筋前転
d 外直筋付着部上方移動　　e 外直筋付着部下方移動

解説 Vパターンの矯正に関して，下斜筋過動を伴う場合は，上転位で最大となる下斜筋の外転作用を減弱させる目的で下斜筋減弱術を併施する．一方，下斜筋過動がみられない場合は，前述した機序により，外直筋付着部を上方に修正することで本来の外直筋の作用に転換させる必要がある．

模範解答 a, d

(野村耕治)

上斜筋麻痺の手術と適応

大別すると先天性，代償不全性，後天性

　上斜筋麻痺といっても単一の病態ではない．先天性は出生時の際の外傷による滑車神経麻痺以外に，上斜筋の低形成や走行異常，付着異常などによる一種の症候群であり，患者は斜頸や眼位異常を主訴に受診する．一方，代償不全性は，成因自体は先天性と同一であるが，主訴は複視や眼精疲労である．後天性はむしろ単一の病態の滑車神経麻痺であり，主訴は上下複視あるいは外方回旋複視である．

手術の目的

先天性：異常頭位（斜頸）と異常眼球運動（二次的下斜筋過動症および患眼の上転）の消失が目的である．小児の先天性では複視を訴えることはまずない．小学校高学年でようやく眼精疲労を訴える程度である．

代償不全性：初期には間欠性，後期には恒常性の複視と眼精疲労を訴える．また整容面で患側眼の上斜視の矯正を希望することも多い．複視では回旋複視を訴える例もあるが，大部分は上下複視のみを訴える．

後天性：ほとんどの患者で上下複視を訴えるが，約半数で回旋複視も訴える．したがって，上下複視と回旋複視の消失が手術の目的である．

検査の進め方

Parks の 3 段階法（図 1）：
第 1 段階；正面視で左右どちらの上斜視か，
第 2 段階；上斜偏位が右方視で増強か左方視で増強か，
第 3 段階；首を右に傾斜させたときと左に傾斜させたときのどちらで上斜偏位が増強するか．

　これによって左右眼の上下直筋，上下斜筋のどの麻痺かを特定する．

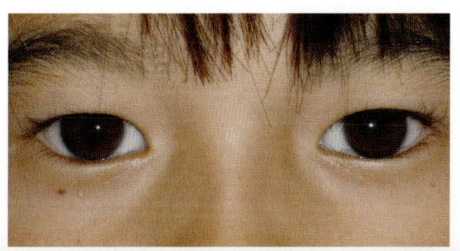

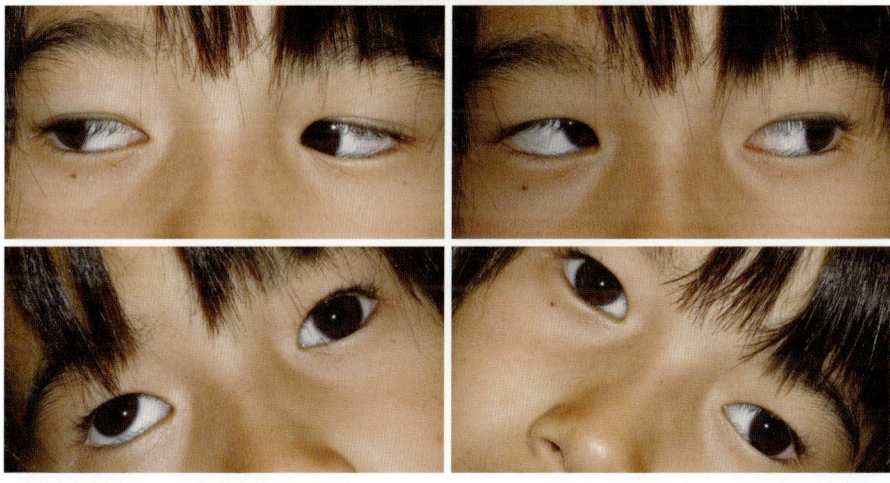

図1 Parks の3段階法
上段より第1段階の正面視でわずかの右上斜視，中段は第2段階で左方視で右眼の上斜視が著明，下段は第3段階で右への傾斜で右上斜視がさらに著明になる．

左上方視		右上方視
+11° R/L 3° Ex 5°	+10° R/L 3° Ex 5°	+13° R/L 2° Ex 6°
+14° R/L 4° Ex 7°	+12° R/L 3° Ex 8°	+11° R/L 2° Ex 7°
+17° R/L 5° Ex 12°	+15° R/L 4° Ex 10°	−13° R/L 3° Ex 7°
左下方視		右下方視

図2 大型弱視鏡による9方向むき眼位検査
正面視を中央に，上下左右各15°，または20°ごとの眼位を示す．各眼位とも上段が水平偏位（プラスは内斜視，マイナスが外斜視を示す），中段が上下偏位（R/L が右上斜視，L/R が左上斜視）で，下段が回旋偏位（Ex が外方回旋，In が内方回旋）を示す．

大型弱視鏡による9方向むき眼位検査（図2）：肉眼あるいは写真による9方向むき眼位検査は当然であるが，後天性だけでなく代償不全性でも回旋複視を訴える場合には，大型弱視鏡による水平，垂直，回旋偏位の測定が必要である．Hess 赤緑試験でも Knapp 分類のようにどの方向で複視が最も強いかを知ることができる．

プリズム順応試験（prism adaptation test；PAT）：最終的に手術の際の上下偏位の矯正量を決定するのに必要である．APCT（alter-

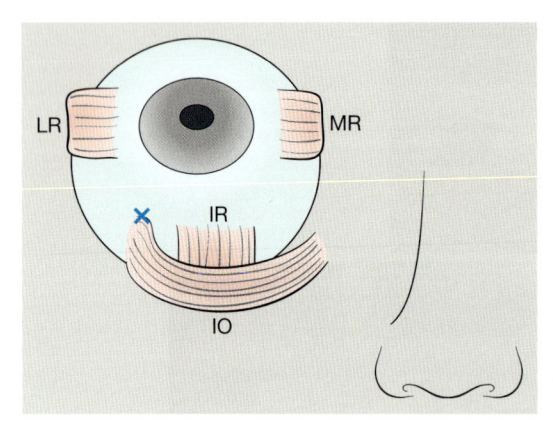

図3 下斜筋前方移動術の模式図
×印が新たな下斜筋付着部位.

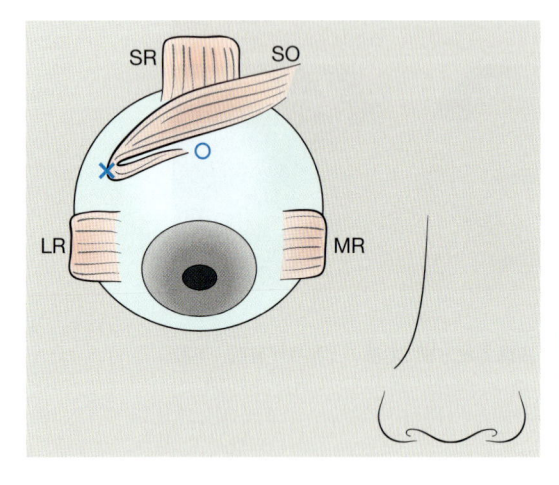

図4 上斜筋前部前転術の模式図
○印がもとの上斜筋付着部. ×印が筋付着部から5mm後方の腱を筋付着部から筋の走行の5mm前方に縫着しているところ. SRは上直筋を付着部で切腱し，翻転させている.

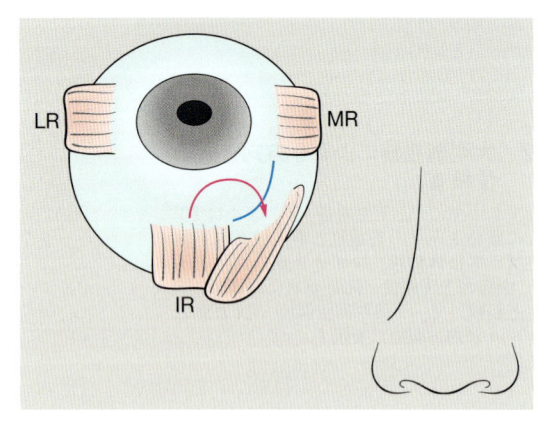

図5 下直筋後転と鼻側水平移動術の併施の模式図
青い線で示した外眼筋の走行がらせんを描くというTillauxのらせん.

nate prism cover test；交代プリズム遮閉試験）や大型弱視鏡での上下偏位のみをもとに手術をすると，自覚的に過矯正となり頑固な複視を訴えることがあるので，術前にプリズムを掛けさせ，複視の出ないことが確認できた量に対して手術を行うべきである.

手術の基本方針

先天性：異常頭位の矯正のための上下偏位の矯正と下斜筋過動の矯正を行う．上下偏位には患側眼では上直筋後転，健側眼では下直筋後転のいずれかを，下斜筋過動には患側眼の下斜筋の後転・切除・前方移動術（図3）[1]のいずれかを選択する．

代償不全性：回旋複視の自覚がある場合には，回旋偏位の矯正のため上斜筋前部前転術（原田・伊藤法，図4）[2]，または下直筋鼻側移動術（図5）を行う．上下複視のみの自覚で，角度が15PD以上であれば患側眼の上直筋後転または健側眼の下直筋後転を，15PD未満であれば患側眼下斜筋前方移動術を行う[3]．

後天性：基本的には代償不全性と同じでよい．

文献は p.307 参照．

カコモン読解　第21回 一般問題66

先天上斜筋麻痺の患側手術で誤っているのはどれか．
a 下斜筋後転術　　b 上直筋後転術　　c 下斜筋切除術
d 上斜筋前部前転術（原田・伊藤法）
e 下直筋 Faden 法（後部強膜縫着術）

解説　先天上斜筋麻痺の手術の目的は斜頸をもたらす患側眼の上斜視の矯正と，合併する下斜筋過動症の改善，さらに可能であれば上斜筋機能の改善ということになる．通常小児に対して全身麻酔で行われるので，手術筋および手術難度による制限はない．

a. 下斜筋過動症のためには下斜筋を弱化させる手術が必要となる．下斜筋後転術は最もポピュラーな手技であり，正しい選択肢である．

b. 患側眼の上直筋後転術により患側眼は上斜視が改善するので，正しい選択肢である．

c. 下斜筋切除術は，顕微鏡手術が主流になる前には最も頻用されていた下斜筋弱化術の一つであり，現在も使用されており，正しい選択肢である．

d. 上斜筋前部前転術（原田・伊藤法）は，主に上斜筋の回旋作用を強化させる手技であり，これも正しい選択肢である．

e. 上直筋 Faden 法（後部強膜縫着術）は，上転しようとする患側眼を上転しにくくさせる手術で，交代性上斜位（dissociated vertical deviation；DVD）に主に用いられるが，先天上斜筋麻痺でも適応がないとはいえない．しかし，下直筋 Faden 法（後部強膜縫着術）は

明らかに誤りである．

模範解答 e

カコモン読解 第21回 一般問題67

Parks 3段階法で，第1眼位で右上斜視がみられ，左方視で右上斜視の程度が増すのはどの筋の麻痺か．2つ選べ．

a 右眼上斜筋　　b 右眼下直筋　　c 左眼上直筋　　d 左眼下直筋　　e 左眼下斜筋

解説 Parks の3段階法は，上下斜視がある場合，外眼筋の注視方向での特性を利用して，左右の上下直筋・上下斜筋8筋のなかから麻痺筋を特定しようとするものである．第1段階の第1眼位で右上斜視があれば，八つの筋のうち右眼では上斜筋と下直筋，左眼では上直筋と下斜筋，計4筋の麻痺が考えられる．次いで第2段階の左右方向を注視した際の上下偏位の変化で，4筋のなかの2筋に特定できる．この問題の左方視で右上斜視の程度が増す場合は，右眼では上斜筋，左眼では上直筋の麻痺になる．最後の第3段階では左右に頭部を傾斜させて，どちらへの傾斜で上下偏位の増大がみられるかで一つの外眼筋に特定する．この設問では第2段階までを問うており，右眼上斜筋または左眼上直筋ということになる．

模範解答 a, c

カコモン読解 第22回 臨床実地問題32

24歳の男性．以前から時々複視を自覚していたが，最近上下の複視を感じる頻度が増加したため来院した．水平3方向および頭部傾斜時の眼位写真を図に示す．適切な治療はどれか．2つ選べ．

a 右下斜筋後転　　b 右下直筋後転　　c 左下斜筋後転
d 左上直筋後転　　e 左下直筋後転

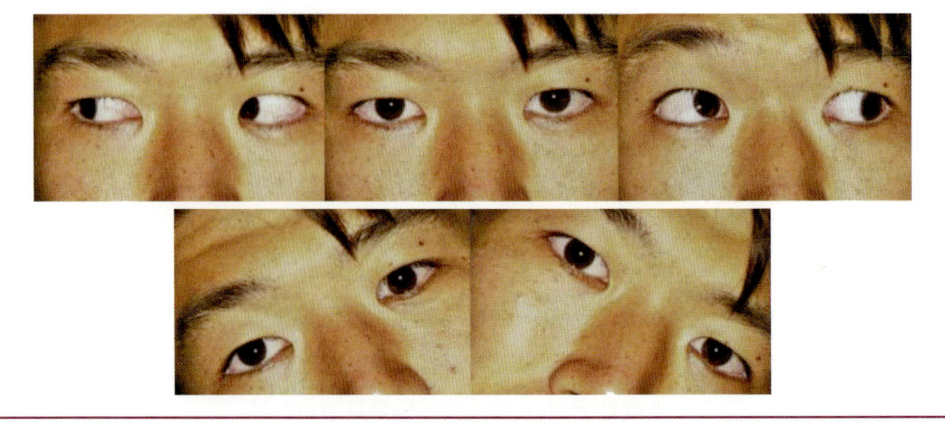

解説 水平3方向の眼位写真の左方注視写真（右端）で右下斜筋過動が認められ，右への頭部傾斜時右眼が上転していることから，右上斜筋麻痺であることがわかる．さらに問診から，この症例が先天上斜筋麻痺が放置され，成人した後に眼精疲労や上下複視の出現で受診する右代償不全上斜筋麻痺であることが明らかである．
a. 右下斜筋後転は右代償不全上斜筋麻痺で行うべき代表的手技であり，正解肢である．
b. 右下直筋後転は右上斜視を悪化させることから，禁忌肢である．
c. 左下斜筋後転は，術前にまったく左眼の下斜筋過動がないことから行ってはならない．
d. 左上直筋後転も，右眼上斜視で左眼上斜視がまったくないのに左眼上直筋を後転すれば右眼上斜視が悪化することから，行ってはならない．
e. 右眼上斜視の改善には，右眼の下転（右上直筋後転または下直筋短縮）か，左眼の上転（左下直筋後転または上直筋短縮）が必要であり，この選択肢は正しい．

模範解答 a, e

カコモン読解 第23回 臨床実地問題43

15歳の男子．サッカーの試合中に頭部を打撲し，その後物が二重に見えるようになったため来院した．Hess赤緑試験の結果を図に示す．麻痺筋はどれか．

a 上直筋
b 外直筋
c 下直筋
d 上斜筋
e 下斜筋

解説 Hess赤緑試験の結果を正しく解釈できるかを問う問題である．検査結果では，まず左右眼それぞれに緑のフィルタを装用させた測定結果（この設問では左上に目のマークとともに示してある）を見比べる．測定されたパターンが小さいほうが麻痺眼であり，最

も作用（線分の長さ）が寸詰まりになっているのが麻痺筋ということになる．本問の場合はHess赤緑試験結果から麻痺眼は右眼であり，麻痺筋が上斜筋であることがわかる．

模範解答　d

カコモン読解　第24回　一般問題60

上斜筋麻痺で正しいのはどれか．2つ選べ．
a 健側への頭部傾斜で患側眼が上転する．
b 先天性では二次的下斜筋過動症を伴う．
c 冠状断MRIで上斜筋異常は認めない．
d 後天性では下方視で増強する複視を訴える．
e 後天性では患側眼で黄斑が通常より上方に位置する．

解説　上斜筋麻痺の臨床的な特徴の知識を問う問題である．Bielschowsky頭部傾斜試験では患側への傾斜で患側眼が上転し，健側への傾斜では上転しない．先天性や幼時発症の上斜筋麻痺では二次的下斜筋過動症は必発である．また，冠状断MRIでは，先天性の大部分と後天性でも麻痺の強いものでは，上斜筋の萎縮や低形成を認める．後天性ではほぼ全例で上下複視を，大部分で回旋複視を訴えるが，顎を下げて上方視すれば複視は軽減し，顎を上げて下方視すれば複視は増強する．上斜筋には内方回旋作用があり，これが麻痺を起こせば外方回旋となるので，眼底写真で患側眼を撮影すれば黄斑が通常より下方に位置することになる．

模範解答　b，d

（三村　治，木村直樹）

交代性上斜位の手術

交代性上斜位とは

　交代性上斜位とは，一眼を遮閉するとその眼が上転し，遮閉を他眼に換えると今まで上転していた眼が下降し，新たに遮閉した眼が上転するという，Heringの法則に従わない特異的な眼球運動を示す斜視である[1,2]．

　臨床的には，1歳半から3歳のあいだに徐々に片眼あるいは両眼の上転がみられ始める．特に，疲労時や眠くて意識レベルが低下したときなどにみられることが多く，左右の上転に程度の差があることが多い．

　水平斜視，特に乳児内斜視に合併することが多く，弱視，潜伏眼振，上斜筋過動，下斜筋過動などの随伴症状がみられることも多い．弱視や潜伏眼振を伴う交代性上斜位は，上転の程度が動揺しやすく，上斜筋過動や下斜筋過動を伴う場合はA-V型斜視を示す．

　両眼視機能は全般に不良で，斜頸などの頭位異常もみられる．

手術の適応

　交代性上斜位では，瞼裂の形状あるいは内斜視に随伴する場合と外斜視に随伴する場合によっても異なるが，上転が目立つようであれば手術の適応と考える．ただし，交代性上斜位は，加齢とともに上転の程度が減弱したり自然治癒がみられたりすることがあるので，見つけたらすぐ手術ということはせず，特に，幼児期に手術を行う場合は，患児がおとなしく検査ができるようになるまで待つべきである．

手術

　交代性上斜位の代表的な手術方法には表1に示すものがある．上直筋と下直筋に対する手術は，交代性上斜位の上転そのものを減弱させる方法であり，上斜筋と下斜筋に対する手術は，主に上斜筋過動や下斜筋過動を伴った場合に用いられる．

文献はp.307参照．

表1　交代性上斜位に対する術式

上直筋
上直筋後転
上直筋後転＋hang-loose法（あるいはhang-loose法単独）
上直筋後転＋Faden法（あるいはFaden法単独）

下直筋
下直筋短縮

上斜筋
上斜筋切腱
上斜筋後転

下斜筋
下斜筋前方移動
下斜筋切筋
下斜筋後転

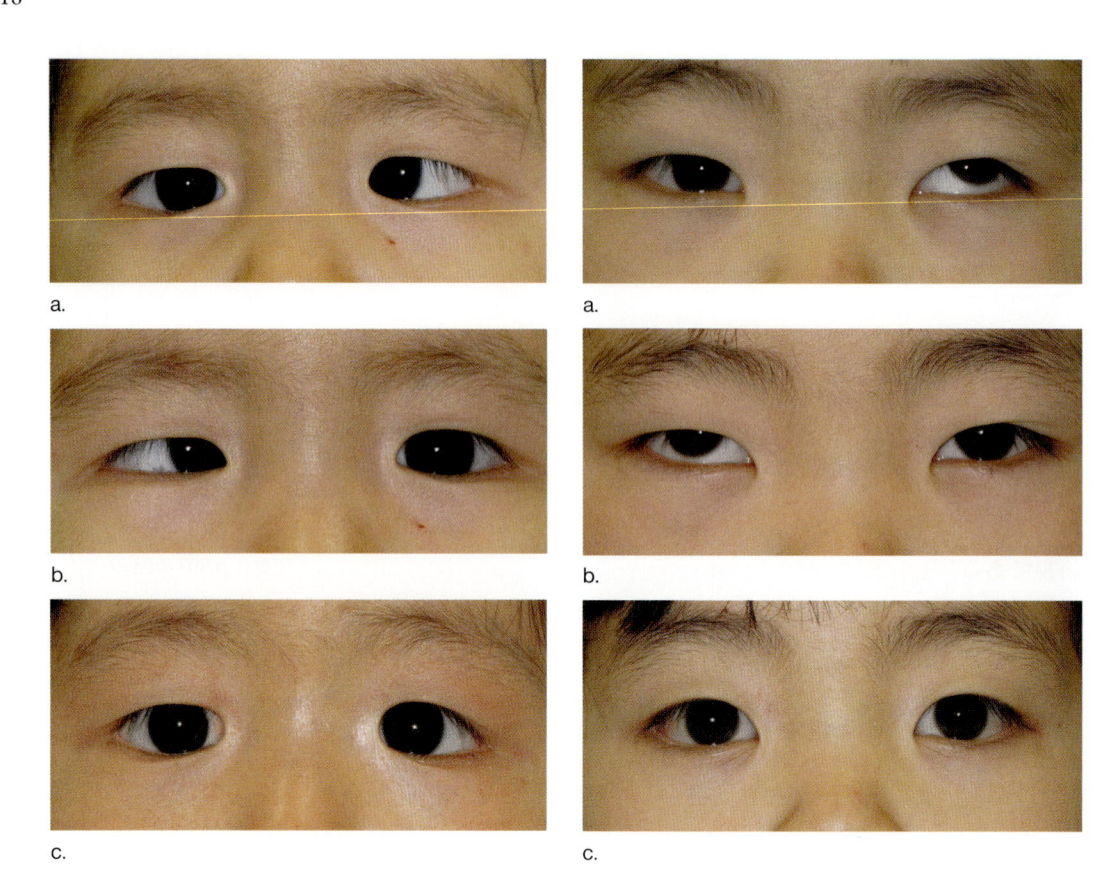

図1 乳児内斜視と交代性上斜位
1歳11か月，男児．生後3か月からの内斜視．
a. 右眼固視で+15° L/R4°．
b. 左眼固視で+18° R/L12°．
c. 右眼内直筋後転5mm，右眼上直筋後転4mm術後1年．右眼固視で+5° L/R2°．

図2 間欠性外斜視と交代性上斜位
4歳2か月，男児．生後4か月からの間欠性外斜視．
a. 右眼固視で-20° L/R20°．
b. 左眼固視で-15° R/L10°．
c. 両眼外直筋後転5-5mm，両眼上直筋後転4-6mm．術後3か月．眼位は正位．

　このうち，多くの術者が行っているのは上直筋後転と下斜筋前方移動である．上直筋後転[3,4]は，上転する角度[*1]に対しての後転量の量定が比較的容易であるという利点があり，下斜筋前方移動は下斜筋過動を伴った交代性上斜位には有用な方法[5,6]である．

術式（1）上直筋後転

　交代性上斜位は，水平斜視や斜筋の過動を伴っていることが多いので，それらを個別に示す．
内斜視と交代性上斜位に対して：乳児内斜視に交代性上斜位を合併（図1a, b）している場合，成長とともに内斜視角が減少することが多いので，内斜視の矯正は控えめな量定で行い，上転する角度によっておおよそ2mm/1°の量定で上直筋後転を行う．最大後転量は，上斜筋の位置を考慮すると約8mmが限界であるが，術中の視認で

[*1] 交代性上斜位の上転斜視角の測定は，水平斜視はもちろん，それ以外に弱視，潜伏眼振，上斜筋や下斜筋の過動などがある場合，検査中にも上転斜視角が動揺することが多く，正確な斜視角の定量は難しい．

可能であれば極限まで後転できる．

上転に左右差がある場合は，目立つ片眼のみ（図1c）あるいは両眼の後転量に差をつけて行う．また，乳児内斜視の術後に潜在していた交代性上斜位が顕性化してくることもあるので，その場合は上記と同様な量定で上直筋後転を行う．

外斜視と交代性上斜位に対して：外斜視の場合（図2a, b）は，内斜視とは異なり外直筋後転量を控えめにする必要はない（図2c）．また，外斜視と交代性上斜位との同時手術*2 を行ってもかまわない．

斜筋の過動を伴った交代性上斜位に対して：上斜筋過動がある場合は上斜筋腱の切腱や後転を，下斜筋過動がある場合は下斜筋切除を施行した後，交代性上斜位による上転量を測定し直してから上直筋の後転量を決定するのがよい．ただし，全身麻酔下での手術では，下斜筋切除と上直筋後転を同時に行う．その場合は，上直筋の後転量を1〜2mm少なくする．

術式（2）下斜筋前方移動

この方法は，上述のように下斜筋過動を伴った交代性上斜位に有用である．下斜筋の付着部付近に縫合糸を掛けたのち付着部で筋を切除し，下直筋付着部の耳側に縫着する．下斜筋後部を2mm外方以内，2mm前方以内に縫着しないと上転障害を生じる可能性があるとの報告がある[6]．

まとめ

近年，下斜筋過動とV型斜視を伴った交代性上斜位に対して，下斜筋を下直筋の鼻側に縫着する方法[7]や，A型斜視を伴った交代性上斜位に対して，両側の上直筋後転に加えて上斜筋後部を切腱する方法，両側上斜筋前部切腱と下斜筋後転[8]などの報告がある．このようにさまざまな術式で試行錯誤している様子からも，交代性上斜位に対する決め手となる術式はいまだに発見されていないことがわかる．

（林　孝雄）

*2 もしも外斜視角が大きくて片眼の前後転（内直筋短縮と外直筋後転）を行う場合は，上直筋後転は"1眼同時3筋手術"となり，前眼部虚血をきたす可能性があるので，前回の手術から最低でも6か月以上あいだを開けてから行う．

Dissociated strabismus complex

Dissociated strabismus complex とは

　交代性上斜位（dissociated vertical deviation；DVD）をよく観察すると，上転すると同時にやや外方偏位，外回旋偏位することはよく知られている[1,2]．DVD の偏位量は大きく，外方・外回旋の偏位量は少ないのが大部分であるが，むしろ外方偏位，外回旋偏位のほうが DVD より大きい症例もある．このような症例の場合の手術方法が異なってくるため，水平成分，回旋成分をそれぞれ分離性水平偏位（dissociated horizontal deviation；DHD），分離性回旋偏位（dissociated torsional deviation；DTD）と区別して検討するようになっている．これら DVD，DHD，DTD の総称を dissociated strabismus complex と呼ぶ[3,4]．

文献は p.307 参照．

DHD と間欠性外斜視の鑑別

　DVD と上下斜視の合併は多いため，手術量定に悩むことも少なくない．DHD においても水平斜視と合併するため，特に DHD と間欠性外斜視の鑑別にこつを要す[4,5]．

　遮閉から固視に変化させるときの眼球の速度（velocity）は，下斜筋過動では 200～400°/秒と速いのに対し，DVD では 10 から 200°/秒とかなり遅い．DHD と間欠性外斜視でも同様で，DHD の偏位運動や回復運動の速度も遅い．

　内斜視に DHD が合併し，外斜視（間欠性外斜視）と見誤る症例を例にして解説する．DHD 眼の眼前に遮閉を置くと，DHD は遮閉の裏で顕性化する．しかし，DHD の速度は遅いため素早い交代プリズム遮閉試験（alternate prism cover test；APCT）を繰り返し行うと，DHD は顕性化できず，基本眼位となる（図 1a）．次に，基本斜視角のプリズムを僚眼の眼前に置いたまま，DHD 眼の遮閉を十分な長さで行う．このときの遮閉の裏では DHD は顕性化し大きく外方偏位してくる（図 1b）．続いて遮閉を交代して固視眼を DHD 眼に代えると，DHD 眼の外方偏位からの固視のための戻り運動が

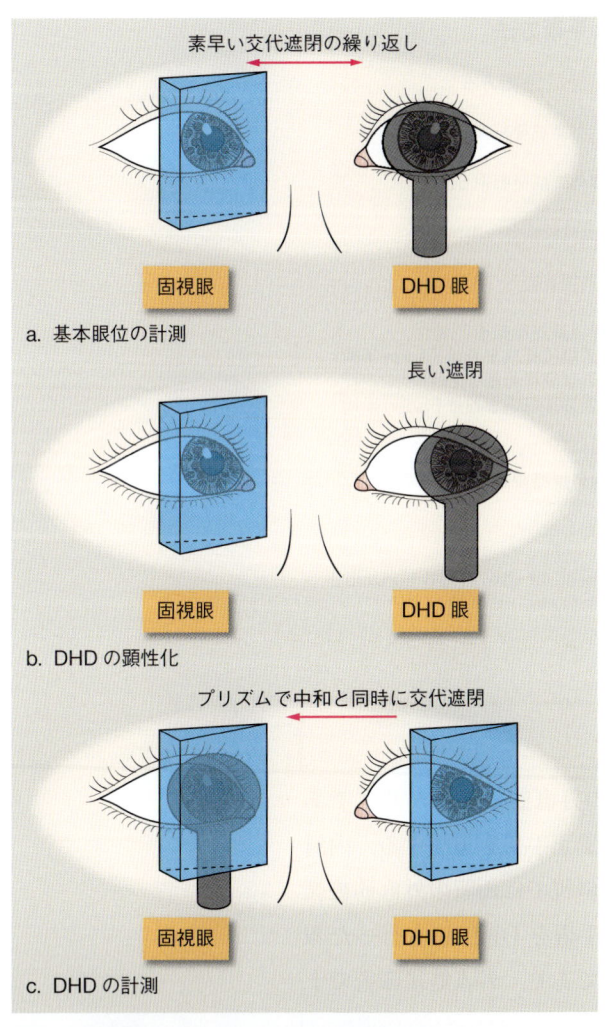

図1 分離性水平偏位（dissociated horizontal deviation；DHD）の測定方法
a. DHDが顕性化しないように素早い交代遮閉を行って基本眼位を計測する．
b. DHDの顕性化．DHDが顕性化するようDHD眼を長く遮閉する．
c. DHDの計測．プリズムで中和と同時に交代遮閉を行い，DHDの戻りがなくなるまでプリズムで中和する．

観察される．同時プリズム遮閉試験（simultaneous prism cover test；SPCT）の要領で，DHD眼の眼前にもプリズムを置いて，このDHD眼の戻り運動がなくなるまで度数を変えて外方偏位を中和していく（図1c）．この中和量がDHDの偏位角になる．

通常，APCTは最大斜視角，SPCTは顕性斜視角を測定し，間欠性外斜視ではAPCTはSPCTと同じか，より大きくなるが，DHDではまったく逆になる．

表1 分離性水平偏位（DHD）の偏位量と手術方法

DHDの偏位量	手術方法
片眼性DHD＞15Δ（内斜視≦10Δ）	DHD眼外直筋後転術7mm
片眼性DHD≦15Δ（内斜視≦10Δ）	DHD眼外直筋後転術5mm
片眼性DHD＋外斜視	両外直筋後転術5〜8mm
両眼性DHD＋交代固視	両外直筋後転術5〜8mm
片眼性DHD＋内斜視（＞10Δ）	DHD眼外直筋後転術7mm ±内直筋後転術またはFaden手術 両眼の外直筋後転術5mm ＋内直筋後転術またはFaden手術
両眼性DHD＋内斜視（＞10Δ）＋交代固視	（内斜視のコントロール良好なら DHD眼外直筋後転術5mmのみ）

外直筋短縮術の既往があれば，後転量を減らす．
DHD：dissociated horizontal deviation
（Wilson ME, et al：Outcomes from surgical treatment for dissociated horizontal deviation. J AAPOS 2000；4：94-101 より改変）

DHDの手術法

　DHDに対する手術方法は，DHD眼の外直筋後転術が基本である．合併する基本眼位があれば，僚眼に矯正手術を追加する．内斜視では僚眼の内直筋後転術を追加し，外斜視では両眼の外直筋後転術を行う[5]．DVDに対して行うFaden手術をDHDにも行った報告[6]もあるが，長期予後については不明であり，外直筋後転術で十分であると思われる（**表1**）[5]．

（矢ヶ﨑悌司）

6. 麻痺性斜視，特殊な斜視の治療

麻痺性斜視のプリズム治療

プリズム治療の適応

　プリズム治療は，これまで主に小児の内斜視が最もよい適応とされてきた[1]．一方，麻痺性斜視の治療では原因治療や手術が知られるが，対症療法としてプリズム療法も選択肢である．回復するまでの一時的使用や，種々の理由で手術適応とならない場合やさらに手術後に残った複視に対しては長期的に適用できる．その結果，複視を消失させ，異常頭位を矯正し単一視を可能にする．さらに後述する"部分遮閉"法を併用することで，さらにプリズム処方の成功率を高めることができる[2]．

　外転神経麻痺などの末梢神経麻痺では，高齢者の虚血が原因の場合は3か月程度で治癒することが多い．この場合は，治癒までの期間の短期間使用でQOLの改善を目的とする．外傷性では後遺症として麻痺が残存することも多い．そのほかにも種々の眼筋麻痺で病状が固定した後，手術が選択されない場合や，術後の残余複視などに対しては長期間の使用となる．特に甲状腺眼症やskew deviation（斜偏位）では，上下斜視のため軽微な斜視角でも複視を強く訴え，プリズム治療のよい適応となる．

文献はp.308参照．

プリズム処方の実際

　斜視角の測定やHess赤緑試験などで複視の状態を調べる．このような他覚的検査も重要だが，むしろプリズム検眼セットなどによって，自覚的に複視を消失させるようにプリズムを調整することがより大切である．プリズムは基底方向に光を偏向するので，たとえば内斜視で中和するためには基底を外方にする（図1）[3]．他覚的斜視角よりも自覚的な装用プリズム角の値はやや小さくなることが多く，平均処方値は水平で7PD（プリズムジオプトリー），垂直で2PD程度となっている[4]．しかし平均値よりもかなり大きな斜視角で処方できる例もあるため，あきらめずにトライはしてみるべきである．

　使用するプリズムの種類には"組み込みレンズ"と"膜プリズム"

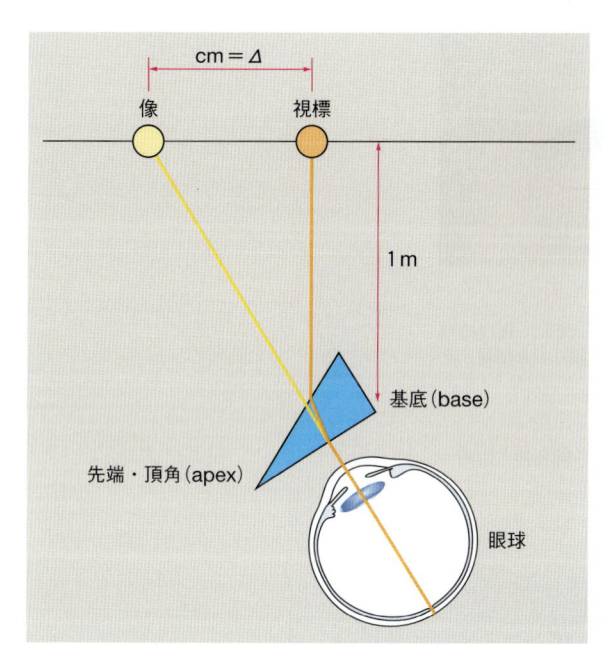

図1 プリズムの光学的性質
プリズムは三角形の底辺にあたる基底（base）方向に光を偏向するので，たとえば内斜視で中和するためには基底を外方にする．1mの距離での視標と偏位した像の距離を，cmで表した値がプリズムの度数（PD）である．1cmの偏位は1PDとなる．
（三宅三平：両眼視を考慮した光学的治療のコツ c. プリズム治療．大月　洋編．すぐに役立つ眼科診療の知識　両眼視．東京：金原出版；2007. p.160-164. 図1．）

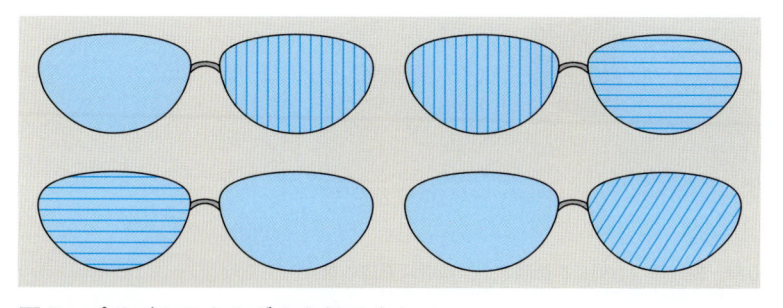

図2 プリズムのさまざまな組み合わせ
基底がわかりやすいように，膜プリズムのみを表示した．水平や垂直や斜方向があり，また，片眼あるいは両眼に分散することもできる．

の2種類がある．前者は眼鏡レンズとして屈折度と一緒に加工するもので，外見が目立たず長期使用できる利点がある．通常で加工できるのは，およそ5PD（両眼で10PD）までである．後者は眼鏡レンズの表面（通常は裏面）に貼りつけて使用するプリズムで，貼り替えが容易で角度などを調整しやすく，40PDまで処方可能である．しかし劣化による交換が必要で，縞模様の線条のための外見的問題もある[4]．処方角度が5PD以上の場合，組み込みプリズムにさらに膜プリズムを追加貼付する．プリズムは片眼あるいは両眼に分散したり，基底方向は水平や垂直のほか，それらを合成した斜めの角度も可能である（図2）．

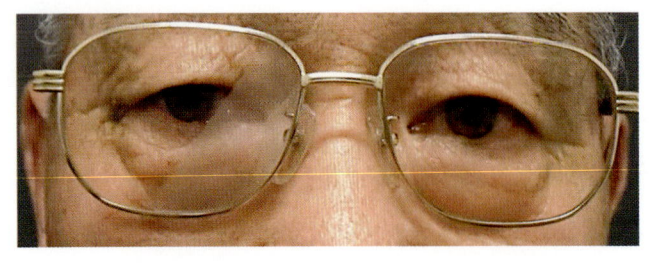

図3　上斜筋麻痺の処方例
76歳，男性．右上斜視に対して2PD基底下方の加入に加え，複視の残った右レンズ下斜め部分に遮閉膜（Ryser Optik AG社製0.1を使用）を貼って，複視が消失した．

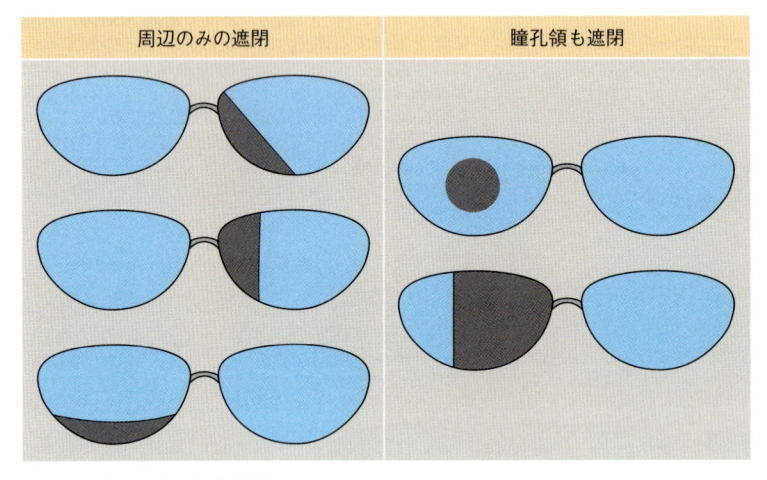

図4　種々の部分遮閉法
眼鏡の周辺部（左列）あるいは中心部・瞳孔領（右列）を遮閉する．前者は周辺の複視の残った部分に合わせて貼る．中心部に貼る方法は中心視力は犠牲になるが，その他の部分で両眼視が残るため，完全遮閉に比べて解放感がある．
（鈴木利根ら：種々の部分遮蔽を併用した眼筋麻痺の光学的治療．神経眼科 2012；29：270-275．図2．）

部分遮閉法の併用

　処方患者の多い外転神経麻痺と滑車神経麻痺を例に挙げる．それぞれの麻痺筋である外直筋，上斜筋の作用方向に一致して，それぞれ外転方向，下斜方向で複視が強くなり，プリズムのみでは複視が消失しないことも多い．このような場合は，外転神経麻痺では患側レンズの耳側周辺または健側レンズの鼻側周辺で，複視の消失する最小の領域に部分的に遮閉膜を貼る．同様に上斜筋麻痺では患側の下鼻側に貼る（図3）．この方法はその他の種々の眼筋麻痺に対して自由に組み合わせられる．さらに大斜視角や回旋性斜視などで，この方法を組み合わせてもなお複視が残る場合は，周辺ではなく，片眼の瞳孔領中心部を遮閉して複視の消失を図ることもできる（図4）．

これらの"部分遮閉"をプリズム眼鏡と併用または単独に行うことで，麻痺性斜視に対するプリズム治療あるいは光学的治療の適応をさらに広げることができる[5].

カコモン読解 第23回 臨床実地問題33

63歳の男性．起床時に複視を自覚して来院した．Hess赤緑試験の結果を図に示す．正しいのはどれか．
a 交差性複視がある．　　b 共同性斜視である．　　c 右方視で複視が悪化する．
d 基底内方プリズムで中和する．　　e 右眼より左眼固視で斜視角が増加する．

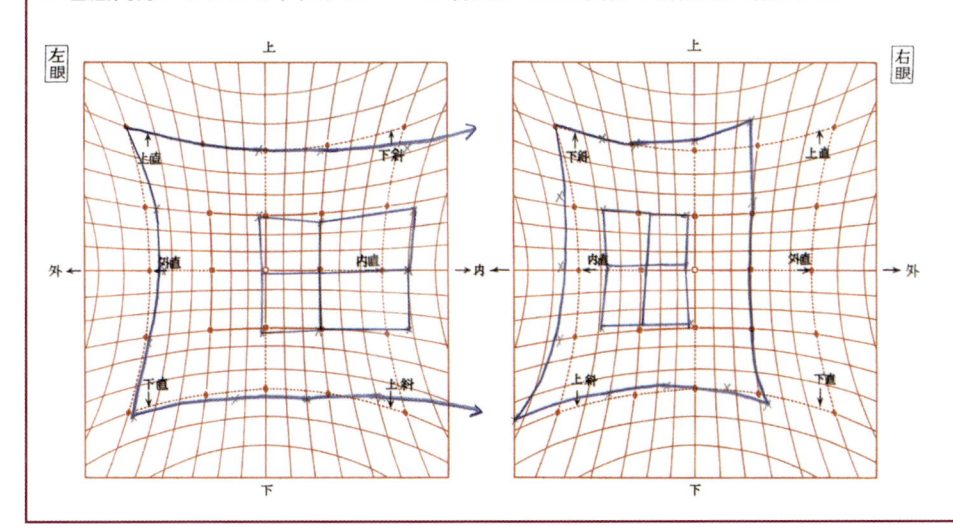

解説　図のHess赤緑試験では右眼の外転麻痺があり，麻痺性内斜視である．右外転神経麻痺を最も疑う所見である．

aは×．内斜視で感じる複視は非交差性（同側性）である．麻痺性外斜視では逆に交差性となる．

bは×．麻痺側の右方視で内斜視が増強する非共同性の内斜視である．麻痺性でない小児の斜視は，眼位により斜視角が変化しない共同性斜視である．

cは○．Hess赤緑試験の結果のように，右方向では内斜視が増強し，したがって複視の自覚も悪化する．

dは×．プリズムは基底方向に光を偏向する作用があり，内斜視では基底外方で中和される．

eは×．健眼固視の眼位を第1偏位，麻痺眼固視を第2偏位と呼び，第2偏位のほうが大きい．したがって，麻痺眼である右眼固視の内斜視角のほうが大きい．

模範解答　c

（鈴木利根，杉谷邦子）

動眼神経麻痺の斜視手術

　麻痺性斜視のなかでも動眼神経麻痺による麻痺性斜視は，外斜視に加えて上下偏位も伴うため，複数回の手術が必要となる場合が多い．また，眼球運動障害の程度にもよるが一般に難治性である．

術前評価

1. 第1眼位での外斜視と上下斜視の定量．
2. 眼球運動を評価し，完全麻痺か不完全麻痺かを区別．
3. 牽引試験．

インフォームド・コンセントのポイント

1. 全方向で複視が消失するわけではないこと．
2. 術後二つの像がより近づくことによって，さらにやっかいな複視が生じる危険性があること．
3. プリズム治療との併用でも複視が消えない場合は，片眼遮閉を要すること．
4. 外斜視再発の可能性．

　術前にしっかりと説明を行い，インフォームド・コンセントを得られた場合にのみ手術を行う．

完全麻痺の場合

　健常に保たれる外眼筋は外直筋と上斜筋のみで，手術の目的は眼位の整容的改善だけである．多くの場合，眼球運動の改善はみられず，役に立つような両眼単一視野の獲得も得られないことがほとんどである．

　外斜視に対しては，患眼の内外直筋前後転法を施行する．外直筋後転は最大量，内直筋短縮も約10mmと大量に行う．その際，上斜筋移動術（上直筋と内直筋の間の領域に上斜筋腱を移動）を同時に施行するという意見と，必要があればのちに追加するとの意見がある[1,2]．上下偏位を高度に認める場合は，初回手術から最低でも3か月以上間隔をあけ，前眼部虚血のリスクが減少してから上下直筋の

文献は p.308 参照．

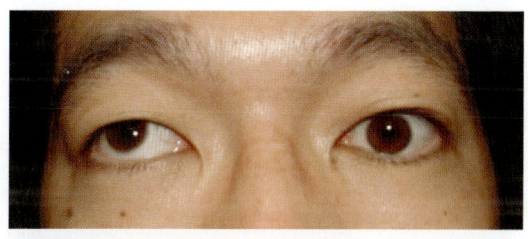

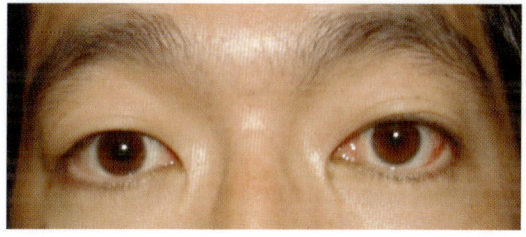

図1 右動眼神経不全麻痺
a. 術前．20ΔXT50ΔRHT
b. 術後．上下偏位が高度で右上直筋後転術，右水平筋全幅移動術，左下直筋後転術，左水平筋前後転術で複視消失を得た．

操作を行う．しかし，上下直筋は大量に前後転を行うと眼瞼への影響がでるため，注意が必要である．大角度の上下斜視がある場合，初回の内外直筋前後転術の際に新たな付着部を上方移動または下方移動させておいて，残余斜視に対し上下直筋の操作を加えるのがよいと思われる．回旋斜視を伴う場合は，上下直筋の水平移動術で対応するのが簡便である[3]．また，患眼手術で残った斜視に対し健眼を用いて矯正する場合もあるが，健眼手術は患者側の心理的抵抗が大きく慎重な対応が望まれる．

不完全麻痺の場合

第1眼位の改善と眼球の可動域の拡大，両眼単一視可能な範囲を中心へ移動させることが目的となる．

単筋または複数の筋の障害か，どの程度障害されているかによって操作する筋肉，術式が変わる．ある程度の機能を残している単筋麻痺の場合は，この筋肉を短縮し，斜視角によっては拮抗筋を後転する．外斜視で10Δ以内の上下偏位を伴っている場合は，水平筋の単独手術や水平筋の上下移動により正面視での複視消失を得ることが可能である[4]．また，単筋麻痺で他の筋の張力がある場合，直筋全幅移動術が奏効する場合がある（図1）[5,6]．

（石倉涼子）

外転神経麻痺の斜視手術

症状

外転神経麻痺が発症すると，外直筋の張力の低下により内斜視と麻痺眼の外転障害が発症する．そして，内斜視により水平性の複視を自覚するが，内斜視の場合は水平性複視の一つである同側性[*1]の複視を自覚する．また，共同性斜視とは異なり麻痺性の内斜視の場合は，麻痺眼の外転方向でより内斜視が顕著となり，同側性の複視も増強する．一方，麻痺眼が内転する眼位では内斜視は軽減するため，複視の自覚も軽減する．このため，患者は麻痺眼が内転する頭位をとる．たとえば右の外転神経麻痺の場合は，右のface turn，左の外転神経麻痺の場合は左のface turnと，患者は複視軽減のための頭位を保つ．

手術時期

外転神経麻痺はほかの麻痺性眼球運動障害と同様に，自然軽快することも多い．特に，若年者の場合は，完全外転神経麻痺でも最終的に完全回復する例も認められる．最低6か月は改善傾向の有無を定期的に観察し，その後手術計画を立てる．また，軽度の外転神経麻痺の場合は，プリズム眼鏡の適応になりやすく，手術以外の対応としての可能性も検討する．

手術方針

外転神経麻痺の手術方法としては，外直筋を強化する短縮術，拮抗筋である内直筋を弱化する後転術，麻痺眼の上下直筋を外直筋に移動する筋移動術の選択肢がある．そして，多くの症例では外直筋短縮術単独，または内直筋後転術との併施で対応が可能である．しかし，内斜視が著明で外転が正中を越えない外転神経麻痺では，外直筋の張力は著しく喪失していると考えられ，外直筋の短縮術，内直筋の後転術では眼位改善が期待できない．このような，高度な外転神経麻痺では筋移動術が有効である．

[*1] 水平斜視である内斜視と外斜視では水平性の複視を自覚するが，水平性の複視には同側性複視と交差性複視がある．同側性複視は自覚している左右二つの像のうち，右眼では右の像，左眼では左の像と，各眼と同じ側の像を認識している複視で，これは内斜視で生じる複視である．反対に交差性複視は右眼では左の像，左眼では右の像を認識している複視で，これは外斜視で生じる複視である．両複視は，赤緑試験や，片眼を遮閉して消えた像の側で判別できる．

外転神経麻痺に対する筋移動術

筋移動術は Hummelsheim が最初に外転神経麻痺に対して実施した外眼筋手術（図 1a）である．すなわち，上直筋と下直筋の耳側半分を移動筋として分割・切腱し，上下の移動筋を外直筋付着部上・下縁の腱にそれぞれ縫着する術式である．本術式により移動筋である上下直筋の張力は外転作用に変換され，眼位の改善が得られる．その後，多くの筋移動術が開発された．その代表的な術式の一つとして Schillinger 法（図 1b）がある．Schillinger 法は上・下直筋全腹を付着部から切腱し，外直筋付着部付近の強膜に縫着する術式である．両術式は切腱に伴う前毛様体動脈の切断が不可避なため，術後の前眼部虚血の可能性が問題となる．特に，筋移動術に内直筋の後転術を併施すると，一度の手術で 3 直筋の切腱が必要となり，前眼部虚血のリスクがさらに高くなる．そのリスクの軽減のために，Jensen 法（図 1c）が開発された．本術式は麻痺筋の外直筋と移動筋の上・下直筋を半分に分割し，麻痺筋の上・下半分と上・下直筋半分を互いに結合させる術式で，切腱を要しない．われわれは，さらに侵襲の少ない術式として稲富法（図 1d）を開発した．本術式は分割した上・下直筋の耳側半分を，外直筋筋腹付近の強膜部位まで移動させて縫着・固定するもので，移動筋の切腱とともに麻痺筋の手術操作を不要にした．その後，稲富法をさらに低侵襲化した術式として，われわれは上下直筋全幅移動術（図 1e）を開発した．本術式は稲富法と異なり，移動筋である上・下直筋の筋腹の分割を不要にして，上・下直筋の耳側を外直筋に向かって上・下耳側の強膜上に移動し，縫着・固定するだけの非常に簡便な術式である．最近，筆者は高度な外転神経麻痺に対して上下直筋全幅移動術を選択している．また，拮抗筋の拘縮が著しい例では内直筋の後転も併施する．

術前の患者への十分な説明

麻痺性斜視の最終的な治療目標は第 1 眼位での斜視を矯正し，正面視で複視が消失することである．しかし，麻痺の完治は望めないために，術後の麻痺方向への複視は残存する．そして拮抗筋を後転した場合には，術前自覚しなかった拮抗筋の作用方向での複視の可能性がある．特に，筋移動術が必要な症例では，術後の結果が良好でも側方視の複視は必ず残存する．術前に複視で苦しんできた患者

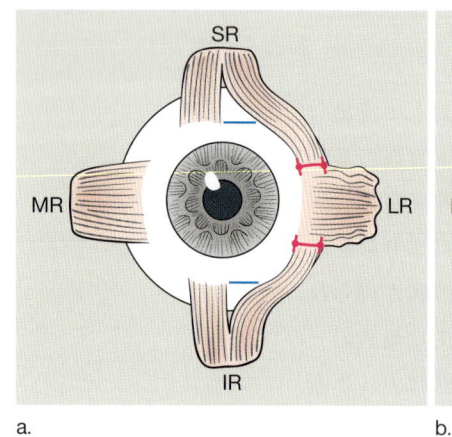

a.

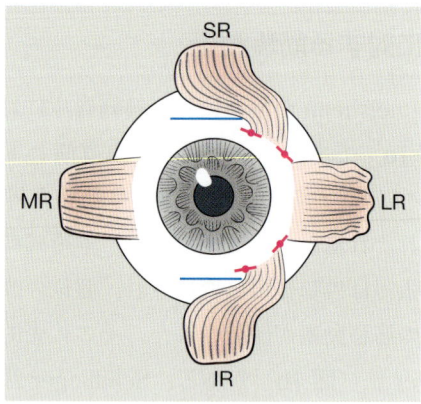

b.

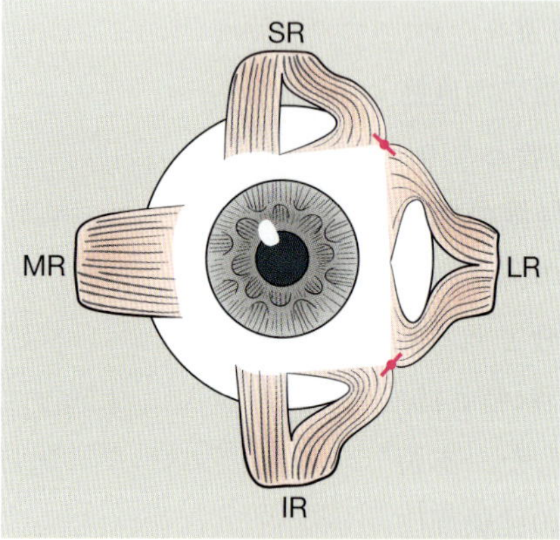

c.

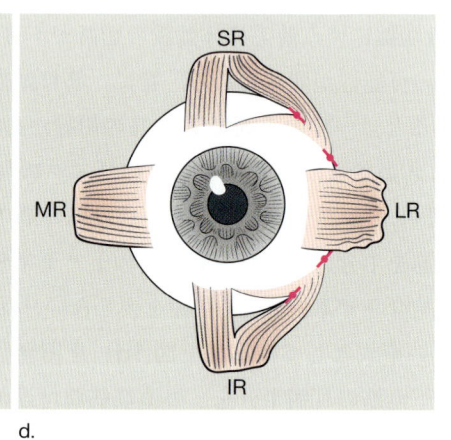

d.

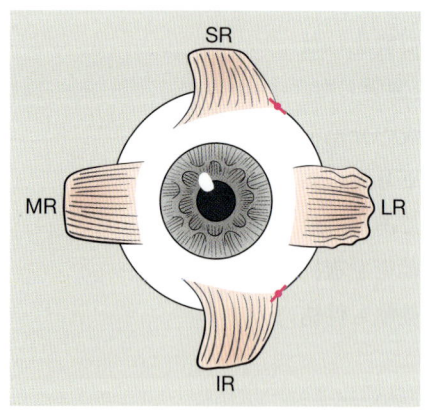

e.

図1 外転神経麻痺に対する筋移動術

いずれの図も左眼である．SR：上直筋，IR：下直筋，LR：外直筋，MR：内直筋．

a. Hummelsheim 法．すなわち，上直筋と下直筋の耳側半分を移動筋として分割・切腱し，上下の移動筋を外直筋付着部上・下縁の腱にそれぞれ縫着する術式である．本術式により移動筋である上下直筋の張力は外転作用に変換され，眼位の改善が得られる．

b. Schillinger 法．上・下直筋全腹を付着部から切腱し，外直筋付着部付近の強膜に縫着する術式である．a, b の術式は切腱に伴う前毛様体動脈の切断が不可避なため，術後の前眼部虚血の可能性が問題となる．特に，筋移動術に内直筋の後転術を併施すると，一度の手術で 3 直筋の切腱が必要となり，前眼部虚血のリスクがさらに高くなる．

c. Jensen 法．前眼部虚血のリスク軽減のために開発された術式．麻痺筋の外直筋と移動筋の上・下直筋を半分に分割し，麻痺筋の上・下半分と上・下直筋半分を互いに結合させる術式で，切腱を要しない．

d. 稲富法．分割した上・下直筋の耳側半分を，外直筋筋腹付近の強膜部位まで移動させて縫着・固定するもので，移動筋の切腱とともに麻痺筋の手術操作を不要にした．

e. 上下直筋全幅移動術．稲富法をさらに低侵襲化した術式．稲富法と異なり，移動筋である上・下直筋の筋腹の分割を不要にして，上・下直筋の耳側を外直筋に向かって上・下耳側の強膜上に移動し，縫着・固定するだけの非常に簡便な術式である．

の過大な期待から，誤解が生じないように，これらのことを術後効果の限界として，術前から患者には十分説明すべきである．

> **カコモン読解** 第21回 臨床実地問題29
>
> 5歳の男児．頭位異常に母親が気付き来院した．視力は右1.0（矯正不能），左1.0（矯正不能）．右眼固視と左眼固視での正面視の眼位を図に示す．頭位異常として考えられるのはどれか．
> a 顎上げ　　b 右への斜頸　　c 左への斜頸　　d 右への顔の回転　　e 左への顔の回転
>
> 右眼固視　　　　　　　　　　　　左眼固視

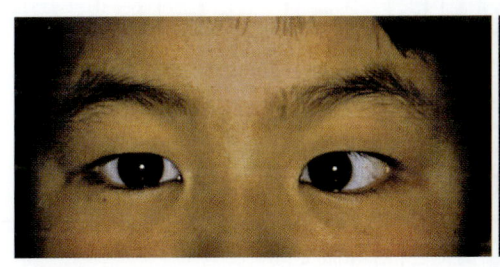

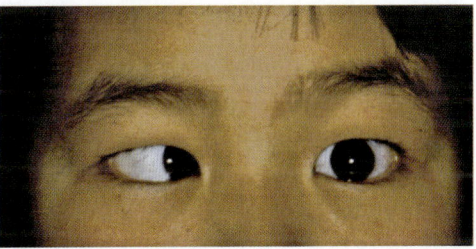

解説　症例の二つの写真はいずれも内斜視を示しているが，右眼固視より左眼固視で内斜視が著明で，固視眼により斜視の程度が異なる．これは，麻痺性内斜視を示しており，外転神経麻痺が考えられる．右眼固視で内斜視が軽度であるため右眼が健眼である．一方，左眼固視では内斜視が著明なため，左眼が麻痺眼である．すなわち，健眼固視では，患眼は麻痺に応じた内斜視を示す．しかし，患眼固視では外転神経麻痺で生じた内斜視の眼球を外転努力で正中に保つ必要があるため，健眼にとっては過剰な内転命令が伝達されて著明な内斜視となる．健眼固視での患眼の眼位を第1偏位，麻痺眼固視での健眼の眼位を第2偏位という．麻痺性斜視では麻痺眼固視での第2偏位が大きくなる．以上から，本症例では左外転神経麻痺と診断できる．外転神経麻痺では複視の軽減のために，水平の頭位異常が生じる．aの顎上げは，上下斜視で生じる頭位異常である．bの右への傾斜は，回旋斜視で生じる頭位異常である．cの左への傾斜も回旋斜視で生じる頭位異常である．dの右への顔の回転をすると左むき眼位になり，右内直筋，左外直筋が作用する．eの左への顔の回転をすると右むき眼位になり，右外直筋，左内直筋が作用する．本症例は左外転神経麻痺であるため，左外直筋が作用しない左への頭部回転をする．このため，正解はeである．

模範解答　e

カコモン読解 第21回 臨床実地問題34

62歳の男性．3日前から複視を自覚したため来院した．高血圧と高脂血症がある．Hess赤緑試験の結果を図に示す．正しいのはどれか．

a 複視は同側性である．
b 牽引試験で陽性を示す．
c TSH受容体抗体が高値を示す．
d 遠見よりも近見で複視が増強する．
e 眼位矯正手術が治療の第一選択である．

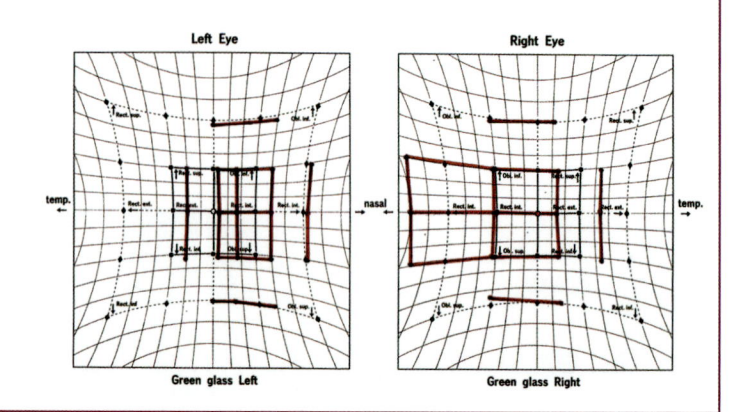

解説 Hess赤緑試験では健眼で固視した第1偏位と，麻痺眼で固視した第2偏位のパターンが示される（第1偏位と第2偏位については，カコモン読解"第21回臨床実地問題29"の解説を参照）．第1偏位のパターンは第2偏位のパターンより小さく表現される．左眼偏位のパターン（左のHessチャート）が第1偏位，右眼偏位のパターン（右のHessチャート）が第2偏位である．このため，左眼が麻痺眼，右眼が健眼であることがわかる．また，Hessチャートから内斜視が存在する．そして，左眼偏位を示す左のHessチャートでは，左眼外転方向でパターンが圧縮されている．このことから，左外転障害が存在する．

aの同側性複視は内斜視で生じる（前述）．bについては，発症から時間経過が短く，拮抗筋の拘縮などは生じないので牽引試験は陽性にはならない．cについては，外転障害は甲状腺眼症でも生じるが，ほかの原因の可能性もあり，必須所見ではない．dについては，近見では輻湊眼位のために，内斜視では近見の複視は軽度で，遠見で著明となる．eについては，手術もその後の選択肢ではあるが，通常は原因検索を行い，まずは経過観察しながら薬物療法やプリズム眼鏡処方などで対応するため，決して手術療法が第一選択ではない（前述）．このため，正解はaである．

模範解答 a

（西田保裕）

滑車神経麻痺の斜視手術

滑車神経の走行と障害

　滑車神経核は，中脳の下丘最尾側端（中脳橋移行部）の高さで，中脳水道の腹側に左右1対ある．滑車神経核から出た軸索は中脳背側へ向かい，中脳水道の背側（前髄帆）で交叉し，滑車神経として

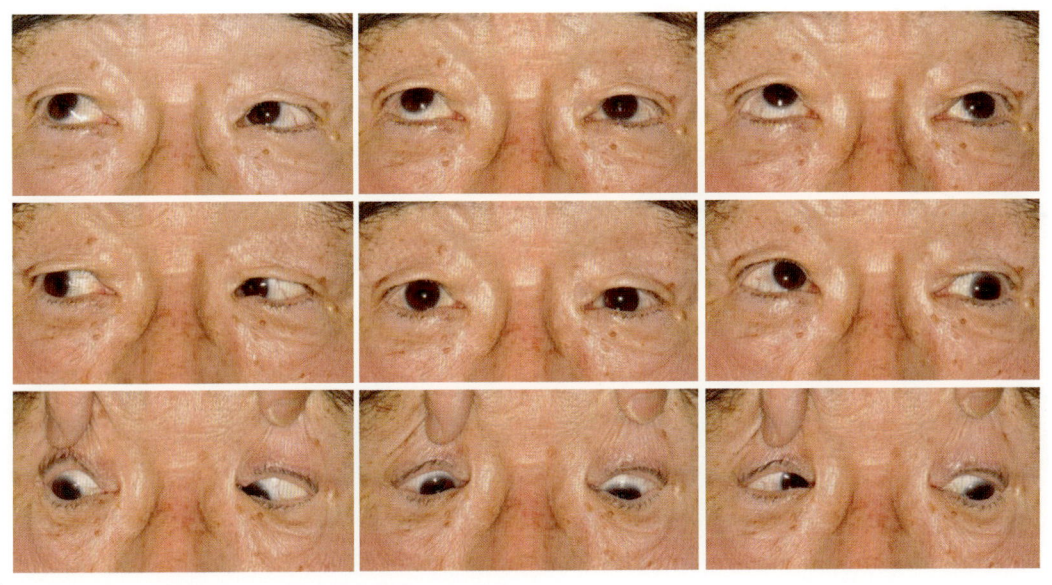

a.

左方視				右方視
	−9 R/L20 EX17	−9 R/L 15 EX19	−4 R/L9 EX19	
	−8 R/L22 EX17	−6 R/L15 EX17	−3 R/L9 EX19	
	+1 R/L23 EX16	+1 R/L15 EX21	+4 R/L10 EX21	

b.

図1　両眼性滑車神経麻痺（術前）（80歳，男性）
a. 上下回旋複視を訴え，近医から紹介され来院．頭部画像検査では異常を認めなかった．
b. 大型弱視鏡での9方向むき眼位．左眼固視，自覚的斜視角（°）．

脳幹背側面のくも膜下腔に出る．脳幹を出た滑車神経は下丘の尾側（下部）を通り，大脳脚側面（中脳橋移行部）を回りながら前方に進み，小脳テントの内側前端で硬膜を貫通して海綿静脈洞へ入る．そして，海綿静脈洞から上眼窩裂を経て眼窩内に入り，上斜筋*1 に内側から分布する[1,2]．

滑車神経核や交叉前の中脳内での障害では反対側の，交叉後の障害では同側の片側滑車神経麻痺が生じ，交叉付近の障害では両側の滑車神経麻痺が起こる．滑車神経は，脳幹背側から出るため頭蓋内走行が長く，また，脳神経のなかで最も細いため頭部鈍的外傷により障害されることが多い．特にテント切痕の部位で損傷を受けやすいと考えられている[3]．神経麻痺の原因としては，外傷と虚血が多い．

*1 上斜筋は，総腱輪を起始部として眼窩内・上壁の境を沿って前方へ進み，滑車で折れ曲がり眼球上部に付着する．全長は約60mmで，滑車に入る約10mm手前から腱に変わり，付着部までのおよそ30mmはすべて腱である．

文献は p.308 参照．

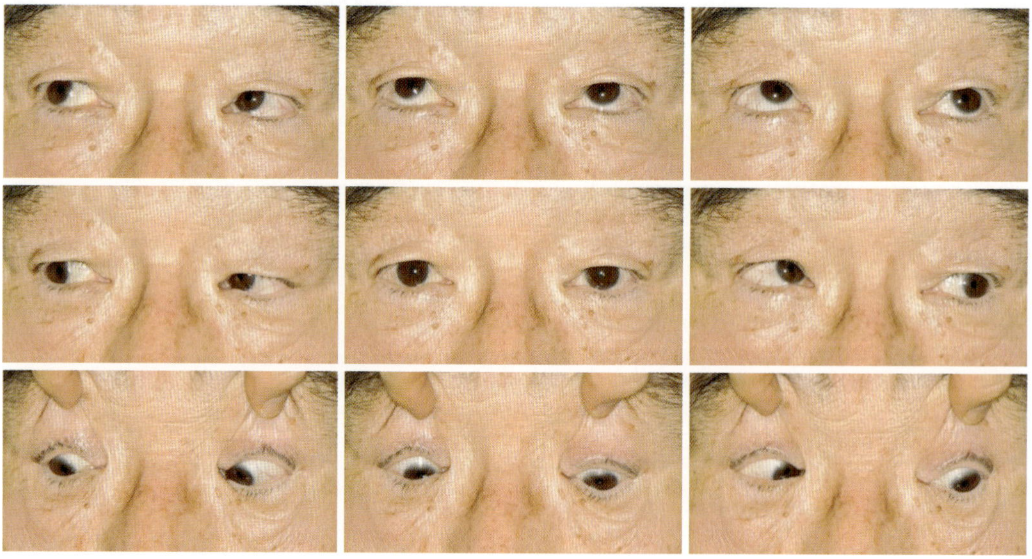

a.

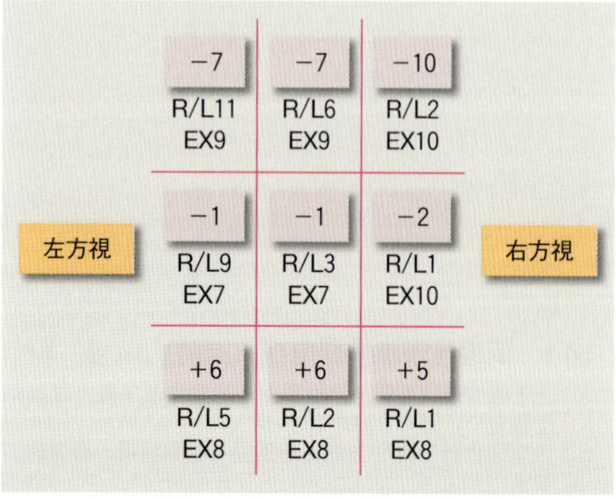

−7 R/L11 EX9	−7 R/L6 EX9	−10 R/L2 EX10
−1 R/L9 EX7	−1 R/L3 EX7	−2 R/L1 EX10
+6 R/L5 EX8	+6 R/L2 EX8	+5 R/L1 EX8

左方視　　　　　　　　　　　　右方視

b.

図2　両眼性滑車神経麻痺（術後）
a. 図1の症例に対し，左眼下直筋後転6mm，1筋幅鼻側移動術後，正面から下方視での複視は消失した．
b. 大型弱視鏡での9方向むき眼位．左眼固視，自覚的斜視角（°）．

手術の適応

滑車神経麻痺の手術の適応は，複視の自覚があることである．片側の滑車神経麻痺では，麻痺眼の上転，外方回旋，内転がみられ，上下の複視を自覚することが多い．両側の麻痺では，上下に加え回旋複視の自覚が強い（**図1a, b**）．両者とも，下転筋である上斜筋の作用が弱くなるので，特に下方視での複視の自覚が強い．

回旋偏位はプリズム眼鏡では矯正できず，上下偏位が強い場合にも装用困難なことが多い．そのため，ほとんどの症例が手術の適応となる．

外傷や虚血などによる障害の場合，発症後6か月程度は自然治癒の可能性がある．6か月過ぎても複視の改善がなければ手術に踏み切る．

手術

多くの術者が滑車神経麻痺に対する手術を報告しているが，代表的な術式を**表1**に示す[*2]．

片側滑車神経麻痺の上下偏位に対しては，麻痺眼の上直筋後転あるいは健眼の下直筋後転を行う．外方回旋が強い場合は，上直筋であれば耳側移動を，下直筋であれば鼻側移動を併用する[4]．1筋幅の下直筋鼻側移動で4.9～7.5°の外方回旋矯正効果があるとの報告がある[5]．

両側性の麻痺の場合は，外方回旋偏位が大きいので下直筋鼻側移動で矯正する．その場合，上下偏位があれば下転眼での下直筋後転を併用する（**図2a, b**）．上下偏位がなく，外方回旋偏位のみの場合は，全身麻酔下で上斜筋前部前転（原田-伊藤法）を行う．回旋偏位に対する上斜筋前部前転術での矯正効果は，自験例で平均6.5±2.6°であった[6]．

表1 滑車神経麻痺に対する術式

患眼上斜筋
上斜筋前部前転（原田-伊藤法） 上斜筋短縮 上斜筋タッキング

患眼下斜筋
下斜筋前方移動 下斜筋切筋 下斜筋後転

患眼上直筋
上直筋後転 上直筋耳側移動

健眼下直筋
下直筋後転 下直筋鼻側移動

[*2] 上下直筋は視軸に対して23°内側後方から，上下斜筋は51°内側前方から眼球に付着している．そのため，上下直筋の短縮術や後転術では上下偏位の矯正効果が強く，上下斜筋の手術では回旋偏位の矯正効果が強い．

カコモン読解　第18回　一般問題71

Bielschowsky頭部傾斜試験に利用される眼球運動はどれか．
a 視運動眼振　　b 前庭眼反射　　c 輻湊・開散運動
d 滑動性追従運動　　e 衝動性眼球運動

解説　a．視運動眼振（optokinetic nystagmus；OKN）は，電車の中から外を見ているときなどにみられる反射性の眼球運動で，生

理的眼振の一つである．頭部傾斜試験とは関係ない．

b．頭部傾斜時には，前庭眼反射（vestibulo-ocular reflex；VOR）により，頭部の傾きに反して各眼球の子午線を垂直に保とうとする回旋（ocular counter-rolling reflex）が起こる．たとえば，右への頭部傾斜では右眼は内方回旋し，左眼は外方回旋する．この場合，上斜筋は内方回旋作用があるので右眼でのみ働くが，もしも右眼の上斜筋（滑車神経）が麻痺していれば，右眼の内方回旋は上直筋に頼ることになる．そのため，下転筋である上斜筋の作用が弱いのに加え，上転筋である上直筋が働くために右眼が上転する．すなわち，Bielschowsky頭部傾斜試験では，前庭眼反射を利用した麻痺眼側への頭部傾斜による麻痺眼上転で，上斜筋（滑車神経）麻痺の補助診断ができる．

c．輻湊・開散運動は，近見時・遠見時に働く水平の両眼離反運動（vergence movement）であり，頭部傾斜試験とは関係ない．

d．滑動性追従運動（smooth pursuit movement）は，動く物体を網膜中心窩でとらえて追従する運動で，頭部傾斜試験とは関係ない．

e．衝動性眼球運動（saccadic eye movement）は，注視したい物体を網膜中心窩でとらえようとする速い眼球運動で，頭部傾斜試験とは関係ない．

[模範解答]　b

[カコモン読解]　第23回　一般問題 67

顎下げがみられるのはどれか．
a A型内斜視　　b V型外斜視　　c 滑車神経麻痺
d 交代性上斜位　　e 両眼眼瞼下垂

[解説]　a．下方視で内斜視角が減少するので，顎上げがみられる．
b．下方視で外斜視角が減少するので，顎上げがみられる．
c．下転筋である上斜筋が働かなくなり麻痺眼が上転するので，上下複視を避けるために顎下げがみられる．
d．顔の傾斜はみられるが，顎の上げ下げはみられない．
e．両眼眼瞼下垂では顎上げがみられる．

[模範解答]　c

（林　孝雄）

甲状腺眼症の斜視手術

　甲状腺眼症の臨床像の一つに外眼筋の肥厚があり，それに伴い斜視を生じる場合がある．

　筋の肥厚は圧倒的に下直筋に多く，内直筋，上直筋，外直筋と続く．罹患筋側への斜視となるので，下直筋の肥厚は下斜視を，内直筋の肥厚は内斜視を呈する．また罹患筋の伸展障害により，その拮抗筋の作用は制限され，眼球運動障害を伴う．

斜視手術の前に

　手術の前に画像診断で，外眼筋の肥厚および筋炎の活動性[*1]（急性期か慢性期か）を MRI でそれぞれ確認する．活動性がある場合（急性期），眼位，眼球運動に変動がある場合は斜視手術をせず，ステロイドのパルス療法（全身投与）や球後放射線照射を行う．ただし，ステロイドの全身投与による副作用は高齢者で特に増強されることがあるので，十分な注意を要する．斜視角が小さい場合（10 PD〈プリズムジオプトリー〉前後以下）はプリズム膜を用い，保存的な治療を試みる．

[*1] **筋炎の活動性**
MRI による活動期の判定：T2 強調画像で高信号を認めた場合は，炎症活動が強いと考える．

斜視手術

　外眼筋の肥厚が強度な場合は，ステロイド治療や球後放射線照射を行っても斜視は残存することが多い．内科的治療が終了しても斜視が残存する場合（慢性期）やプリズム膜による非観血的治療が無効の場合は，斜視角に変動がないことを確認したうえで斜視手術を行う．基本的には肥厚した外眼筋の後転を行う．後転量は，通常の定量では術後過矯正になることが多いといわれている．術後調整可能な adjustable suture technique[*2] を用いる場合もある．下斜視が 15 PD 以下の場合は患眼の下直筋後転を，15 PD を超える場合は患眼の下直筋後転と対側の上直筋後転を施行するのがよい．

手術の目的：甲状腺眼症では外眼筋の肥厚は一筋のみでないことから，9 方向すべての良好な眼位矯正は困難なことが多い．基本的には読書眼位（reading position），正面視での眼位矯正が主体となる．

[*2] **adjustable suture technique**
手術の矯正効果に，あらかじめ不確実性要素が多い場合，術後に縫合糸の微調整を行う術式．

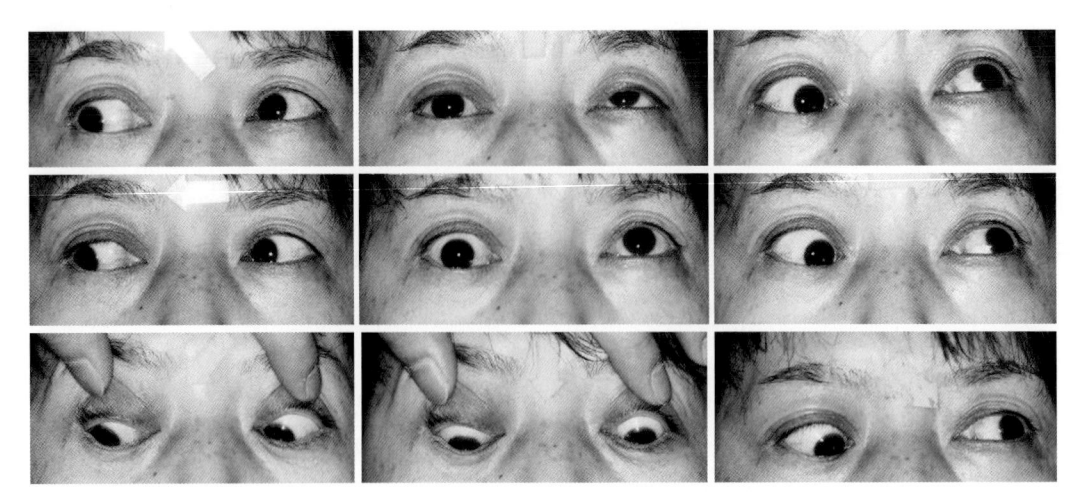

図1　前医での術前9方向眼位
正面眼位は右下斜視（左上斜視），眼球運動では右眼の上転障害，左眼の下転障害を認める．

実際の手術操作での注意事項

1. 眼球牽引試験を必ず行う（術前・術中・術後）：抵抗の程度を把握する．牽引試験で強陽性となった場合は，肥厚した筋の付着部があたかも強膜にくい込んだようになっていることがあり，斜視鉤の挿入が困難なことがある．このような場合は，筋喪失（lost muscle）を防止するために付着部の後方にナイロン糸や絹糸で"命綱"を通糸してから，筋付着部の切腱を行う．

2. 筋への通糸は確実に行う：確実に行わないと lost muscle, slipped muscle を生じる場合がある（後述の"症例報告"を参照されたい）．糸は非吸収糸を用いるのもよい．

3. 眼瞼への影響に注意する：下直筋の5，6mm以上の大量後転は下眼瞼の外反・後退を生じる場合がある．大量後転を試みる場合は，下直筋の後方15mmまで周囲組織との剝離を行う．ただし筋炎の活動期では炎症が増強したり，脂肪癒着症候群[*3]を生じる場合があるので困難である．

4. 手術はていねいに素早く終了する：甲状腺眼症の斜視手術では，術後の筋炎を軽減させるために特に重要である．

発症から経過が長すぎると治りにくい：ステロイド治療や放射線照射をしても無効な場合は，なるべく早く斜視手術をしたほうがよい．それには，たびたび画像診断による筋炎の活動性や眼位の推移を正確に評価する必要がある．むやみに経過観察すると手術効果も弱くなる．それは筋の肥厚が一筋でないこと，筋自体の伸展性がさらに減弱することなどから，複雑さが増すためである．

[*3] **脂肪癒着症候群**
Tenon 嚢が損傷を受け，眼窩内脂肪が脱出すると，外眼筋，強膜へ瘢痕癒着を生じ，眼球運動障害を呈する．

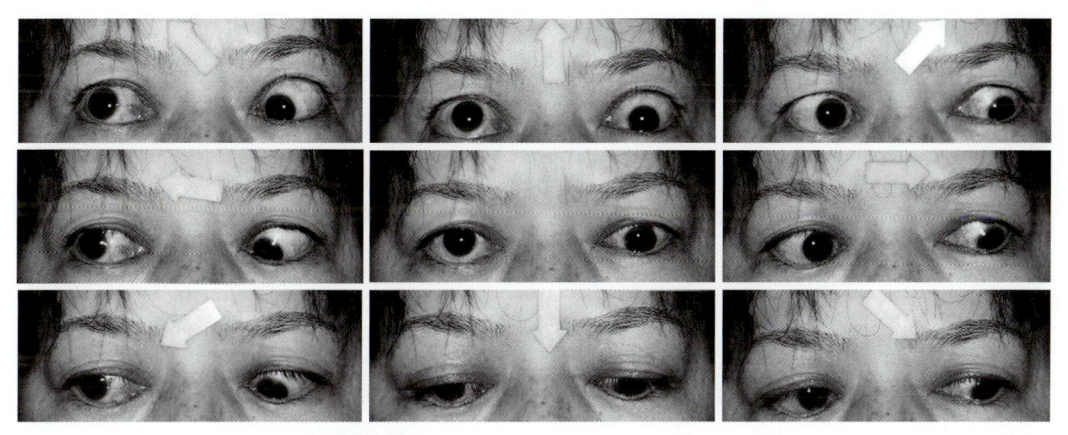

図2 術後（当院初診時）の9方向眼位
左下斜視となり，右眼の下転障害と左眼の上転障害を認めた．右下眼瞼後退を認める．

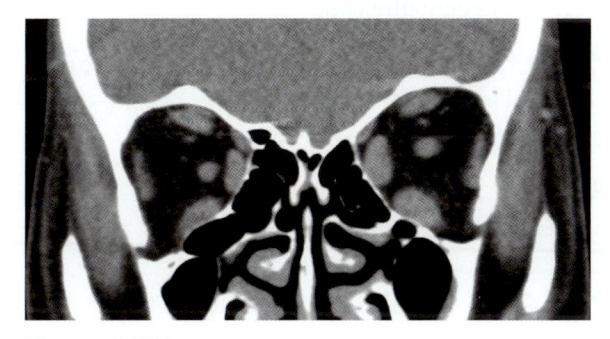

図3 CT画像
左眼の下直筋，内直筋の肥厚を強く認めた．

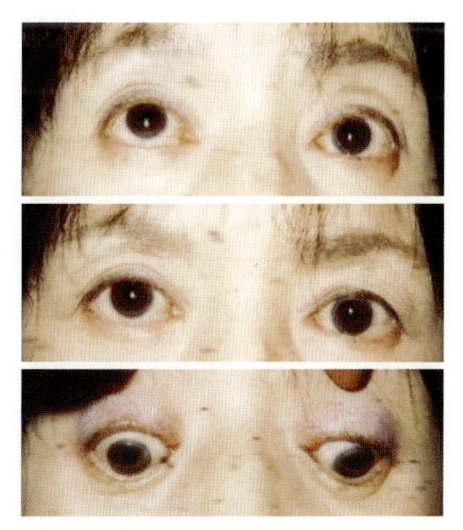

図4 術後の垂直3方向眼位
整容的に眼位を改善した．

症例報告

　55歳，女性．甲状腺眼症でステロイドパルス療法を2回施行された後に，右下斜視残存にて近医で右下直筋8mm後転，左上直筋4mm後転を施行されたが，左下斜視となり，その後3年経過観察後に当院受診．近医での術前と術後（当院初診時）の9方向眼位をそれぞれ示す（図1, 2）．CTによる画像診断では左眼の下直筋，内直筋の肥厚を強く認めた（図3）．手術は右上直筋後転4mm，左下直筋後転5mmを施行した．左上直筋はlost muscleとなっており，操作不能であった．当院での術後眼位を示す（図4）．

（大庭正裕）

眼窩骨折後の斜視手術

頻度

　ColeとSmithは眼窩底骨折では眼窩整復術により眼球運動障害の改善を得るが，その24％は後日，斜視手術が必要，von Noordenは眼窩底骨折では眼窩整復術の術後も50％の症例は持続する複視に悩まされると，それぞれ述べている．また，Van Eeckhoutteは眼窩骨折で眼窩整復術を施行した15％に，施行しなかった19％にそれぞれ斜視手術を施行したと述べている．眼窩骨折後の治療の最終目的は，視機能の改善，すなわち複視の軽減，斜視・眼球運動の改善である．ここでは骨折後の持続する複視，斜視の予後因子などについて主として解説する．

眼窩骨折後の複視（斜視）は治るのか？

眼窩骨折の形状が視機能の予後を決める：前述のように，眼窩整復術の施行の有無にかかわらず，複視は自然治癒する場合と残存する場合がある．その決め手の一つは骨折の形状である．骨折の形状には"開放型"と"絞扼型"があるが，開放型は絞扼型よりも自然治癒率が圧倒的に高い．自験例でも下壁骨折の27例（開放型：17例，絞扼型：10例）中，斜視手術を要したのは開放型で2例，絞扼型で7例である（表1）．

1. **開放型骨折後の斜視**：開放型骨折は筋へのダメージは少なく，自然治癒も期待できる．自然治癒は正面眼位が比較的良好で，上転障害は伴うが，下転障害はないか軽度である症例が多い．また眼窩整復術の施行の有無にかかわらず，経過観察後の斜視手術で比較的良好な視機能を得ることが多い．眼球運動障害が神経麻痺による場合もあるため，斜視手術は発症から3, 4か月経過観察し眼位・眼球運動に改善傾向がなければ行うのがよい．

2. **筋絞扼型骨折後の斜視**：筋絞扼型は絞扼により外眼筋の壊死，癒着，瘢痕などを生じるため，眼窩整復術の緊急手術が必要である．その後の斜視手術により，視機能の回復をある程度期待できる（図1）．

表1　眼窩骨折の形状とその後の手術

	症例数	眼窩手術	斜視手術
開放型	17	5	0
		0	2
筋絞扼型	10	10	7

開放型は10例（58.8％）が眼球運動障害は自然治癒，筋絞扼型は全例眼窩手術，70％は斜視手術の追加を要した．

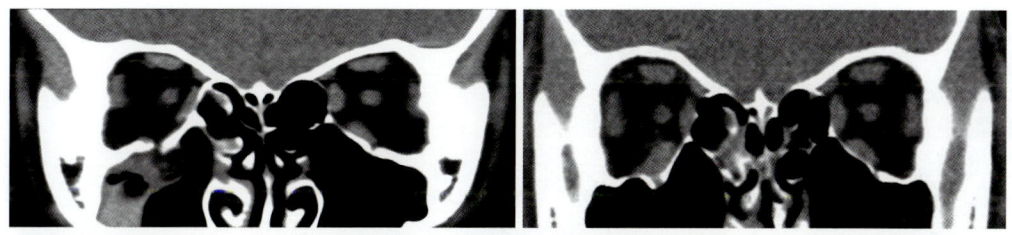

6. 麻痺性斜視，特殊な斜視の治療   243

a. 冠状断 CT 画像

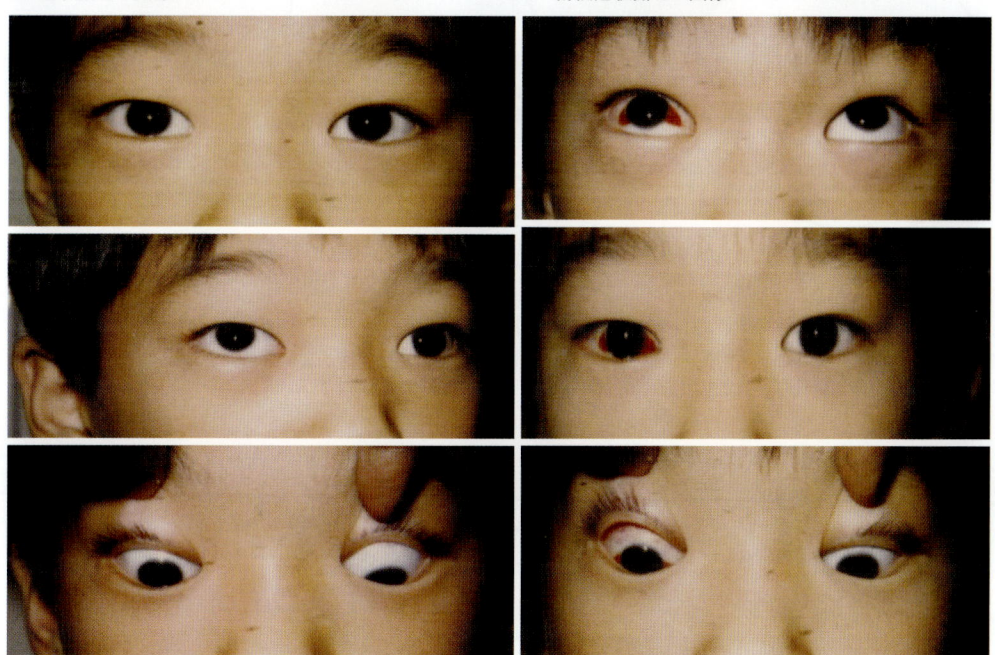

b. 術後冠状断 CT 画像

c. 眼窩整復術後の眼位

d. 斜視手術後の垂直 3 方向眼位

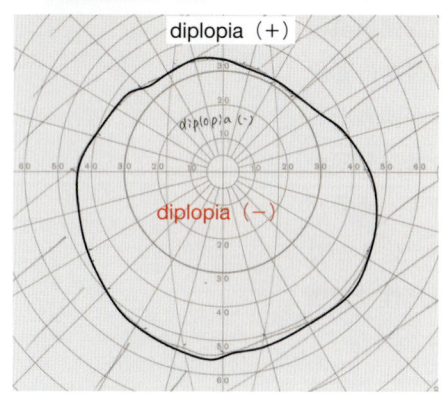

e. 術後の両眼単一視領域

図1　右眼窩底骨折

9歳，男子．右上斜視 14 PD，上下転障害ともに強度．
a. 初診時の CT 画像．右眼窩底骨折および骨折部における下直筋と周囲組織の絞扼と嵌頓を認めた．
b. 発症から 5 日目に眼窩整復術を施行．
c. 術後 6 か月．上：近見眼位（良好），中：遠見眼位（右上斜視 30 PD），下：下方視（右下転障害）．立体視は良好であったが，遠見時の右眼上斜視および下転制限が残存したため，斜視手術を追加した．
d. 眼窩底骨折発症から 8 か月目に右眼上直筋の 4 mm 後転術を行った．手術後の垂直 3 方向眼位では，3 方向すべての眼位で正位に持ち込めるほどにまで改善し，複視の訴えもなかった．その後，予後良好だったので，受診終了となった．
e. 術後の両眼単一視領域．

眼窩整復術の施行時期も視機能の予後に関与：眼窩整復術が適応の場合は，その施行時期が早いほど，その後の斜視や眼球運動障害に対する治療効果が大きい．絞扼型では眼窩整復術が遅れると外眼筋へのダメージが強くなり，斜視手術をしても両眼単一視野の拡大が

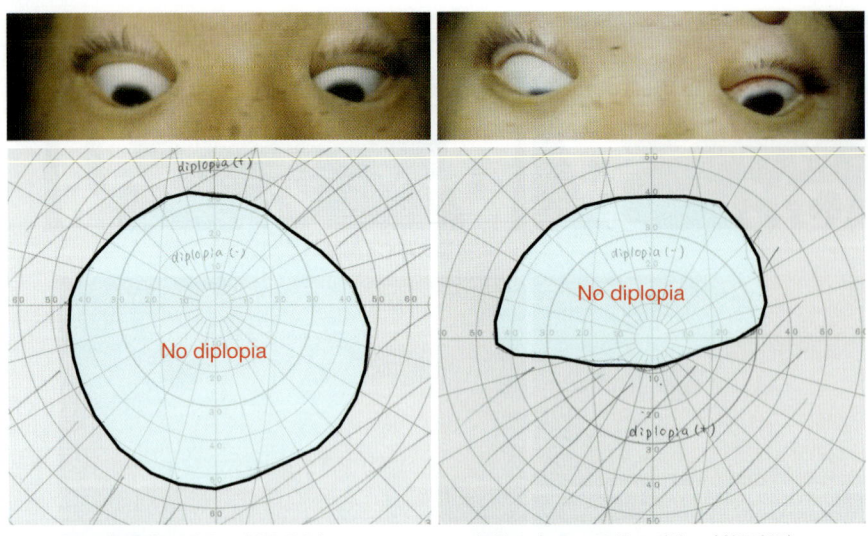

a. 症例1（5日後に手術＋斜視手術）　　b. 症例2（1.5か月後に手術＋斜視手術）

図2　眼窩整復術の施行時期での比較（筋絞扼型）
症例1と症例2の斜視手術後の下方眼位と両眼単一視領域を比較しても，初回手術が遅れた症例2のほうが，症例1よりも視機能は不良となり，緊急手術の適応であったことが示唆された．

望めないことが多い（図2）．眼窩整復術は，筋絞扼型では発症から少なくとも3日以内に施行されることが望ましい．

医原性眼窩骨折（図3）

　副鼻腔手術中の内壁骨折（損傷）により，内直筋に損傷を生じる場合がある．眼窩内壁骨折で内直筋絞扼があること，筋周囲組織の癒着があること，眼球牽引試験が陽性の場合は，眼窩整復術の緊急手術を要する．しかし，筋断裂の症例もあり，手術自体が困難なことも多い．開放型の場合で筋周囲組織の癒着がある場合は，発症から2週以内に複視の自然回復がなければ癒着解除術を行う．癒着がない場合は，その斜視は神経麻痺による場合もあるため，3，4か月経過観察し，軽快傾向がなければ，斜視手術を行う．医原性で重傷な場合は，正面眼位を良好にすることも難しい場合がある．

症例報告（図4）

　11歳，男子．遊んでいて，友人の頭が左眼部に当たり，受診．発症から9日目に来院した．
　初診時の水平3方向眼位では左眼の強度な内転障害，画像診断では内直筋の筋絞扼または筋断裂を疑う所見があった．耳鼻科的アプローチは不可能であったこと，家族の都合などもあり，加療できず

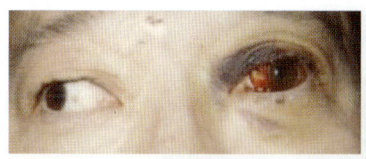

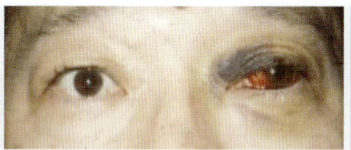

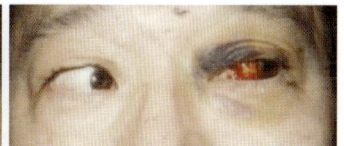

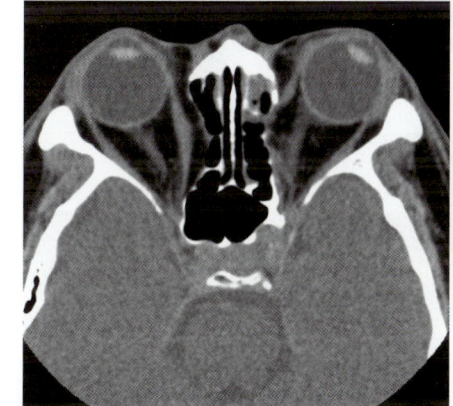

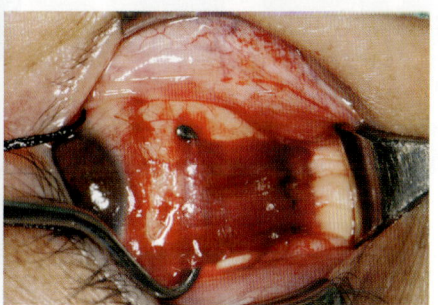

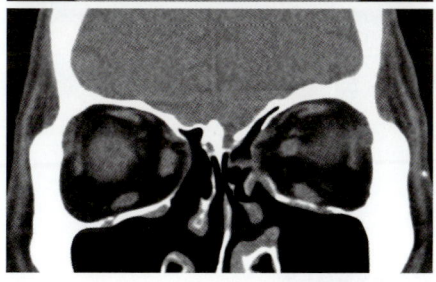

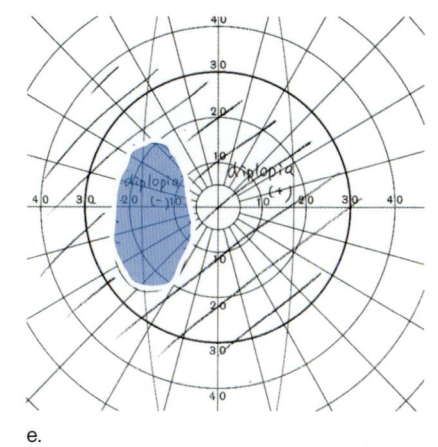

6. 麻痺性斜視, 特殊な斜視の治療　245

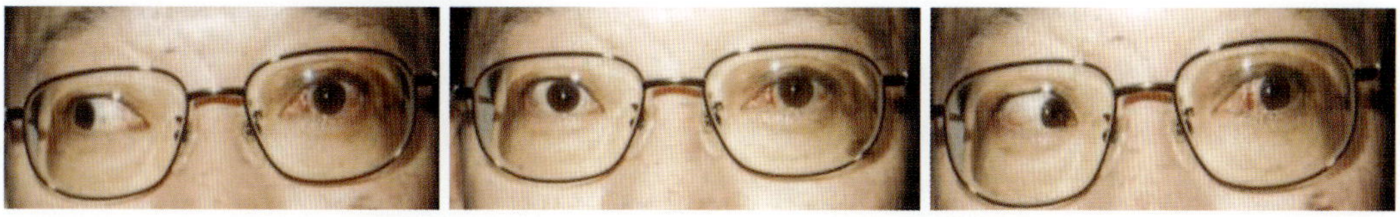

図3　医原性眼窩骨折

a. 左副鼻腔手術後の水平3方向眼位. 左外斜視となり, 左眼の著明な内転制限を認める.
b. 左副鼻腔手術後のCT画像. 左眼窩内壁骨折と内直筋の絞扼を疑う.
c. 左眼の斜視手術（副鼻腔手術から4.5か月後）. 写真は術者から観察した内直筋. 牽引試験は内転方向で陽性, 手術は左外直筋8mm後転, 左内直筋10mm前転. 癒着した脂肪組織が観察される.
d. 術後水平3方向眼位. 正面眼位は良好だが, 眼球運動制限は残存している.
e. 両眼単一視領域も不良である.

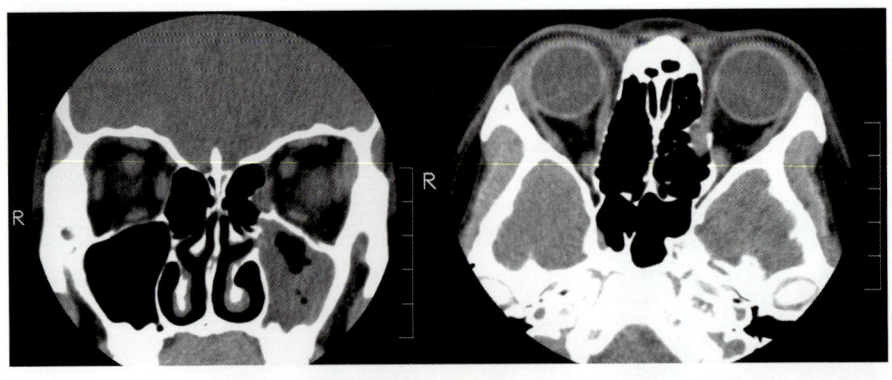

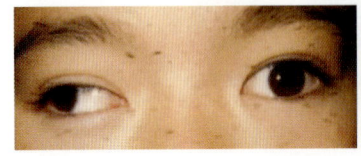

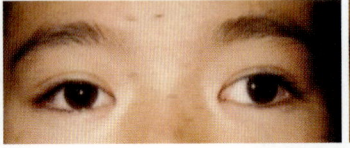

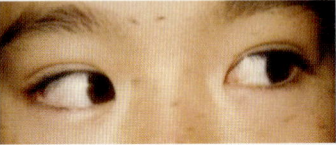

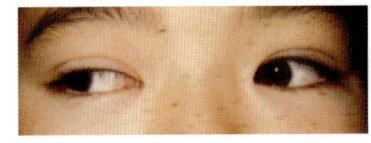

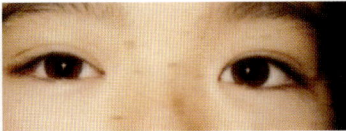

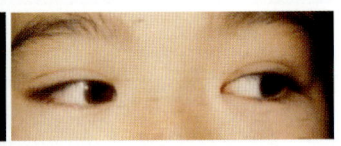

図 4 友人の頭部が左眼部に当たった症例
a. CT 画像．左眼窩内壁骨折と内直筋の絞扼もしくは断裂を疑う．
b. 水平 3 方向眼位．左外斜視，左眼の強度な内転制限を認める．
c. 発症から 30 日目の水平 3 方向眼位．発症後 20 日目頃から眼位・眼球運動が軽快した．

にいたところ，発症後 20 日目頃から眼位・眼球運動が良好になった．子どもであることから眼球牽引試験をしなかったが，眼球牽引試験も重要であることを思い知らされた症例である．

カコモン読解　第 19 回　一般問題 64

機械的斜視を生じるのはどれか．3 つ選べ．
a 眼窩底骨折　　b 翼状片手術　　c 強膜内陥術
d 重症筋無力症　　e 視神経管骨折

解説　a では下直筋の絞扼，b では内直筋と周囲組織との癒着，c では外眼筋とバックルおよび周囲組織との癒着がみられ，以上のことで機械的斜視を生じうる．

模範解答　a, b, c

（大庭正裕）

クリニカル・クエスチョン

癒着性斜視に対する羊膜移植術について教えてください

Answer 癒着性斜視は眼窩隔膜の損傷による脂肪癒着症候群の一つであり，網膜剥離や斜視手術後の難治性の眼球運動障害の原因となります．羊膜移植は線維性組織の再増殖，再癒着の抑制に働き，外眼筋手術の効果を安定させて術後の戻りを抑制する効果があると考えられます．

癒着性斜視と脂肪癒着症候群

　癒着性斜視は眼窩隔膜の損傷による脂肪癒着症候群（fat adherence syndrome）の一種であり，外傷もしくは眼手術後に生じる難治性の眼球運動障害である[1,2]．眼手術としては網膜剥離バックル術や斜視手術（特に下斜筋手術），下眼瞼の内反症手術などが原因となりやすい．いずれも術中の眼窩隔膜の損傷により眼窩脂肪織が結膜下に脱出し，線維性増殖と炎症性変化を伴って外眼筋との癒着を生じる病態である．

　癒着剥離と外眼筋手術による通常の方法では，術直後には眼球運動や複視の改善が得られても，再癒着のためにもとの状態に戻ってしまうことが少なくない．再癒着抑制の手段としてステロイド，マイトマイシンCなどの代謝拮抗薬を用いた報告もあるが，羊膜移植も考慮すべき手段の一つとなる．

羊膜の生物学的作用

　羊膜は胎盤の最内層を覆う膜であり，単層円柱上皮である羊膜上皮，基底膜，実質組織より構成される．羊膜は免疫原性の少ない生体材料として古くから用いられており，眼科領域でも60年以上前にDe Röttらが瞼球癒着と結膜欠損に対する羊膜移植を報告している．その後，1990年代にTsengら[3]やShimazakiら[4]により眼表面の再建手段としてその有用性が報告され，再発見された手技である．当初の眼表面再建術としての応用だけでなく，羊膜はさまざまな目的で臨床応用されており，その適応は広がってきている．

　羊膜移植の最もよい適応の一つに再発性翼状片がある[4]．再発性翼状片では，内直筋と翼状片組織の癒着のために眼球運動制限が生

文献はp.308参照．

a. 術前

b. 術後

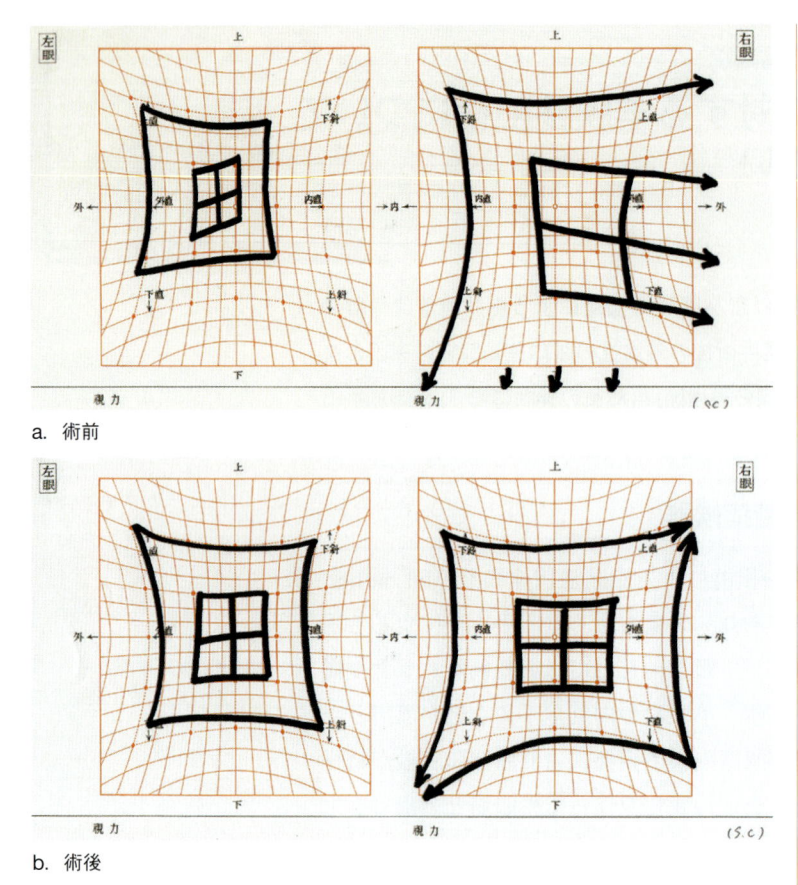

図1 癒着性斜視症例の術前 (a) と術後 (b) の Hess チャート
術前は左眼の著明な内転・下転制限があり，癒着は逆の上耳側に生じている．術後に眼球運動は大きく改善している．

じている例が少なくない．羊膜には基底膜として角結膜上皮の正常な分化を促す作用とともに，瘢痕形成や癒着を防止する作用，抗炎症作用がある．前者の作用が再発防止に役立ち，後者の作用が再癒着の防止と眼球運動の改善に寄与すると考えられる．羊膜を癒着性斜視に用いる場合には，後者の瘢痕形成抑制作用，抗炎症作用を期待して用いることになる[5,6]．

羊膜移植を併用した癒着性斜視の手術

癒着性斜視では，癒着部位と逆の方向に運動制限があることが多い．図1に示す症例は，上耳側の網膜裂孔に伴う網膜剝離の術後に生じた癒着性斜視であり，Hessチャートが示すように左眼の内転・下転制限が著明である．これまでの経験から，癒着剝離と羊膜移植だけでは眼球運動制限に改善がみられたとしても，眼位にはほとんど影響しない．癒着部位にある外眼筋は拘縮を伴っていると思われ，

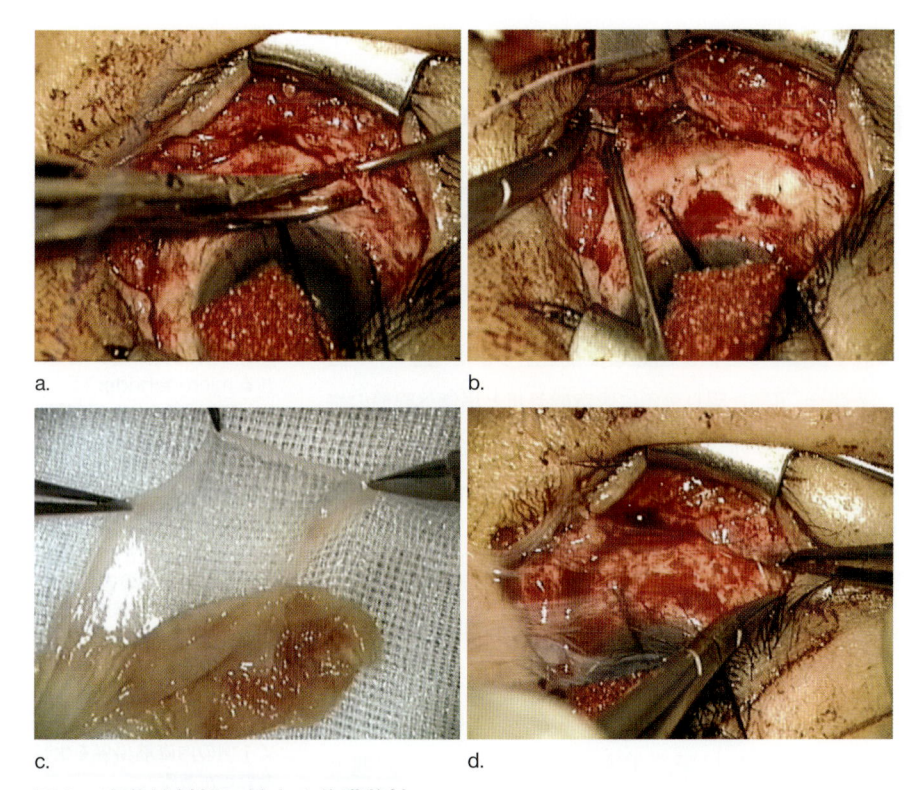

図2 癒着性斜視に対する羊膜移植
強膜上の線維性組織，癒着する脂肪織を剥離し（a），外眼筋を同定し後転術を行う（b）．羊膜を準備して（c），外眼筋付着部を含むできるだけ広い範囲に羊膜を縫着していく（d）．

眼位ずれに対しては外眼筋手術（拘縮した筋の後転術）が必須と考えられる．量定は，羊膜移植の影響を考えないで行う．

　手術はバックル除去（網膜剝離術後でバックルが残っている場合），癒着剝離，拘縮した外眼筋の後転を行い，最後に羊膜移植を行う（**図2**）．強膜や外眼筋周囲の線維性組織を切除して強膜を広く露出するようにし，羊膜をできるだけ広い範囲で外眼筋を覆うように縫着していく．**図1**の症例は著効例であり，術後に大きく眼球運動は改善しているのがわかる．ただし，外眼筋の拘縮の程度もあり，症例によっては眼球運動制限があまり改善しないこともある．

　癒着性斜視における羊膜移植の最大のメリットは，外眼筋手術の効果が持続し，術後の再癒着，眼位の戻りが少ないことである．羊膜のもつ線維化抑制作用や抗炎症作用が再癒着を抑制するようで，自験例でも術後の状態は少なくとも数年の経過観察期間の間，安定している．羊膜移植自体には大きな合併症もないので，癒着性斜視に対して考慮すべき手術手技であると考えられる．

〔山田昌和〕

クリニカル・クエスチョン
副鼻腔内視鏡術後の斜視について教えてください

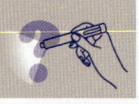

Answer 眼窩と副鼻腔を隔てる骨壁は非常に薄いため,容易に眼窩合併症をきたし,外眼筋を損傷すると治療困難な複視を生じます(図1)[*1]. 医原性眼窩損傷を生じた場合,可能な限り早急に眼窩壁骨折と損傷外眼筋の修復を行い,斜視手術は修復術後の眼位が固定した時点で二次的に行います.

損傷程度の評価

損傷程度を評価するためには,眼窩内組織の解剖を理解しなくてはならない.眼窩内組織は,connective tissue septa で眼窩内を小部屋に仕切り,パッキングされている.これらの組織が柔軟に連結・連動することによって,安定した眼球運動を可能にしている.

外眼筋が断裂している場合には緊急手術の適応となるが,問題となるのは骨損傷が軽度の場合である.microdebrider を用いた近年の手術は,骨損傷が小さいのが特徴であり,その小さな骨損傷部位から眼窩内の connective tissue septa とその内容物を一塊で引きずり出して組織を吸引・除去する.そのため,見た目とは裏腹に,実際には著しい瘢痕・癒着を生じていることがある.そのような症例に保存的治療がなされ,治療に難渋する症例が増えている.手術適応については,画像検査,特にシネモード MRI を用いて正確に損傷の程度を評価することが必要となる.

[*1] 副鼻腔炎治療に使用される microdebrider は,ブレードを回転させながら吸引と切除を行う器械である.健常な眼窩隔膜を破壊して眼窩内に侵入し,数日で瘢痕癒着や脂肪癒着症候群により眼球運動障害をきたす.眼窩合併症は外眼筋障害のほか,視神経障害,眼窩出血,鼻涙管障害,眼瞼下垂などがある.発症頻度は,報告によりさまざまであるが,ある施設では735例の副鼻腔手術で1例の内直筋損傷を生じた報告がある[1].

文献は p.309 参照.

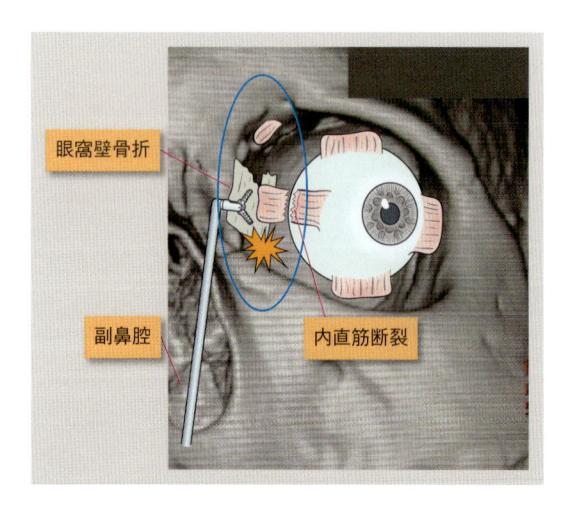

図1 副鼻腔内視鏡手術時に生じる眼窩壁骨折と内直筋損傷

手術の時期

　麻痺性斜視の手術時期については，症状固定後6か月が妥当とされている．しかし，副鼻腔手術後の斜視は，自然軽快が期待できないことが多い．眼窩損傷の際には，数日から1週間程度で鼻腔粘膜が眼窩内に入り込み，その粘膜と脂肪が複雑に絡みあい瘢痕・癒着を形成する．そのため時間経過とともに断裂筋の同定・縫合が極端に困難となる．当然のことながら術後成績も悪くなる．そのため眼筋の損傷やconnective tissue septaの損傷が疑われた場合には，可及的速やかに眼窩・眼筋の修復手術が必要となる．

手術の方法

第一次手術：手術には，耳鼻科医，眼形成眼窩外科医，眼科医の連携が必要となる．眼窩損傷の治療として，眼窩と鼻腔の両側から，骨折部の整復と瘢痕・癒着剝離を行う．内直筋が断裂している場合にはその筋肉を縫合し，筋肉の拘縮を防ぐために，拮抗筋である外直筋の後転術を行う[*2]．外斜視は，大角度のものから，骨折部位の組織嵌頓，癒着のために正位に近いものまでさまざまであるが，通常外直筋を8～10mm後転する．聖隷浜松病院眼科では後転術を行っているが，ボトックス®治療も有用である．損傷筋が3筋以上の場合や，眼窩内全体の瘢痕・癒着のために全方向でforced duction test陽性症例では，斜視手術を行わない．

第二次手術：第一次手術後，眼位が固定した時点で，残余斜視に対して斜視手術を計画する．内直筋断裂の場合には，以下のように進める．

1. 内転が正中を越える場合は，患眼の内直筋短縮術を行う．低矯正の場合は僚眼の外直筋後転術を追加で行う．上下斜視を合併している場合は，下斜筋短縮前方移動術を行う．この手術は第1眼位だけでなく，広い両眼単一視野を得られる可能性が高い．

2. 内転が正中を越えない場合は，動眼神経麻痺の可能性がある．その場合，切腱を要さない筋移動術を行う．この手術は，整容的な改善と第1眼位での両眼単一視野を得られることが多い．

3. 3筋以上の障害，または瘢痕・癒着で眼球運動が全方向で制限されている場合は，筋移動術を行うが，残念ながら眼位の改善が困難であることが多い．

　内直筋部分断裂に対して手術を行った症例を（**図2**）に示す．副鼻腔術後の斜視手術は非常に困難であり，必ずしも良好な結果を得

[*2] 解剖学的な位置関係から，最も障害されやすい外眼筋は内直筋であり，次に下直筋，上斜筋が障害されやすい．外直筋拘縮は，内直筋損傷後2～3週間で生じる．

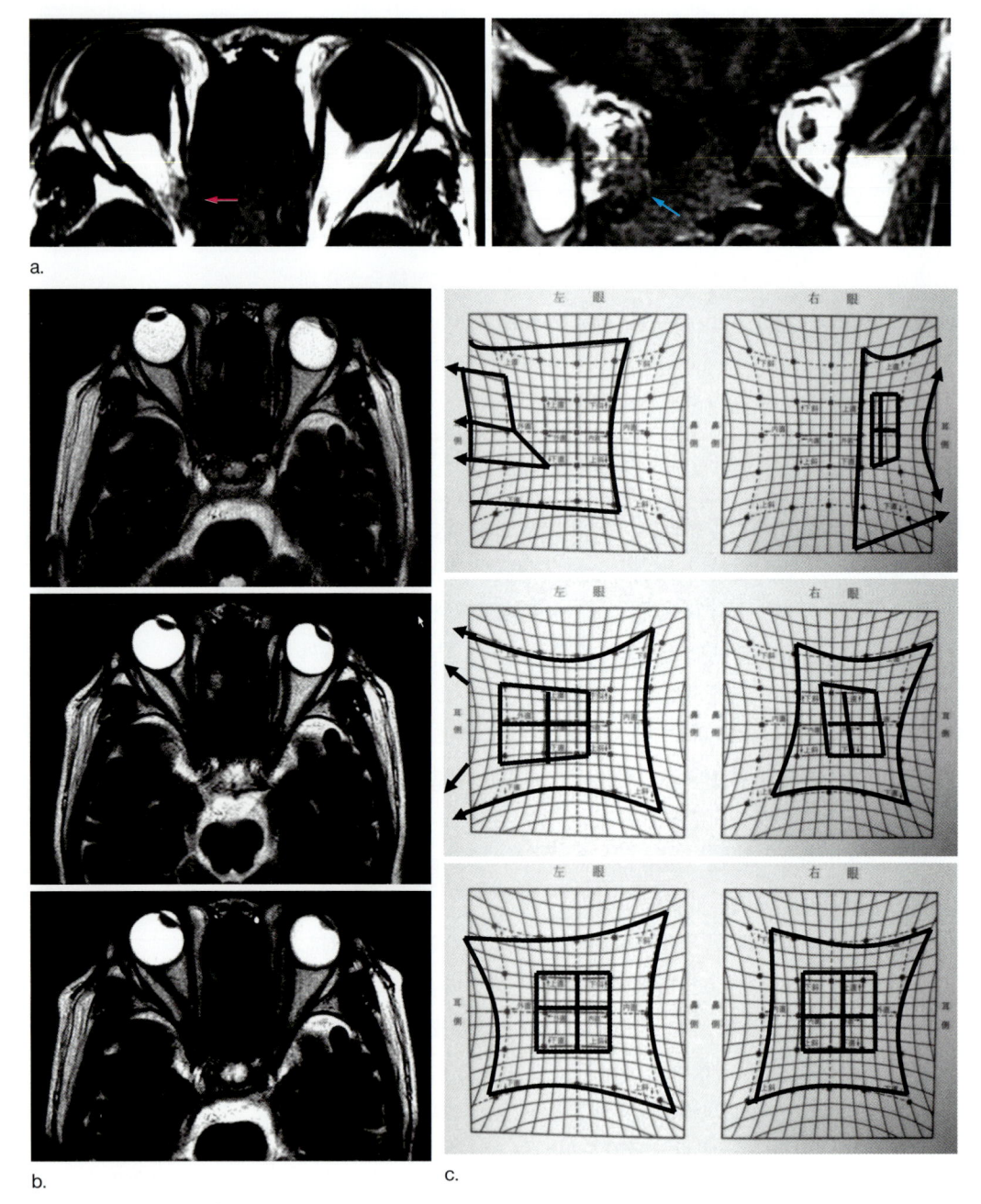

図2 部分内直筋断裂症例

49歳,男性.受傷後26日.眼窩修復術,内直筋縫合,外直筋後転後に患眼内直筋短縮と僚眼外直筋後転術を施行.
a. 初診時MRI画像(左図:軸位断,右図:冠状断).右眼窩深部で内直筋断裂(3/4幅,赤矢印)と下直筋の瘢痕,癒着を認めた(青矢印).
b. 左方視時のシネモードMRI(上図:初診時,中図:第一次手術後,下図:第二次手術後).第一次手術後に正中を越える内転が可能となり,第二次手術後に複視をほぼ自覚しない程度に改善.
c. Hess赤緑試験(上図:初診時,中図:第一次手術後,下図:第二次手術後).第一次手術後に斜位を保つことが可能となった.

られるわけではない.しかし,早期の損傷修復で症状が改善する可能性があり,発症後の対応が重要となる.

(西村香澄)

Duane 症候群

歴史的背景

Duane 症候群は古くから知られている．19 世紀末にヨーロッパの Stilling と Türk が本疾患について記述，1905 年に米国の Duane[1] が古典的三主徴（外転障害，内転時の眼球後退・瞼裂狭小・眼球上下偏位）を発表後，3 人の名前を連ねた Stilling-Türk-Duane retraction syndrome で呼ぶことになった．

過去には，眼筋の構造的異常（線維化，付着部異常，内外直筋の癒着）が眼球運動障害と眼球後退現象を引き起こすとされ，古典的 Duane 症候群について多く研究された．1970 年代には筋電図学の進歩により，Huber[2] の EMG（electromyography）による 3 型の分類が有名である．1980 年の Hotchkiss[3] による両側性の III 型の剖検例の報告と Miller[4] による片眼性の I 型の剖検例では，いずれも外転神経核および外転神経の欠損が認められ，本疾患の病理が初めて解明された．1998 年に Parsa が初めて MRI による外転神経の欠損を報告し，21 世紀になって，高解像度の MRI による詳しい脳神経の検査の結果[5]，画像診断の所見として外転神経の欠損，脳幹における低形成，動眼神経下枝の外直筋への異常支配分枝が，この症候群の一番よくみられる病態であることがわかった．異常神経分枝が異常眼球運動に対応すると思われる．

Duane 症候群が，congenital cranial dysinnervation disorder（CCDD）[*1] であることがわかり，先天性脳神経の異常神経支配障害の一つとして分類されるようになった[6]．今日まで責任遺伝子は，2008 年に α-chimaerin（*CHN1*）が唯一に同定されている[7]．両側性の家系に認められ，常染色体優性遺伝で責任遺伝子と考えられる染色体座 2q31-q32.1 は "DURS2 locus" と命名された．

疾患概念

先天性の異常神経支配により，眼球運動障害および内転時の眼球後退（瞼裂狭小）がみられる．片眼性が 80％ 以上で左眼と女性に多

文献は p.309 参照.

[*1] **congenital cranial dysinnervation disorder（CCDD）**
先天性脳神経の異常神経支配障害．2002 年から提唱された疾病単位．先天外眼筋線維症（congenital fibrosis of the extraocular muscles；CFEOM），先天眼瞼下垂，Duane 症候群，Duane 橈側列欠損症候群（Duane radial ray syndrome；DRRS），水平注視麻痺と進行性側彎症の合併（horizontal gaze palsy with progressive scoliosis；HGPPS），Möbius 症候群および先天家族性顔面筋低下症を含む．眼筋の変化は，脳神経の異常支配に起因する一連の疾病単位を指している．責任遺伝子の解明は進みつつある．

表1 Duane症候群各型の所見の特徴とHuber分類による筋電図所見

	頻度	所見の特徴	内直筋 内転時	内直筋 外転時	外直筋 内転時	外直筋 外転時
Duane症候群I型	約80%	外転障害，内転時眼球後退	+	−	+	−
Duane症候群II型	約10%	内転障害，内転時眼球後退	+	−	+	+
Duane症候群III型	約10%	外転・内転障害，内転時眼球後退	+	+	+	+

＋：放電あり，−：放電なし

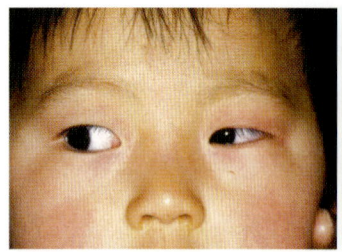

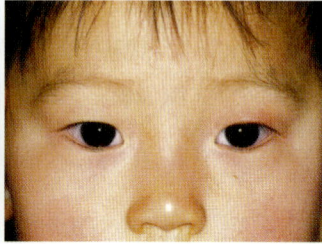

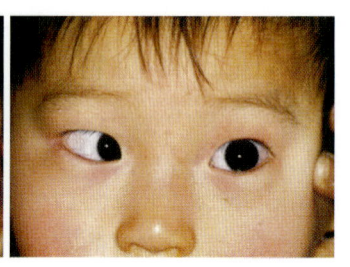

図1 Duane症候群I型
4歳，男児．左眼で，第1眼位は正位，著明な外転障害，内転時の眼球後退と瞼裂狭小が認められる．一番多くみられるDuane症候群の病型である．

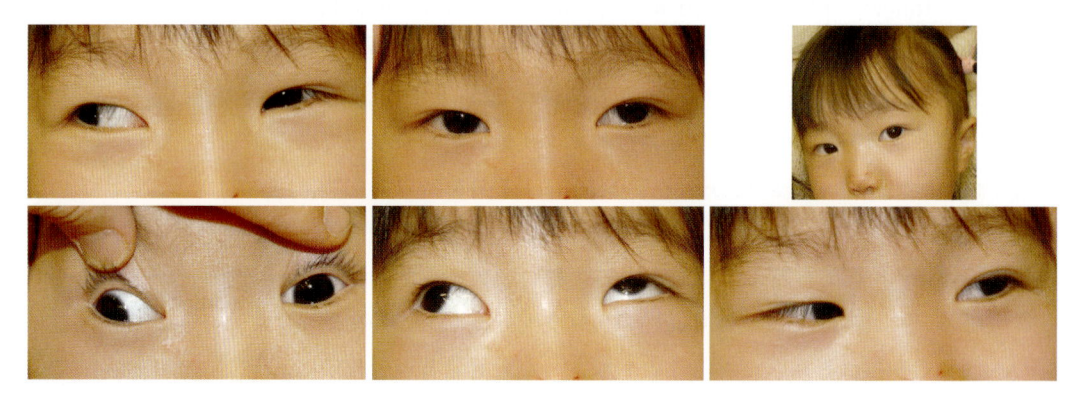

図2 Duane症候群II型
3歳，女児．左眼の眼球運動障害は内転時に認められる．
上段：第1眼位での左外斜視，内転時の眼球後退・瞼裂狭小，顔面右方回転左方偏位．
下段：左内下転障害著明，内転障害とup shoot，左外転可能．

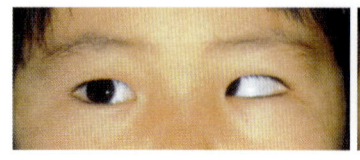

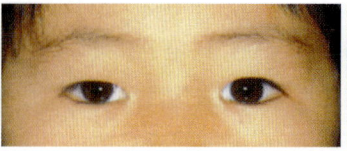

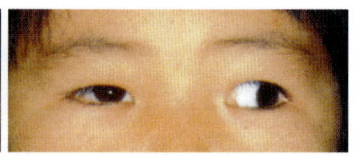

図3 Duane症候群III型
3歳，女児．右眼内外転運動障害．第1眼位での右外斜視と，内転時での眼球後退・瞼裂狭小が認められる．

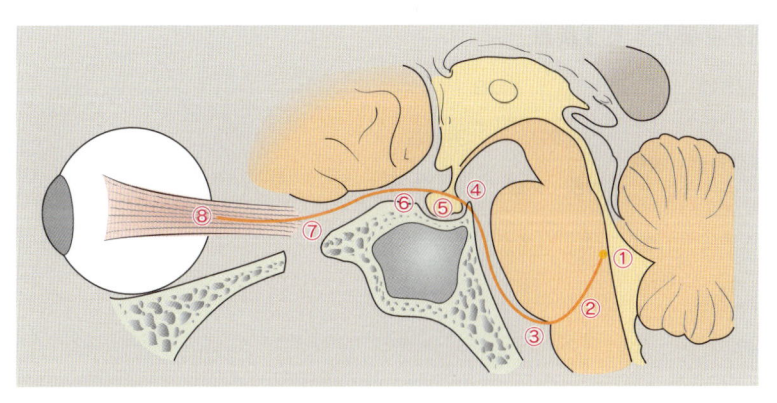

図4 外転神経の走行と病変部位

① 核，② 脳幹内の神経根，③ 頭蓋神経束，④ Dorello 管を通る部位，⑤ 海綿静脈洞の中，⑥ 上眼窩裂を通る部位，⑦ 眼窩内，⑧ 神経筋接合部．
Duane 症候群では，①②③ の欠損と低形成は剖検による報告所見あり，③④⑦ は MRI で検出されている．動眼神経下枝による外直筋支配は MRI で証明されている．⑧ は筋電図の検査所見で分類されている．または，手術所見では筋自体の拘縮，付着部異常，線維化などが直接的に観察されている．

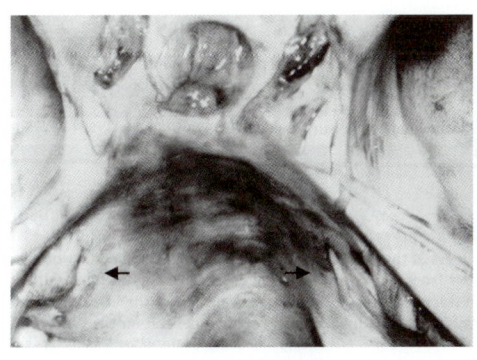

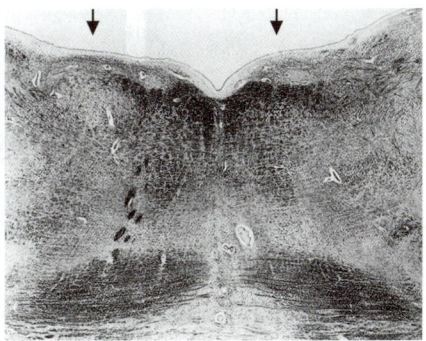

図5 Duane 症候群Ⅰ型の剖検例

Duane Ⅰ型の剖検から左外転神経の欠損（a, 矢印）および病理組織上で左の外転神経核の欠損（b, 矢印）が認められる．
（Miller NR：Strabismus syndromes：The congenital cranial dysinnervation Disorders（CCDDs）. In：Taylor D, et al editors. Pediatric Ophthalmology and Strabismus, 3rd Edition. Edinburgh：Elsevier Saunders；2005. p.933–941.）

い．全斜視患者に1〜5％の頻度で認められる．

病型分類（表1）

3型に分けられるが，共通の症状は内転時の眼球後退と瞼裂狭小である．Ⅰ型は古典的 Duane 症候群である．各型の特徴的臨床所見を図1〜3に示す．

病因と鑑別疾患

病因（1）動眼神経による外直筋の異常神経支配（内転時の外直筋同時収縮）：外転神経核の発生異常．Duane 症候群Ⅰ型およびⅢ型で

表2 背理性神経支配の鑑別を必要とする3疾患

病態	側方視			EMG			
	輻湊	眼球後退	縮瞳	内直筋		外直筋	
				内転	外転	内転	外転
Duane症候群Ⅲ型	−	＋	−	＋	＋	＋	＋
背理性輻湊	＋	−	＋	＋	＋	−	−
内直筋背理性神経支配	＋	＋	＋	＋	＋	−	＋

は，外転神経核と神経の欠損（**図4, 5**），動眼神経の外直筋異常支配が剖検およびMRIで証明されている（**図5**）[8]．Ⅱ型では外転神経の存在がMRIで確認されている．

病因 (2) サリドマイド胎芽病に合併するDuane症候群：発生学的研究から，胎生21〜26日における発生異常とされる．

病因 (3) 原因遺伝子の検出：外転神経の核の欠損，または低形成は原因遺伝子が同定されている．

Duane retraction syndrome 1（DURS1）：特発性，8q13，遺伝子未発見．

Duane retraction syndrome 2（DURS2）：常染色体優性遺伝，2q31-q32.1，遺伝子 *CHN1*．

Duane radial ray syndrome 1（DRRS）：常染色体優性遺伝，2q13.13-q13.2，遺伝子 *SALL4*．別名OKIHIRO症候群，心奇形（−）．

Duane-Holt-Oram syndrome：12p21.3-q22，遺伝子 *SALL4* の突然変異が確認されている．心奇形と上下肢奇形を合併する．

背理性神経支配：以下のように分類されている[9]．

1. Duane症候群
2. 内直筋背理性神経支配：外転障害, 外転時眼球後退, 外転時瞼裂狭小.
3. 上下筋背理性神経支配：下転障害, 上転時眼球後退および瞼裂狭小.
4. 背理性輻湊：外転障害, 側方視で両眼が輻湊する. 縮瞳がみられる.
5. 背理性開散：内転障害, 側方視で両眼が開散する. 上方視で輻湊する. General fibrosis syndromeに伴うことが多い.

筋電図の特徴を入れての鑑別点は，**表2**の通りである．

臨床症状

共通症状である眼球運動障害と内転時眼球後退以外に，下記のような症状がみられる．

斜視：約50％に斜視がみられ，I型では内斜視，II型では外斜視，III型では正位が多い．
両眼視機能：約25％に異常がみられる．すなわち，両眼視機能が良好なものが多い．
弱視：弱視を伴うのは10％以下．すなわち，弱視の合併は少ない．
眼性頭位異常：斜視があり，両眼視機能良好で弱視がなければface turnがみられる．
眼球逃避現象：内転時のup shoot，またはdown shootは眼筋の機械的機序による（図6, 7）．

合併症

多数の合併症が報告されており，ここでは以下のように分類し，まとめた．
眼合併症：小眼球，虹彩欠損，虹彩異色症，先天白内障，眼瞼下垂症，太田母斑，眼窩間隔離症，内眼角贅皮，眼球上の類皮腫，第一次硝子体過形成遺残，網膜出血，von Hippel-Lindau病．
神経的合併症：視神経異常，DeMorsier症候群，感音難聴，顔面神経麻痺，滑車神経麻痺，Möbius症候群，Marcus Gunn現象，味涙反射，外耳奇形．
筋骨格合併症：頭蓋顔面異常，骨格異常，Klippel-Feil症候群，Goldenhar症候群，Marfan様運動過剰症候群，兎唇，口蓋裂，筋ジストロフィ，サリドマイド胎芽病．
その他：てんかん，精神遅滞，心奇形，尿性器の奇形，Noonan症候群，胎児性アルコール症候群，先天汎下垂体機能低下，眼皮膚白皮症，多発性海綿状血管腫．

手術治療

斜視特殊型では，眼位異常のほか眼球運動障害を伴うので，手術効果にはおのずと限界がある．第1眼位での眼位矯正を目的とする．① 第1眼位では整容的によい，② 複視の消失，③ 頭位異常の改善，などがみられれば手術は成功と考える．
内斜視：内直筋後転：後転量は，第1眼位の斜視度，牽引試験での機械的抵抗程度および術中の内直筋所見など，三つの要素で決める．手術の見地から，内斜視の治療は術前の内直筋と外直筋の同時収縮の量的評価が必要である．同時収縮が少なければ，内直筋後転7mmでも眼位の矯正は不十分になる可能性がある．強い同時収縮の場合，

中程度の後転量では同時収縮の外直筋を解放し，術後の外斜視，内転障害，医原性の相乗的開散（synergistic divergence），または同時外転（simultaneous abduction）を引き起こす．

　眼球後退現象の観察では，内斜視の程度よりも顔の回転程度が少ないときは，第1眼位での外直筋の同時収縮が強いことに注意する．内直筋後転を控えめに行う．

前後転術：外直筋の短縮術は禁忌である．外直筋は，すでに短い，または固いことがあり，異常神経支配を受けているため，予期せぬ眼球後退，内転障害などを引き起こすことがある．

　上下直筋移動術は，外転神経麻痺の延長線上での適応である．外転効果を得ることはあるが，上下偏位または融像破綻の副作用は時に避けられないことがあるため，外直筋と内直筋のバランスで決める．種々の術式が報告されている．上直筋だけの外直筋への移動と縫合，および内直筋の後転同時施行術は固定内斜視への手術に似ているところもある．

外斜視：内転制限と大角度の外斜視：外直筋後転，大量後転（15 mm）もありうるが，術後外転制限は避けられない．外直筋の拘縮と同時収縮の存在下では，通常の量定は応用できない．

内転時の眼球内上転（up shoot），または内下転（down shoot）現象の対処法：内直筋後転，外直筋後転の単独施行または内外同時施行のことが多い．上記の二つの術式で，大多数の症例に治療効果がみられたことが報告されている．

Jampolsky法：eye flip due to muscle slip 理論に基づく Y-splitting and recession，すなわち外直筋の中央2分割後転法の有効性は世界的に確認されている（**図6, 7**）[10]．理論上の興味はあるが，自験例では外直筋の大量後転法の効果と大差はない．

その他：下斜筋後転前方移動術の有用性，あるいは外直筋の後部固定術，または眼窩壁への固定などの術式が報告されている．

両側性Duane症候群：両側性Duane症候群の内斜視の治療は両側同時収縮のため，たとえ5 mmの内直筋後転でも術後の続発外斜視になりやすい．理由は，固視眼の内直筋の固視拘束と非固視眼の外直筋の同時収縮の自由解放による．内直筋の後転量を減らす必要がある．外直筋の大量後転術は，外斜視に伴う up shoot と down shoot 治療にもなる．

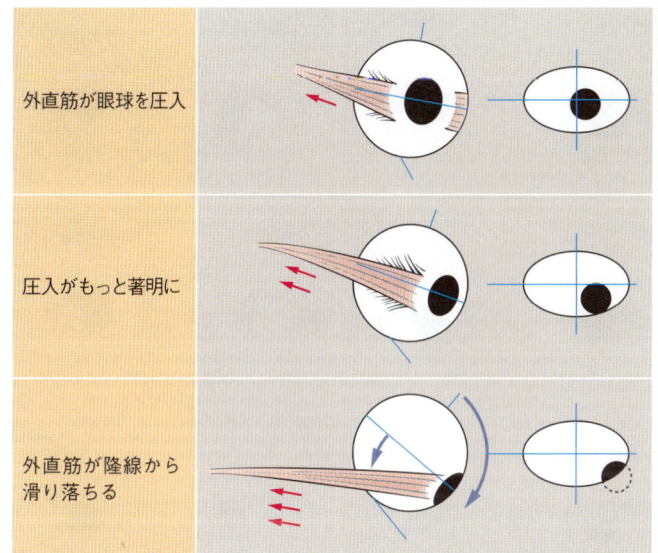

6. 麻痺性斜視, 特殊な斜視の治療　259

外直筋が眼球を圧入

圧入がもっと著明に

外直筋が隆線から滑り落ちる

a. down shoot eye flip due to muscle slip（眼筋スリップによる眼球の急な偏位）

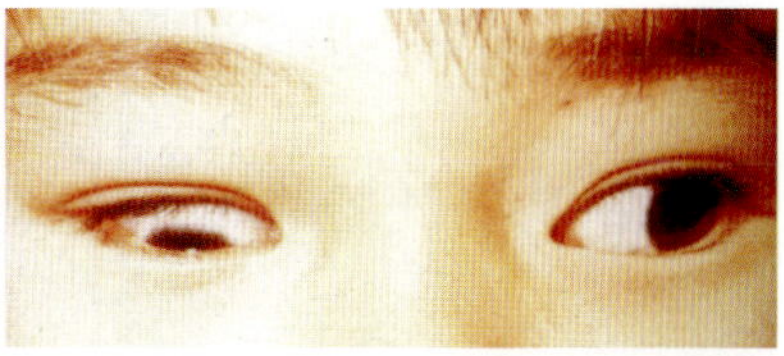

b. a に対応する右眼内転障害内転時眼球後退と down shoot 例（Duane 症候群 II 型）

図6　down shoot の Jampolsky 理論

（Jampolsky A：Duane syndrome. In：Rosenbaum AL, et al, editors. Clinical Strabismus Management, principles and surgical techniques. Philadelphia：Saunders；1999. p.325-346 より改変.）

分割後転した2分枝　　20 mm　　隆線　　5～10 mm　　外直筋のもとの付着部

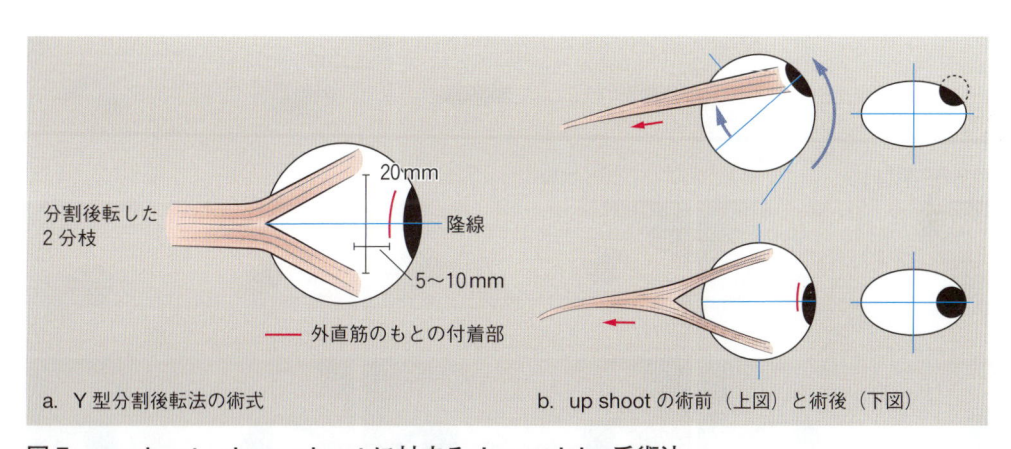

a. Y 型分割後転法の術式

b. up shoot の術前（上図）と術後（下図）

図7　up shoot, down shoot に対する Jampolsky 手術法

（Jampolsky A：Duane syndrome. In：Rosenbaum AL, et al, editors. Clinical Strabismus Management, principles and surgical techniques. Philadelphia：Saunders；1999. p.325-346 より改変.）

自験例 40 例のまとめ

臨床像：40 例（男性 21 例, 女性 19 例）, 年齢分布は 0～47 歳まで, 病型として I 型（外転障害）27 例, II 型（内転障害）7 例, III 型（外転障害＋内転障害）6 例であった. 片眼性 32 例, 両眼性 8 例のうち家族性は 3 家族 7 例に認められた. 左右眼の発生頻度では, I 型と III 型は左眼のほうが多い. 頭位異常および第 1 眼位異常で手術歴のあった 27 例中, I 型は 20 例を占めた. I 型内斜視 15 例, 外斜視 5 例の下斜筋過動症に対して同時手術を 15 例に施行した. II 型外斜視および III 型の内・外斜視は症状の改善に努力した.

a. 術前の9方向眼位

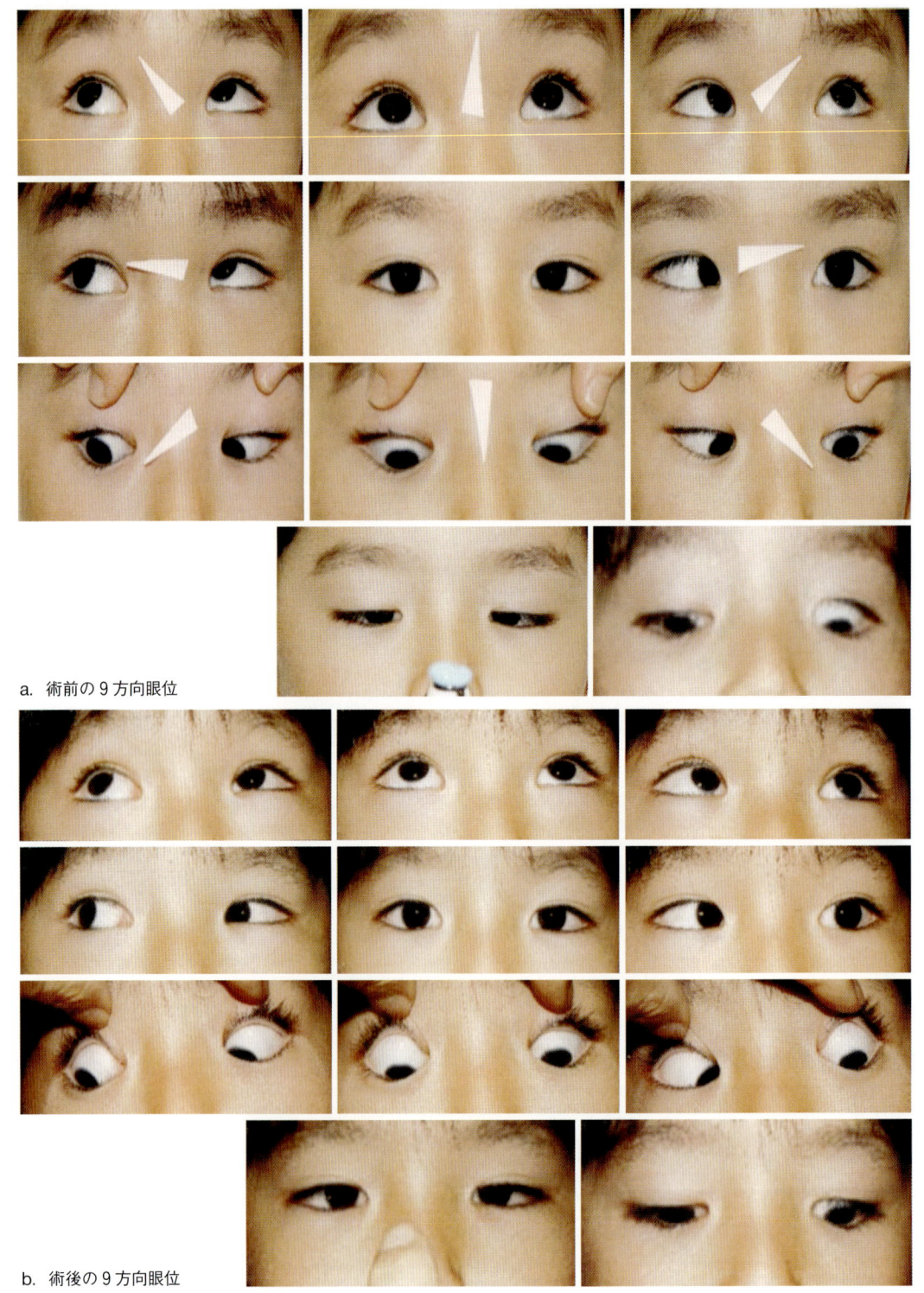

b. 術後の9方向眼位

図8 Duane症候群とMarcus Gunn現象（左眼）
a. 左眼のDuane症候群I型．up shootとMarcus Gunn現象を伴う．
b. 左眼のup shootは消失し，Marcus Gunn現象は改善している．

Duane 症候群と Marcus Gunn 現象の合併例の治療結果（図 8）：

6歳，男児．Duane 症候群と内斜視治療のために受診．生後，左眼の眼球運動異常に気づき，2歳時，大学病院の眼科受診，Duane 症候群と診断された．食事時に左眼の眼瞼の異常開大が気になるが放置．就学前に治療のため，再受診．

出生時：在胎 40 週，3,425 g，妊娠中タバコ毎日 10 本以上喫煙．

家族構成：母親分娩後精神的疾患で離婚，父子家庭．

視力：左右とも 1.0（1.0×+0.75 D），

立体視：40″（Titmus Stereo Test），60″（TNO Stereo Test）．

眼位：+9 PD 内斜視，左下斜筋過動症，左眼外転障害，内転時上方偏位，その際，眼球後退と瞼裂狭小が認められる．右眼正常．左眼 Duane 症候群 I 型，Marcus Gunn jaw winking 現象は下方視にて左眼に認められる．

治療経過：日帰り全身麻酔下手術にて，術前左眼の内直筋と下斜筋の牽引試験を行い，陽性を示した．内直筋の前毛様体血管保存減弱術（central tenotomy）8 mm 筋幅の 4/5 と，下斜筋後転術 10 mm（下直筋後方 6 mm に前方移動）を施行した．術後には，内斜視と左下斜筋過動症の消失，および Marcus Gunn jaw winking 現象の改善が認められた．

　Marcus Gunn jaw winking 現象の病理学的変化の報告では，患側と臨床的に正常と思われる側，ともに神経原性萎縮を示す．原因は中枢神経系の損傷と考えられる．

　斜視の治療（内直筋と下斜筋の後転）により，Marcus Gunn jaw winking 現象と Duane の一部眼症状が軽快したことは，異常神経支配の改善が考えられる所見である．

カコモン読解 第 18 回 臨床実地問題 32

6歳の男児．就学時検診で眼位異常を指摘されて来院した．正面視と左右注視時の眼位写真を図に示す．正しいのはどれか．

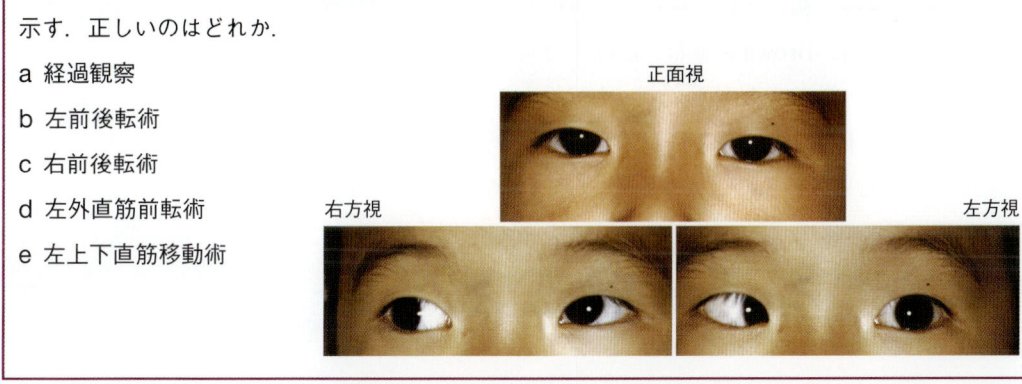

a 経過観察
b 左前後転術
c 右前後転術
d 左外直筋前転術
e 左上下直筋移動術

解説 正面視はやや右に顔面の回転がみられ，眼位は正位にみえる．瞼裂も左右同じ程度に開いている．右方視では左眼の内転不全と内上方への偏位が認められ，下斜筋過動症を示す．瞼裂幅は左眼のほうが小さくみえるが，眉毛の挙上が認められた．努力して右を見ている所見である．左方視では左眼の著明な外転不全を示すが，眼位は中心線を越えている．瞼裂幅は右方視時に比べてかなり開いている．完全な外転神経麻痺ではないことが考えられる．顔面の回転，左瞼裂狭小または眼球後退，左外転不全，左内転時の内上方偏位（up shoot）などから，左眼のDuane症候群Ⅰ型と診断する．

手術治療の適応であるが，顔面の回転を直すには左の内直筋の減弱術がよく，内上方偏位をなくすには下斜筋の減弱術，または外直筋分割後転術などが適応である．内上方偏位と外転不全を同時に治すには，特殊な上直筋移動術が考えられる．設問の内容からみると，減弱術または後転術の記載がなく，aの経過観察のみが正しい．専門家に任せて治療することを奨める．前後転術または前転術，あるいは上下直筋移動術は，症状の悪化を招く恐れがあり，Duane症候群では適応がない，または少ないと考えたほうがよいと思われる．

模範解答 a

カコモン読解 第22回 一般問題61

頭位異常で発見されることが多いのはどれか．2つ選べ．
a 上斜筋麻痺　　b 間欠性外斜視　　c 調節性内斜視
d 交代性上斜位　　e Duane症候群

解説 斜視に関連した頭位異常は，両眼視単一視を得るため，あるいは複視を回避するために生体に備わった合目的な代償性の適応現象である．原因として，麻痺性斜視では上斜筋麻痺，外転神経麻痺，動眼神経麻痺，複合神経麻痺など，斜視の特殊型では甲状腺眼症，Duane症候群，Brown症候群，眼窩壁骨折，先天外眼筋線維症など，非共同性斜視ではA-V型斜視，交代性上斜位，上下筋過動など，眼振，眼瞼下垂，その他などが考えられる．

設問では，発見されることが多いケースとして，上斜筋麻痺とDuane症候群の二つを選ぶ．

模範解答 a, e

（羅　錦營）

Brown 症候群

文献は p.309 参照.

概念

　Brown 症候群は内転位における上転障害を呈し，下斜筋の作用方向の内上方へのむき運動不全を臨床症状として示す機械的眼球運動異常である（図1）．先天性と後天性に大別され，その成因は大きく異なる．先天性では，先天的な上斜筋腱自体の短さ，非弾力性，滑車部での上斜筋腱の通過障害など，いわゆる trochlea-tendon complex の異常が考えられている．一方，後天性では，上斜筋手術後などの医原性のもの，関節リウマチ，副鼻腔炎などで上斜筋腱や滑車部に炎症性変化が生じるもの，外傷などがある．以前は上斜筋腱鞘症候群と呼ばれていたが，上斜筋の伸展障害による病態と広義に解釈されている．

診断

　内転時の上転障害が強く，上方視で外方偏位する V 型を呈する．

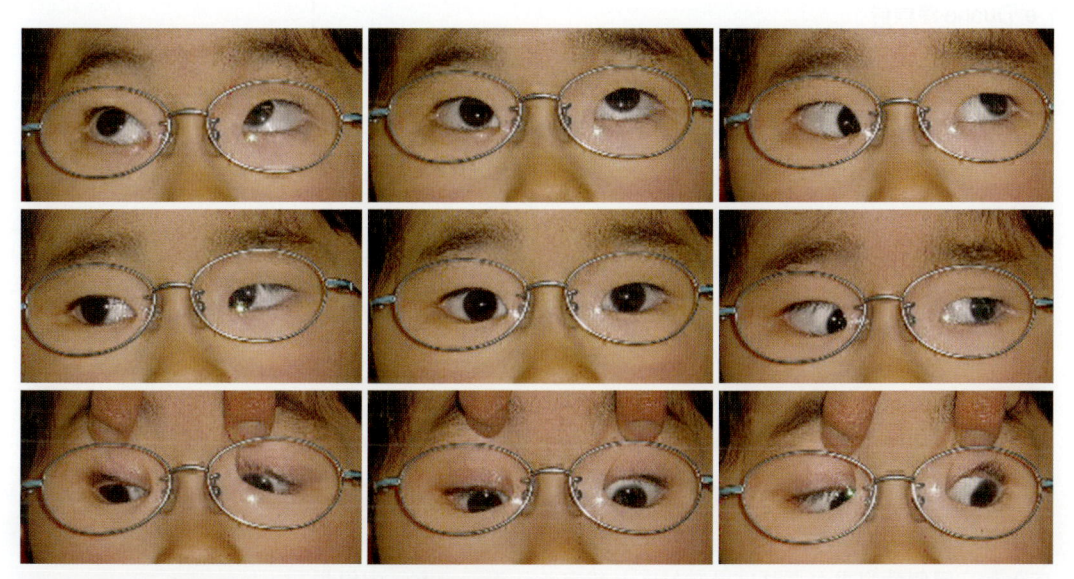

図1　Brown 症候群にみられる眼球運動異常
第1眼位は正位であるが，右眼の内上転制限がみられる.

外転時の上転障害はないか，あっても軽度である．第1眼位で患眼が下斜視を呈し，顎上げなどの頭位異常を示すことがある．下斜筋麻痺との鑑別には牽引試験を行い，他動的内上転制限の有無を確認する[*1]．また，画像検査により上斜筋腱の肥厚や滑車部周囲組織の炎症性変化などの異常所見がみられることがあり，治療方針決定の前に施行しておく必要がある．

[*1] 下斜筋の運動障害を単独でみた場合，下斜筋麻痺よりBrown症候群を疑うことが重要である．

治療

先天性では発達に伴い自然治癒がみられることがあるため，経過観察を行い，第1眼位で明らかな上下偏位や代償性頭位異常があれば手術を考慮する．術式には上斜筋腱鞘内での上斜筋腱切断術，上直筋鼻側端での上斜筋切除術，上斜筋切腱と同側の下斜筋後転術，上斜筋腱へのシリコーン挿入による伸長手術などがある．これらはあくまでも第1眼位での眼位異常，頭位異常に対するもので，眼球運動障害が全方向で改善されるわけではないことを十分説明しておく必要がある．一方，後天性では原疾患の治療，医原性のものでは経過観察の後，追加手術を考慮することになる．

カコモン読解　第23回　一般問題66

牽引試験で陰性になるのはどれか．
a 斜位近視　　b 固定内斜視　　c 眼窩底骨折　　d Brown症候群
e Duane症候群

解説　牽引試験（ひっぱり試験）は，一般的には機械的眼球運動制限の診断のために必要である．したがって，固定内斜視（外眼筋の付着部異常などによる先天性のもの，強度近視により上直筋と外直筋の間から眼球後部が筋円錐外へ脱出する後天性のもの），眼窩底骨折（鈍的外傷により外眼筋および周囲組織が骨折部に嵌頓するもの），Brown症候群，Duane症候群（外転制限があるⅠ型，内転制限があるⅡ型，外転制限と内転制限があるⅢ型）では陽性となる．ここで，牽引試験は機械的眼球運動制限以外に，恒常性斜視でかつ両眼視機能検査で正常対応が確認されない，すなわち対応欠如の結果が得られた場合，網膜異常対応の確認のために行われることもある．外斜視を正位にした場合，複視がなければ正常対応もしくは対応欠如，同側性複視があれば異常対応と想定される．一方，内斜視を正位にした場合，複視がなければ正常対応もしくは対応欠如，交

差性複視があれば異常対応と想定される．間欠性外斜視では，良好な眼位のときは外斜視のときよりも調節をしているため，近視化してぼやける，すなわち片眼遮閉下での視力は良好でも，両眼開放下での視力が低下する斜位近視が起こることがある．間欠性外斜視で正常両眼視機能を有しているため，牽引試験を行うことはない．

模範解答 a

カコモン読解 第23回 臨床実地問題34

7歳の男児．幼少時から上方視での眼位異常に家族が気付いていたが放置していた．頭位と9方向眼位写真とを図A，Bに示す．考えられるのはどれか．

a 動眼神経麻痺　　b 滑車神経麻痺　　c 外転神経麻痺　　d Brown症候群　　e Fisher症候群

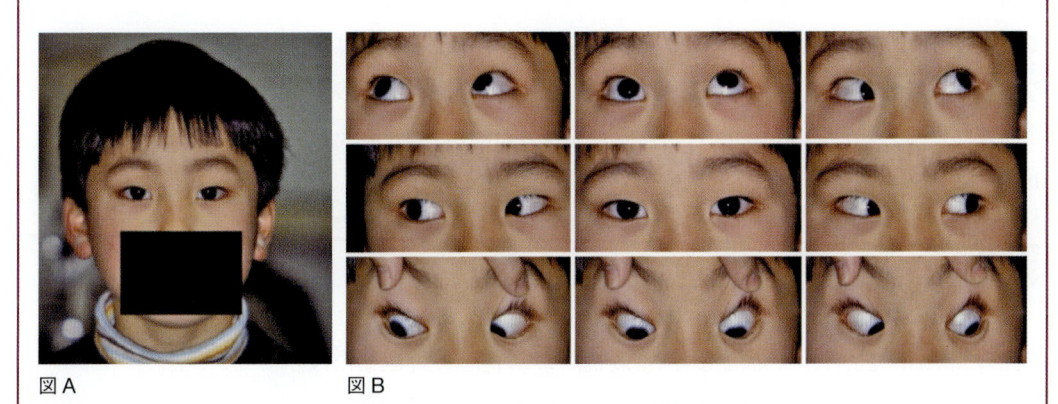

図A　　図B

解説　まず，正面視の眼位写真から角膜反射は，ほぼ瞳孔中心にあることがわかる．また，顔向けなどの頭位異常もないことが推測できる．次に，9方向眼位写真をみる．目を引くのは左上方視での眼位ずれ，すなわち，右眼の内上転障害が推測される．典型的な眼位写真からBrown症候群が考えられる．この症例では正面視で眼位異常がなく，頭位異常もないことから手術を要さず，経過観察でよいと考えられる．

冠名のついた症候群は試験問題として頻出ではあるが，診療で遭遇する頻度は決して高くはないものである．ただし，典型的な眼位写真を一度は確認し，前問と並び瞬時に解答にたどりついてほしい．

模範解答 d

（牧野伸二）

General fibrosis syndrome

発見の経緯

　両眼の先天性眼瞼下垂と著しい，かつ非進行性の眼球運動制限を示す症例が，1840年Baumgartenによって初めて報告され，1879年Heuckは同様の症例の剖検所見を報告したが，そこではすべての外眼筋が膜様で眼球後方に付着し，上斜筋，下斜筋は前内方に付着していたと述べている[1]．1950年Brownが先天性の外眼筋またはその腱鞘の線維性変化によって眼球運動制限をきたし，3筋以上の広範囲にわたる外眼筋のfibrosisによる症候群をgeneral fibrosis syndromeと名づけ報告した[2]．比較的まれな先天異常である．

文献はp.310参照．

症状

　菅原ら[3]の報告では，外眼筋異常で片眼外眼筋のうち3筋以上に広範囲のfibrosisを示し，症状として①弱視，②斜視，③片眼または両眼の眼瞼下垂，④顎上げの頭位異常，⑤3筋以上の外眼筋線維化，⑥背理性神経支配による上方視，側方視での異常輻湊運動，⑦Bell現象の消失，⑧先天性，家族発生などが挙げられ，さらに手術時に得られた組織を検索した結果，いわゆる外直筋の組織として横紋筋ではなく，線維結合織が認められたとしている．本症は家族性の発生が多いとされ，今回の自験例2症例のうち1例は家族発生を認めた．遺伝形式としては常染色体優性と劣性遺伝があるとされている[4]．

症例

症例1（46歳，男性）：近見時の複視，両眼の上眼瞼下垂，外斜視の治療希望を主訴として受診した．現所見として両眼の先天性眼瞼下垂，眼球運動障害，外斜視を認め，他院より手術目的で紹介された．瞳孔反応は正常である．既往歴として昨年，形成外科にてすでに両眼の眼瞼下垂に対し大腿筋膜による吊り上げ術を受けている．家族歴として母，姉，姪に同症状を認め，常染色体優性遺伝と考えられた．
　初診時所見は視力右眼0.5（矯正不能）左眼0.6（矯正不能），眼

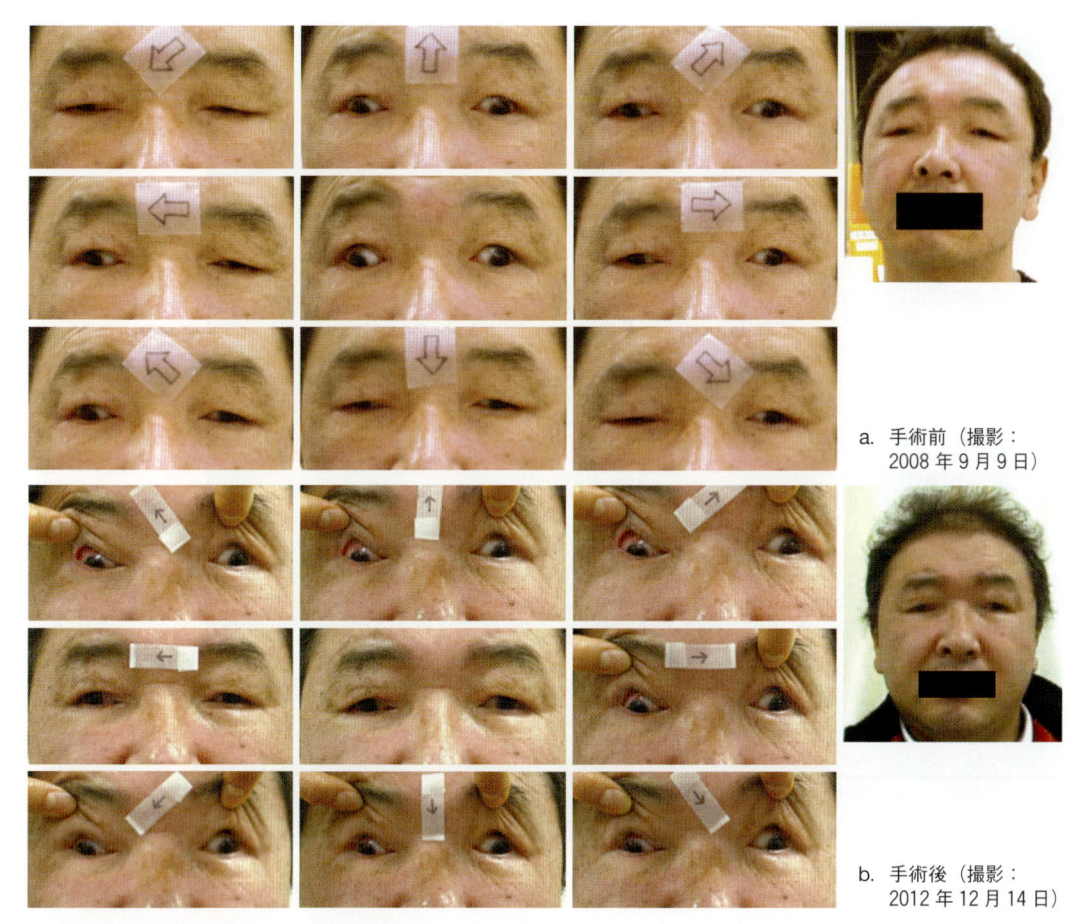

6. 麻痺性斜視, 特殊な斜視の治療　267

図1　症例1の正面視と9方向写真

a. 手術前（撮影：2008年9月9日）

b. 手術後（撮影：2012年12月14日）

圧（外下方視にて測定）右眼 9.4 mmHg, 左眼 10.7 mmHg であった．眼位は左固視で右眼 50Δ 外斜視，20Δ 下斜視，右固視で左眼 50＋10Δ 外斜視，20Δ 下斜視であった．9方向写真では全方向に眼球運動制限があり（図1），術前では顎上げを認めた．角膜，中間透光体，眼底に異常所見は認めなかった．MRI（magnetic resonance imaging）画像（図2）では両眼上直筋の萎縮が認められ，側面画像より両眼ともに閉瞼時も眼球は下転し，眼球上転は認められなかった．観血的治療は局所麻酔下にて，左右眼の下直筋の後転術で各 6 mm，外直筋右 7 mm 後転，左 6 mm 後転した．手術に際し得られた左右の外眼筋組織学的顕微鏡検査では，4筋すべて筋組織の線維化が認められた（図3）．術後の眼位は眼球運動はほとんど認められず正面視ではあるが，顎上げは術後軽度改善した．今回下直筋後転，外直筋後転のみ施行し，内直筋前転は行わなかった．さらに片眼ずつの単眼性注視野を測定したが，両眼性注視野の測定は困難であった（図4）．単眼性注視野で武田ら[5]の報告ではかなり視野狭窄が進

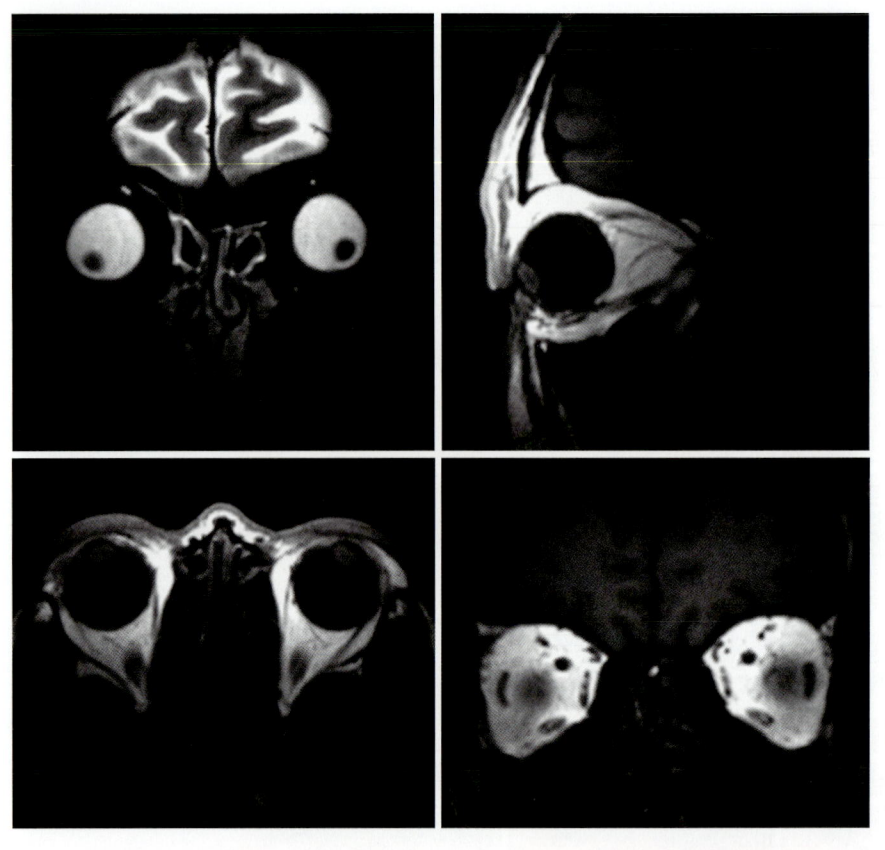

図2　MRI画像（症例1）
両側上直筋の萎縮が認められる.

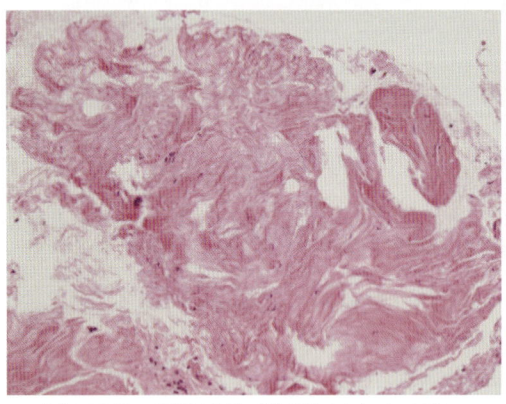

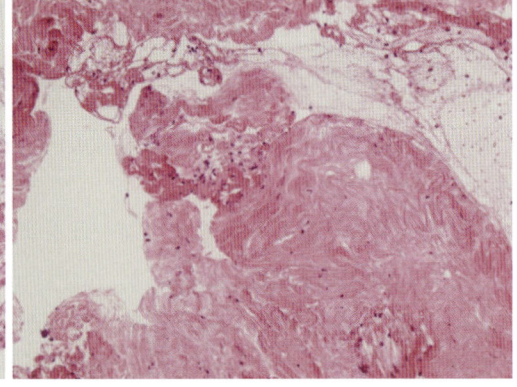

a. 右眼下直筋：線維結合織（横紋筋なし）（×200）　　b. 左眼外直筋：線維結合織（横紋筋なし）（×200）
図3　組織像（症例1, ヘマトキシリン-エオジン染色）

行しているが, 本症例も今後の経過に注意が必要と考えている.

症例2（8歳, 男児）：出生時より両眼眼瞼下垂, 顎上げを認めた. 水平眼球振盪症を認め, 治療を奨められ, 金沢医科大学病院眼科を紹介された. 下方視で眼振はやや減少し, 日常は顎上げで見ていると見えかたに不都合は感じていないとのことであった. Bell現象は認められなかった. 瞳孔に異常はなく, 眼以外に異常は認めなかっ

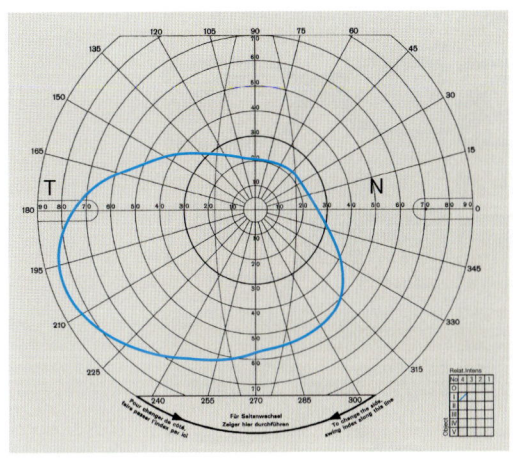

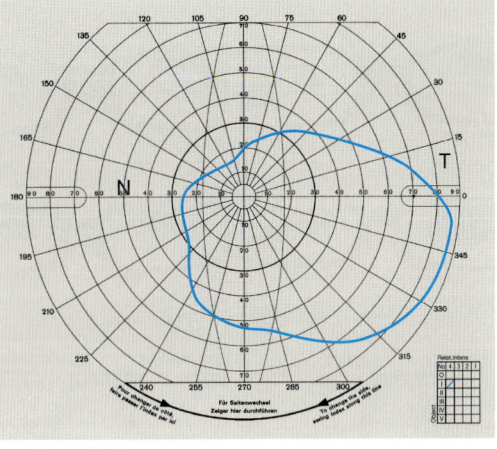

a. 左眼注視野　　　　　　　　　　　　　　b. 右眼注視野

図4　片眼ずつの注視野（症例1）
両眼での注視野は測定できなかった．

た．既往歴は，0歳児でクループ症候群に罹患した．家族歴では同症状を呈する者はいない．

　初診時所見は，視力右眼 0.7（0.9×−1.75 D◯cyl−2.0 D AX20°）左眼 0.2（0.5×−1.25 D◯cyl−1.50 D AX160°），両眼上眼瞼下垂を認め眼球運動はほぼ良好だが，水平眼球振盪，さらに，顎上げを認めた（**図5a**）．Hirschberg, Krimsky は XP（exophoria；外斜位）で眼振のため定量は困難であった．角膜，中間透光体，眼底に異常所見は認めなかった．観血的治療として両眼上眼瞼下垂に対し埋没法施行，左右眼下直筋 4 mm 後転術を施行した．外眼筋の生検で左右下直筋に線維化（**図6**）が認められた．術後，眼瞼下垂は軽度改善し，眼球運動もやや改善した（**図5b**）．

考察

　両眼の外眼筋がほとんど侵され，さらに両眼瞼下垂を伴う場合と伴わない場合があり，Bell 現象消失をきたす本症の原因もいまだ解明されていない．菅原ら[3]の報告でも明らかな眼瞼下垂，顎上げの頭位異常を示し，背理性神経支配（paradoxical innervation）として，上転時あるいは水平注視時の異常輻湊運動（perverted convergence movement）を示すことがあり，弱視や内斜視，外斜視などの眼位異常を合併することも多いとされている．

診断：上下水平5方向むき眼位検査で内転，下転にやや制限があり，上転は不能であるなど特異な臨床所見を認め，運動障害方向へ牽引試験の強い抵抗がみられる．

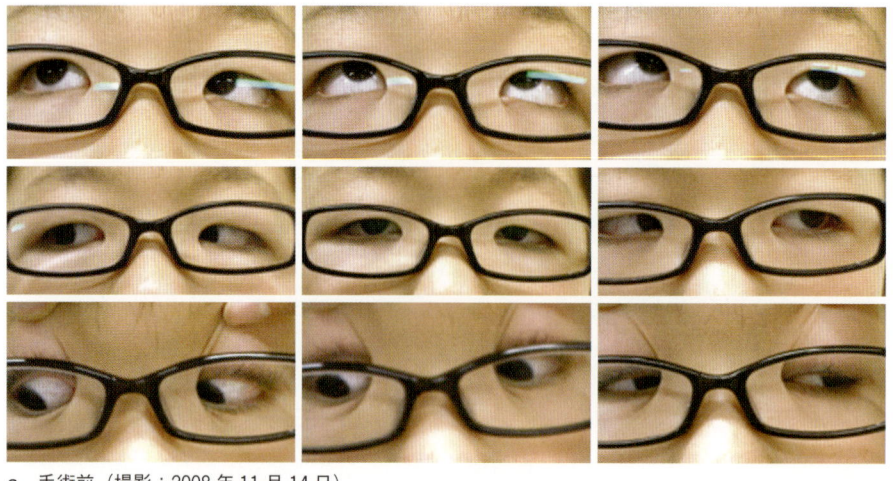

a. 手術前（撮影：2008年11月14日）

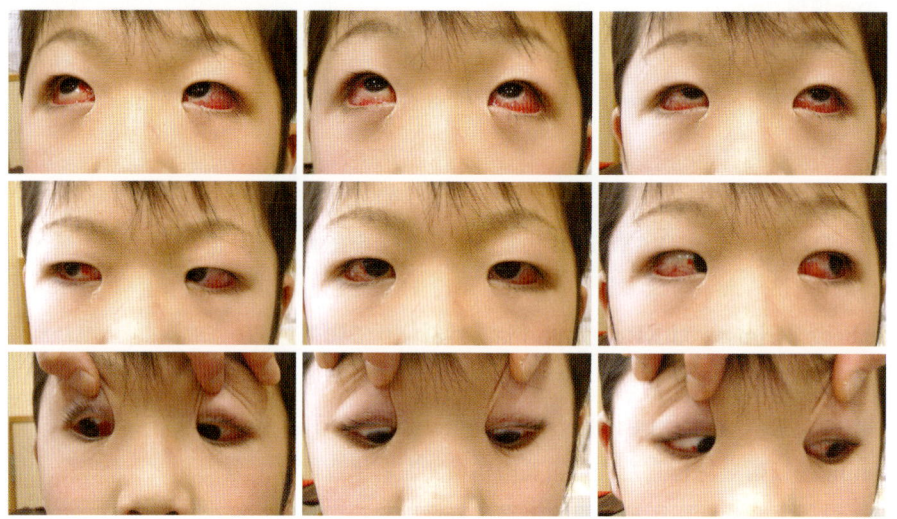

b. 手術後（撮影：2009年2月21日）．術後8日目

図5 症例2の正面視と9方向写真

　また，病理組織学的検査では3筋以上の外眼筋の線維化を証明することにより，確定診断がなされる．症例1でも家族歴として母，姉，姪に同症状を認めたが，すべて常染色体優性遺伝を示している．症例2では，眼瞼挙筋の病理組織学的検査で上眼瞼挙筋に異常を認めなかった．久保田らの報告では，上眼瞼挙筋と思われる横紋筋線維はまったくみられず，緻密なコラーゲン線維とわずかな線維芽細胞のほか，Müller筋と思われる平滑筋線維が粗雑にみられるのみであったと報告している[6]．上眼瞼挙筋での報告は，わが国ではまれである．また，中島らはほぼ正常の筋組織の周囲にコラーゲン線維が存在した症例を報告し，筋肉の変性によって生じたfibrosisというよりも，筋線維への分化過程の障害の可能性を指摘している[7]．

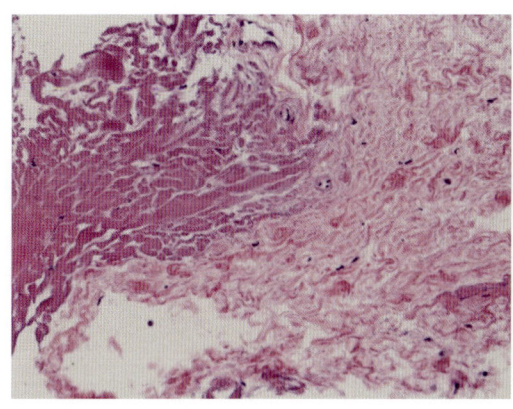

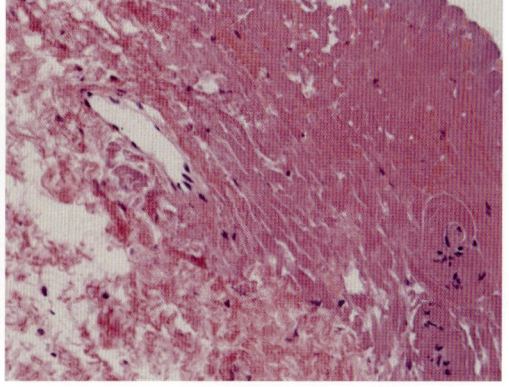

a. 右眼下直筋の線維化が認められる（×200）.   b. 左眼下直筋の線維化が認められる（×200）.

図6 組織像（症例2, ヘマトキシリン-エオジン染色）

治療：眼瞼下垂に対する手術は，挙筋機能がほとんどなく，これまでの報告でも挙筋機能がまったくない例がほとんどであり，Bell現象もないため低矯正で施行し，術式としては吊り上げ術（Frieden wald-Guyton法）などを行う．顎上げの頭位異常を改善するためにも，たとえば両眼が下転位で固定されている場合は下直筋後転または切腱を行い，上直筋の短縮あるいは前転を行う．水平斜視を矯正する場合は，第2回目の手術として水平筋の前後転術を行い，第1眼位を正位に矯正するための手術を行う．眼球癆に陥るのを避けるためにも，上下直筋と水平筋の3～4直筋同時手術を施行してはならない．症例1，2において手術時に得られた外眼筋の病理検査で，上眼瞼の眼輪筋では症例1は他院ですでに手術を受けられており，検討できなかった．症例2においては，術後の検索では正常な筋組織も認められたが，外眼筋においては2症例ともに両眼下直筋に線維化がみられた．しかし術後の眼球運動に差を認め，症例1ではほとんど眼球運動の改善がなかったが，症例2では若干の眼球運動の改善が認められている．

　遺伝形式は明らかではないが，家族性にあるいは散在性にみられ，佐藤らも述べているが，中・外胚葉系の形成異常による可能性を示唆している[8]．

　最後に病名について，最近新しい病名として先天性外眼筋線維症（congenital fibrosis of the extraocular muscles；CFEOM）と呼ぶとの報告がある[9]．

（中泉裕子，柴田伸亮，渋谷恵理）

重症筋無力症

筋無力症の病態

　神経筋接合部の後シナプス膜に存在するニコチン性アセチルコリン受容体（AChR）を標的とする自己抗体により，神経筋シナプスの伝達障害をきたす自己免疫疾患である．易疲労性，日内変動，日差変動が特徴である．有病率は10万人当たり4.5人といわれ，女性では20〜30歳代，男性は40歳以降に発症することが多いが，小児での発症もみられる[1]．最近では，高齢者での増加が顕著である[2]．

文献はp.310参照．

初発症状は眼瞼下垂が最多

　眼瞼下垂は筋無力症の初発症状として約7割に，経過中も含めると約9割に認められる症状である[2]．眼瞼下垂は，筋無力症以外では動眼神経麻痺やHorner症候群などでも認められるほか，一般臨床では加齢性，コンタクトレンズ（contact lens；CL）装用によるものが多い．筋無力症以外では日内変動，日差変動をみることはない．

視診での眼瞼下垂の鑑別

　加齢性でも「夕方まぶたが下がる」と訴えることもあるが，筋無力症の眼瞼下垂は通常，片眼性，もしくは両眼性の場合でも左右差を認める．一方，加齢性では両眼性，程度もほぼ同程度である．40歳代女性の片眼性の眼瞼下垂などは，その原因のほとんどがCL装用によるものであり，臨床上頻度が高いことを忘れないように注意する．筋無力症では内眼筋障害を認めないという特徴があり，対光反射が障害されることはない．縮瞳（Horner症候群）や散瞳（動眼神経麻痺）など，瞳孔異常を伴っている場合は筋無力症ではない．

複視で初発するケースに注意

　先に述べたように，筋無力症は眼瞼下垂で初発することが多いが，複視で初発するケースもあり見逃されやすい．日内変動は患者がそれほど自覚していないことも多い．Hess赤緑試験では，施行直後と

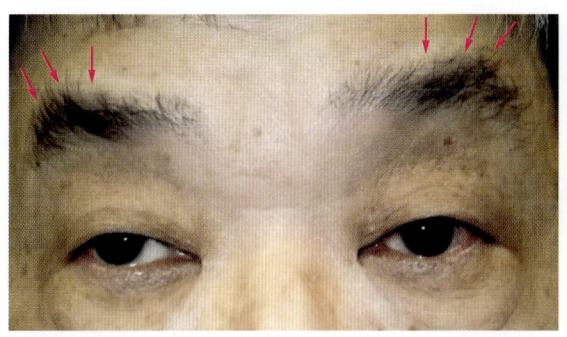

a. 肉眼的所見

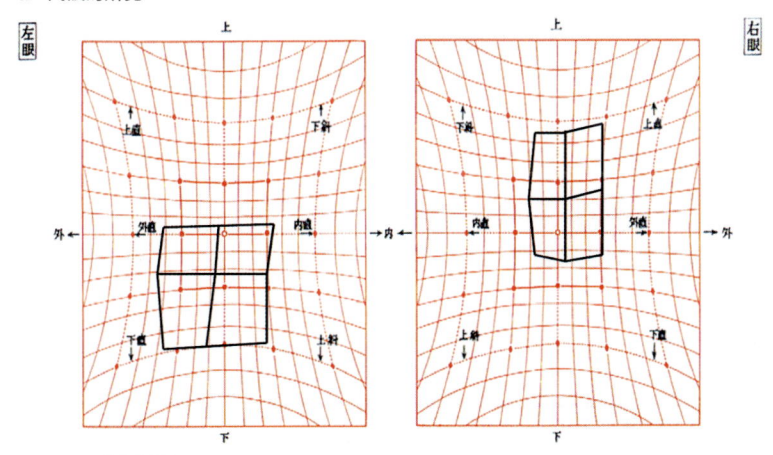

b. Hess 赤緑試験

図1 複視発症の眼筋型筋無力症
この偽滑車神経麻痺の症例では，上下斜視を認めるも眼球運動は一見正常で，Hess 赤緑試験で変動（疲労現象）を認める．本例には眼瞼下垂の訴えはなかったが，よくみると，上眼瞼縁から眉毛までの距離が長く，前頭筋を使って眼瞼下垂を代償しているのがわかる(a, 矢印)．

最後で中央のポイントの位置がずれるなど，疲労現象がみてとれる．筋無力症では，上下斜視としての偽滑車神経麻痺（上下斜視），水平斜視としての偽 MLF 症候群（片眼の内転制限）[*1] を認める頻度が高い．神経支配と一致しない眼球運動制限が特徴である．図1に提示した偽滑車神経麻痺の症例では，上下斜視を認めるも眼球運動は一見正常で，Hess 赤緑試験で変動（疲労現象）を認める．本例には眼瞼下垂の訴えはなかったが，よくみると，上眼瞼縁から眉毛までの距離が長く，前頭筋を使って眼瞼下垂を代償しているのがわかる．

確定診断に必要な検査

1. テンシロン（エドロホニウム塩化物）・テスト[*2] が陽性であれば，診断は確定する（図2）．抗 AChR 抗体は眼筋型では約半数が陰性であり，必須条件ではない．
2. 筋無力症の確定診断がついた場合は，次に CT で胸腺腫の合併の

[*1] **MLF（内側縦束）** medial longitudinal fasciculus.

[*2] テンシロン・テストに代わる検査として，アイステスト（2分間氷を眼瞼に当てて下垂が改善するか判定する．2 mm 以上挙上すれば陽性），上方注視負荷試験（1分間上方を注視させて上眼瞼の下降を誘発する）などがある．これらは，テンシロン・テストと異なり注射の必要がないことと副作用がないことから，どこでも施行でき，しかも診断価値の高い検査として有用である．

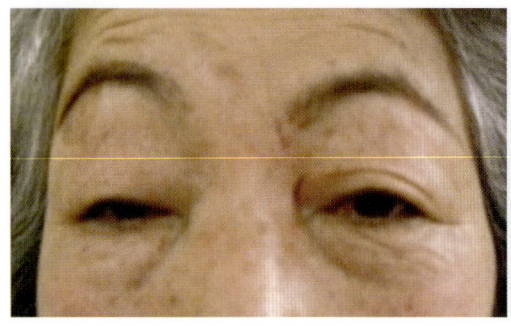

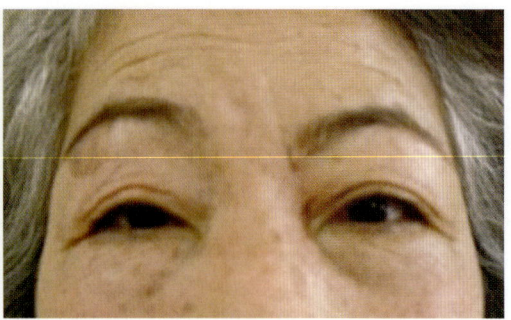

a. テスト前　　　　　　　　　　　　b. テスト後

図2　テンシロン（エドロホニウム塩化物）・テスト陽性例

　　有無を精査する．
3. 抗体検査：抗AChR抗体陽性群，抗MuSK（muscle specific tyrosine kinase）抗体陽性群，seronegative群（どちらも陽性でない）に分類される．抗AChR抗体陽性群では胸腺摘出術が有効とされるが，抗MuSK抗体陽性群では胸腺腫摘出は効果がないとされている[3]．

治療

1. 第一選択は抗コリンエステラーゼ薬（メスチノン®）の内服である．眼筋型に有効である．副作用に下痢や腹痛などの消化器症状があり，そのため内服を続行できない症例も多い．まず，メスチノン®1錠を1週間服用し，効果があり副作用もない場合には，1日2錠から3錠を朝から夕方にかけて最低4時間以上の間隔をあけて1錠ずつ内服する．寛解が得られた場合には，半年以上経過をみてから漸減に入る．しかし，抗コリンエステラーゼ薬は対症療法であり，自己免疫疾患である筋無力症の根治療法ではないため，効果がない場合は副腎皮質ステロイドに速やかに移行する．
2. 副腎皮質ステロイドは免疫抑制を目的として用いる．ステロイドパルス治療，ステロイド少量内服治療，プレドニゾロン大量隔日1回投与法などがある．
3. ステロイドの減量中に再燃をみる場合やステロイド離脱困難例，ステロイドの副作用が強い症例には免疫抑制薬の併用が有効である[4]．タクロリムス（プログラフ®）は眼筋型筋無力症の保険適応となっている．ほかの免疫抑制薬と比較し，副作用が少なく眼科医にも扱いやすい．腎機能検査と血中濃度の測定を行いながら，1～3mgを1日1回夕食後に経口投与する．

〔木村亜紀子〕

慢性進行性外眼筋麻痺

概念

慢性進行性外眼筋麻痺（chronic progressive external ophthalmoplegia；CPEO）は，現在では，ミトコンドリア病のひとつと考えられており，本症の約70〜80％にミトコンドリアDNA（mtDNA）の欠失を認める．ミトコンドリアミオパチーのなかでは最も頻度が高い．典型的なCPEOのほとんどは，mtDNAの単一欠失で，遺伝性はなく，そのほとんどが突然変異である．眼瞼下垂と眼球運動障害を認め，筋無力症との鑑別を要する疾患である．眼症状だけでなく，四肢の筋力低下なども伴っていることも多い．症状は徐々にゆっくりと進行し，軽快することはない[1]．

文献はp.310参照．

主訴

主訴は筋無力症とよく似た眼瞼下垂である．成年以後に眼瞼下垂で発症し，当初片眼性の場合も進行し両眼性となる．CPEOに特徴的な顔貌を呈する（**図1a**）．眼球運動障害も最初は外転制限，内転制限と限られているが，徐々に進行し全外眼筋麻痺に至る（**図1b**）．しかし，進行がゆっくりなため，患者は複視の自覚をしていないことが多い．毛様体筋など内眼筋障害は認めない．

診断

筋生検：筋線維の中にragged-red fiber（赤色ぼろ線維）が観察される[2]．チトクロームc酸化酵素（cytochrome c oxidase；CCO）の活性染色をすると，CCO酵素活性が欠損（部分欠損）していることがわかる．

mtDNAの欠失：詳細にはmtDNAの欠失もしくは欠失/重複を認める．さらに欠失の場合は，単一欠失と多重欠失に分けられ，単一欠失は突然変異，多重欠失は常染色体優性遺伝と劣性遺伝が知られている．また，重複を有する症例では母系遺伝することが報告されている．mtDNAの欠失や重複の検出には，かつては骨格筋を用い

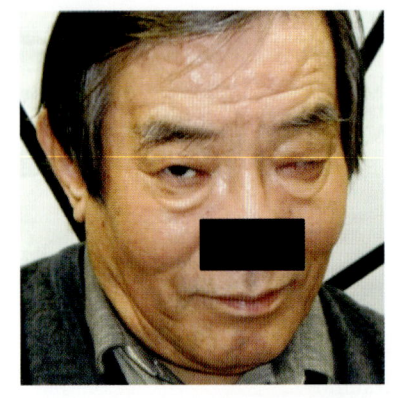

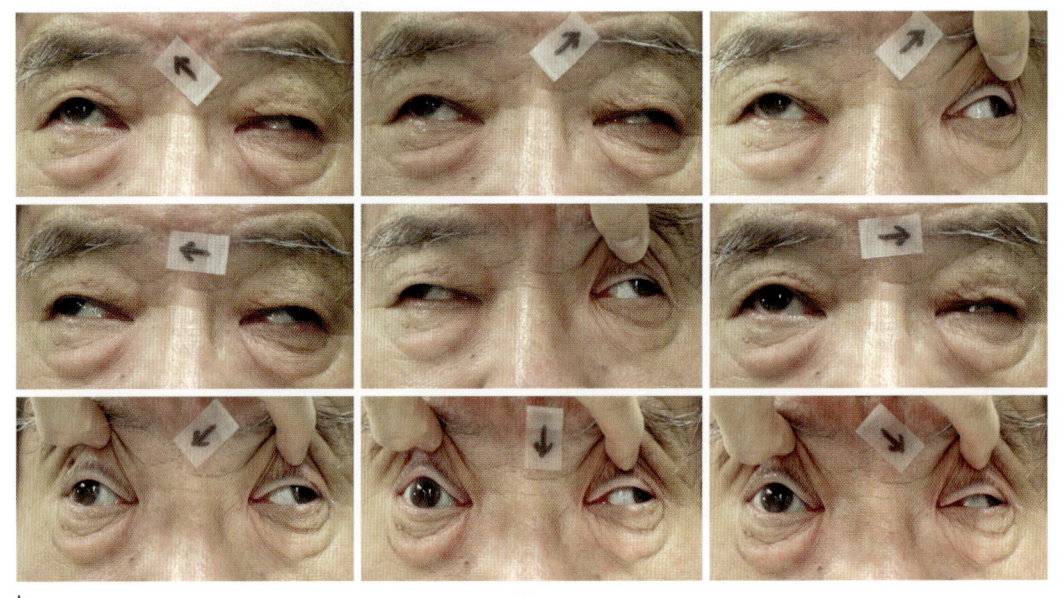

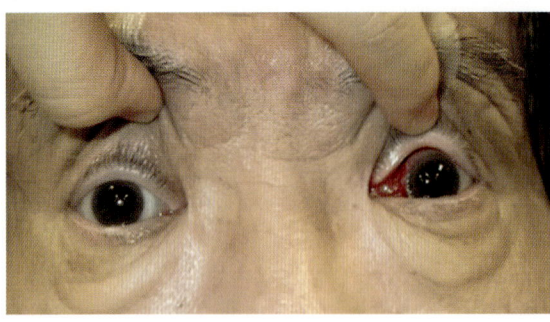

図1 慢性進行性外眼筋麻痺の症例
（67歳，男性）

a. 左眼瞼下垂があり，右眼でものを見るために異常頭位を呈している．
b. 9方向眼位写真．正面視では両眼が外転位をとり，全方向への眼球運動障害を認める．
c. 斜視術後の第1眼位．両外直筋の大量後転，両上直筋後転を施行．4か月後に内直筋短縮を追加した．斜視手術により一時的に良好な眼位が得られるが，戻りの危険性は高い．

たSouthernブロット法に頼っていたが，Long PCR法が行われるようになり血液で確認できるようになった．ただし，感度が高すぎるため疑陽性の可能性があることからPCR法とSouthernブロット法の両者での確認が必要である[3]．

筋電図：外眼筋の筋電図では，眼球障害があるのにもかかわらず充実した放電が認められる．

その他：テンシロン・テスト（抗コリンエステラーゼ薬）は陰性で，眼球牽引試験は陽性に出ることが多い．

合併症と特徴的な顔貌

網膜色素変性（非典型的），心伝導障害（房室ブロックやWPW症候群[*1]など）を伴うものはKearns-Sayre syndrome（KSS）と呼ばれる．神経症状としては小脳症状，難聴，体幹・四肢の筋力低下などをみる．さらに，低身長，内分泌症状（糖尿病，副甲状腺機能低下など），けいれんなどをみることもある．

[*1] **WPW症候群**
Wolff-Parkinson-White syndrome.

治療

コエンザイムQ10，ビタミンB_1，ビタミンB_2，チトクローム製剤などが用いられるが，進行を止めることはできない．整容目的として，眼瞼下垂に対しては上眼瞼挙筋短縮術が，斜視に対しては斜視手術が施行される（**図1c**）．

（木村亜紀子）

固定内斜視

定義と病態

　固定内斜視（convergent strabismus fixus）[*1]は，強度近視が原因で生じる特殊な斜視である．成人で発症し，圧倒的に女性に多い．強度近視によって眼軸長が延長することにより，大きくなった眼球が筋円錐内に収まりきらなくなるため，上直筋と外直筋の間から眼球の後半部が筋円錐外に脱臼する．この脱臼の結果，眼球後極が耳上側を向くため，眼球は内下転位をとる．眼球が内下転位に固定され，自発的にせよ受動的にせよ，ほかのいずれの方向へも動かすことができない状態を固定内斜視と呼ぶ．しかしこれは，強度近視性斜視（highly myopic strabismus）の最も進行した状態であり，そこに至るまでにはさまざまな中間型が存在する．最も軽症なものでは，軽度の機械的外転制限と内斜視を有するが，正中を越えて外転可能である．中等度の症例では眼球はかろうじて正中まで外転可能であるが，上転と外転方向に明らかな機械的運動制限を示す．図1の症例は，左眼は典型的な固定斜視で，内斜視と下斜視が併存している

文献はp.310参照．

[*1] 固定内斜視の英語名はesotropiaではない．あくまでも固定斜視（strabismus fixus）のうち内斜視が目立つものをconvergent strabismus fixus（内寄せの固定斜視）と呼んでいるにすぎない．ほかにはmyopic strabismus fixus，heavy eye syndromeなどの名称があるが，強度近視が原因で生じる斜視のすべてが固定斜視にはならないし，内斜視（外転制限）だけではなく下斜視（上転制限）も合併するので，普遍的な用語である強度近視性斜視（highly myopic strabismus）を使うほうが望ましい．

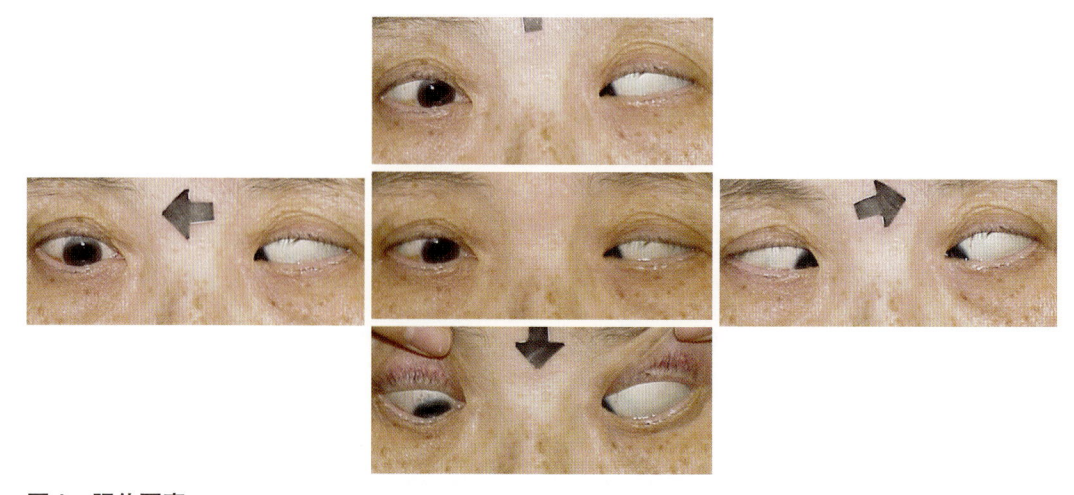

図1　眼位写真
68歳，女性．左眼は固定内斜視だが，右眼は中等度の強度近視性斜視．右眼は外転・上転ともわずかに正中に届いていない．

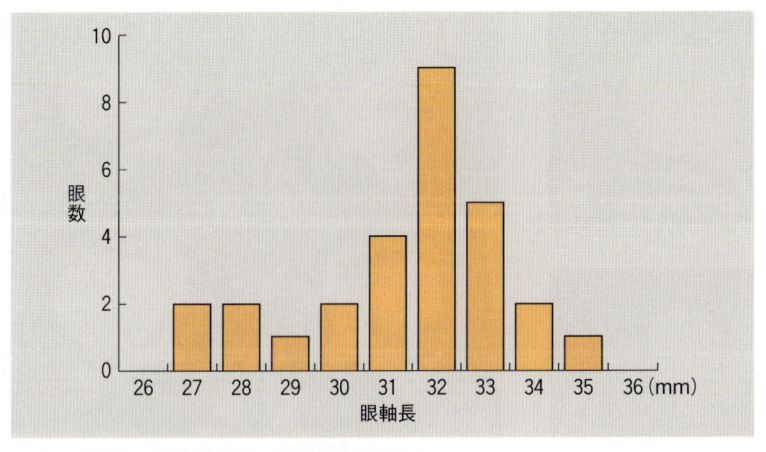

図2 強度近視性斜視眼の眼軸長の分布
眼軸長の平均は約32mm（27.9～35.5mm）．

が，右眼はある程度の外転と上転が可能である．ただし，右眼は外転・上転とも正中にまでは到達しないので，中等度よりやや進行した例にあたる．

眼軸長は最短で27mm，最長では35mmを超える（**図2**）．ただし，眼軸長と眼球運動制限の程度に相関はなく，眼軸が27mm程度でも固定内斜視になることがある．

画像診断

図3は，右固定内斜視，左中等度の強度近視性斜視症例の水平断MRIである．外直筋筋腹が下方に偏位しているため，内直筋と外直筋が同一スライス内に存在しない．筋腹の最も太い部分でみると，外直筋は内直筋より2スライス分（約6mm）下方に偏位している．**図4**は，**図3**と同一症例の冠状断MRIである．強度近視性斜視の診断には，冠状断が最も適している[*2]．上直筋と外直筋の間を抜けて，眼球が耳上側に偏位している．このように筋円錐外に脱臼した眼球に押しのけられて，外直筋は下方に，上直筋は鼻側に偏位する．眼球脱臼の程度が強いときは，外直筋は眼球のほぼ真下にまで至ることもある[*3]．直筋はpulley[*4]によって眼窩壁に固定されているため，通常は横方向には滑らないが，進行した固定内斜視ではpulleyが破壊されているため，このように大きな偏位が生じる．

図5は，固定内斜視患者の右眼冠状断MRIからの三次元再構築像である．右の背面図を見ると，脱臼した眼球が上直筋と外直筋に挟まれ，外直筋は下から，上直筋は鼻側から眼球を支えている様子が

[*2] MRI撮像時のスライス厚は，3mm以下に設定する．スライスが厚すぎると，眼窩内の構造変化を見落とすことになる．

[*3] 眼球脱臼の程度と最大外転角および最大上転角の間には，比較的強い相関がある．

[*4] pulley
直筋の筋腹を包むスリーブと，それを眼窩壁に固定する弾性線維からなる構造である．直筋の筋移動術後にMRIをみると，pulleyの位置で直筋が屈曲することが知られている．

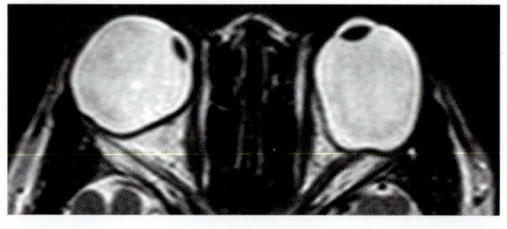

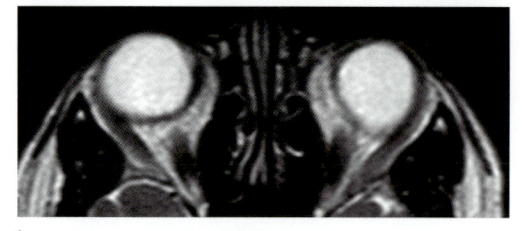

図3 固定内斜視症例の水平断 MRI
32歳, 女性. a は内直筋を含む平面で, b はそれより6mm下方の平面. 外直筋の筋腹が内直筋より下方に偏位している.

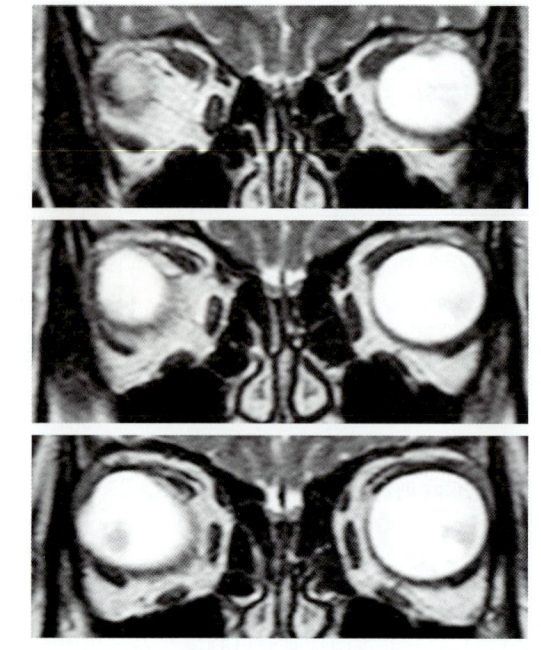

図4 固定内斜視症例の冠状断 MRI（図3と同一症例）
32歳, 女性. 眼窩の奥（上図）から前方（下図）に向けて, 連続した厚さ3mmのスライスを示す.

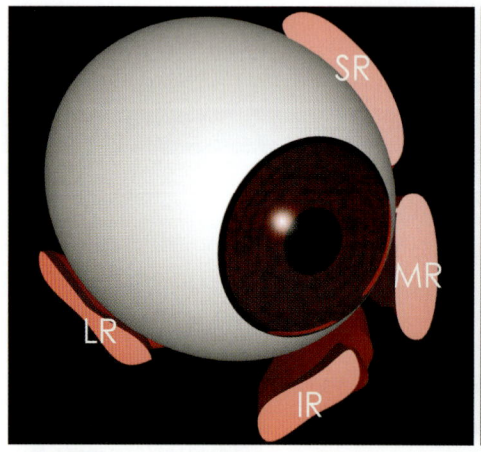

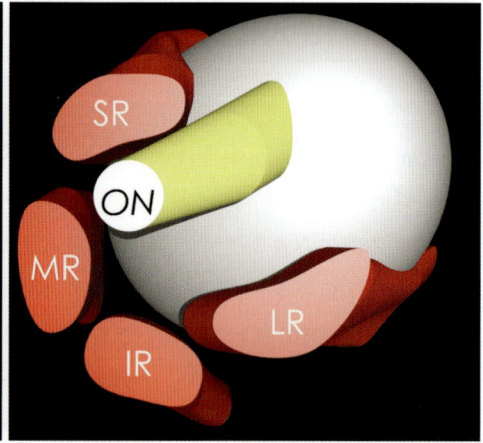

a. 正面図　　b. 背面図

図5 固定内斜視の右眼冠状断 MRI からの三次元再構築
SR：上直筋, LR：外直筋, IR：下直筋, MR：内直筋, ON：視神経.

よくわかる. 眼球が外転しようとすると上直筋に阻まれ, 上転しようとすると外直筋が邪魔になる.

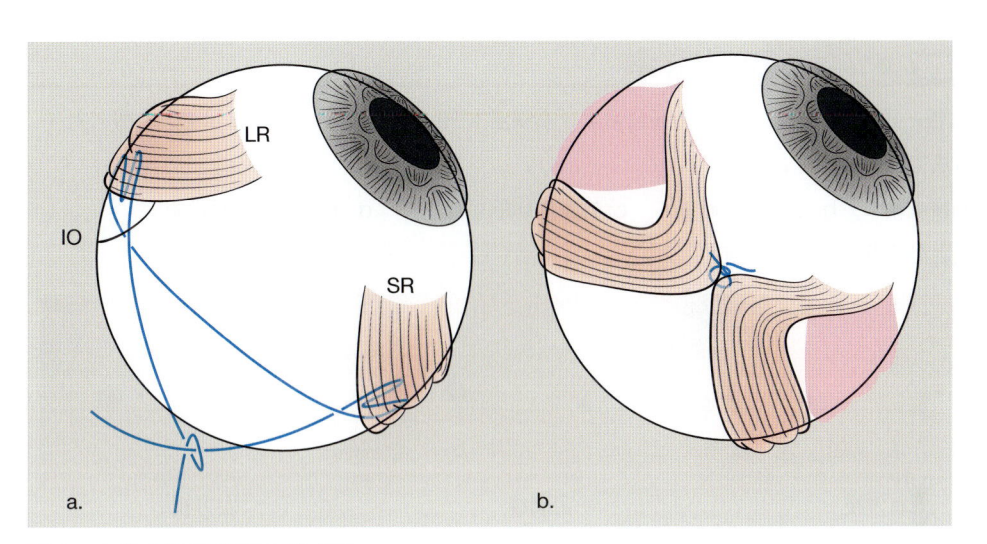

図6　上外直筋縫着術の模式図
a．上直筋と外直筋に通糸する．
b．通糸した糸を結紮する．筋に通糸する位置は，付着部から15mm後方である．
LR：外直筋，SR：上直筋，IO：下斜筋の付着部．

手術治療

　筋円錐外に脱臼した眼球を中に整復することにより，眼位と眼球運動の両方が改善される．一般に使用される術式は，上直筋と外直筋の筋腹縫着術である．外直筋は下方へ，上直筋は鼻側へ偏位しているため，図6に示すように，両直筋の間には正常よりも広く強膜が見えている．両直筋の付着部から15mm後方で，1本の5-0ポリエステル糸をそれぞれの筋に2回ずつ通糸してから結紮する．糸を締めると眼球は徐々に筋円錐内に戻り正面を向く．上外直筋間に隙間があると，むき出しの糸で強膜が傷つく可能性があるので，両直筋間に隙間を残さないように，しっかりと結紮する必要がある．

　上外直筋縫着を行った後に，まだ外転方向に機械的運動制限が残る場合は，内直筋の拘縮があると考えて，内直筋後転を後から追加する．機械的運動制限がなくても，残余内斜視の矯正のために内直筋後転を行うこともある．

> **カコモン読解** 第18回 臨床実地問題 38

65歳の女性．正面視と左右注視時の眼位および右眼窩MRIの写真を図A，Bに示す．右眼に対する手術方法で適切なのはどれか．
a 上直筋後転術　　b 下直筋後転術　　c 外直筋切除短縮術　　d 上直筋切除短縮術
e 上直筋と外直筋の筋腹縫着術

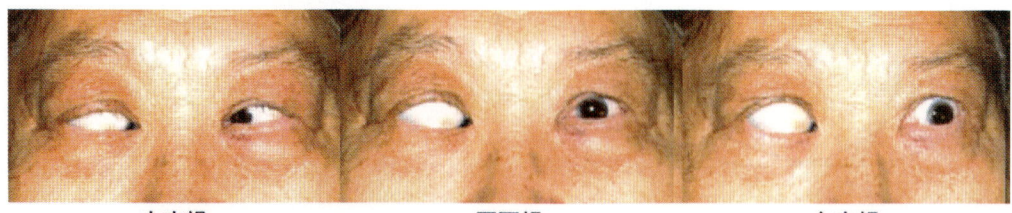

図A

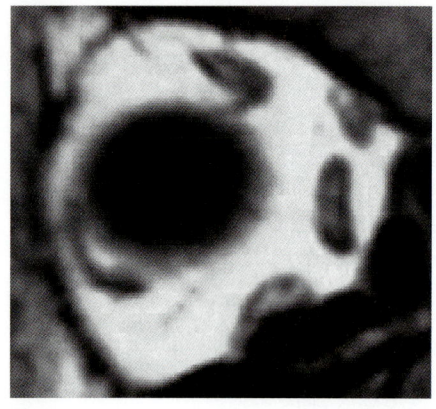

図B

解説　図Aの眼位写真では，右眼が内下転位に固定されておりまったく動かない．左眼は，内転は正常だが，中等度の外転障害がある．なぜなら，左方視時に角膜耳側縁が外眼角に達しておらず，球結膜が少し見えているからである．図Bは右眼窩の冠状断MRIで，外直筋が眼球に対して下方に偏位している．以上から本症は右固定内斜視と考えられるので，右眼に対しては上直筋と外直筋の筋腹縫着術を行うのが正しい．左眼もおそらく強度近視性斜視なので，いずれ同じ手術が必要になるであろう．

　aの上直筋後転術は，上斜視眼に行われるので誤り．bの下直筋後転術は，甲状腺眼症のように下直筋拘縮によって上転障害をきたしている場合には有効だが，本症では無効．cの外直筋切除短縮術，およびdの上直筋切除短縮術も固定内斜視に対しては無効である．

模範解答　e

カコモン読解　第 20 回 臨床実地問題 33

56 歳の男性．数か月前からの両眼の視力低下と眼位異常の増強とを主訴に来院した．生来視力は不良である．視力は両眼ともに眼前手動弁（矯正不能）．両眼に高度の白内障を認める．眼底は透見できない．眼位写真を図に示す．考えられるのはどれか．2 つ選べ．

a　先天内斜視
b　両眼強度近視
c　両側外転神経麻痺
d　眼球牽引試験陽性
e　MRI 冠状断で外直筋の上方偏位

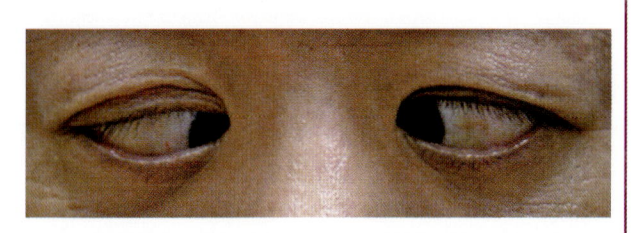

解説　"生来視力不良"とあるので，眼先天異常の可能性が高いが，選択肢のなかにないので，b の両眼強度近視を選ぶ．a の先天内斜視では両眼の視力障害は起こらないし，両眼が同時に内斜視になることはない．過去数か月間で進行した視力低下は白内障のためと考えられる．図の眼位写真からは，両側の外転障害があり，両眼とも内下転位で固定されているようなので，c の両側外転神経麻痺か，固定内斜視のどちらかである．ただし外転神経麻痺は，両側に生じた場合でも，内直筋の拘縮がない限り固視眼は正面を向くので，c は否定できる．以上から本症例は，強度近視による固定内斜視と考えられる．そうすると，d の眼球牽引試験陽性は正しいが，e の MRI 冠状断で外直筋の上方偏位は誤りである．強度近視性斜視では，外直筋は下方に偏位する．

模範解答　b, d

（横山　連）

7．眼振の診断および治療

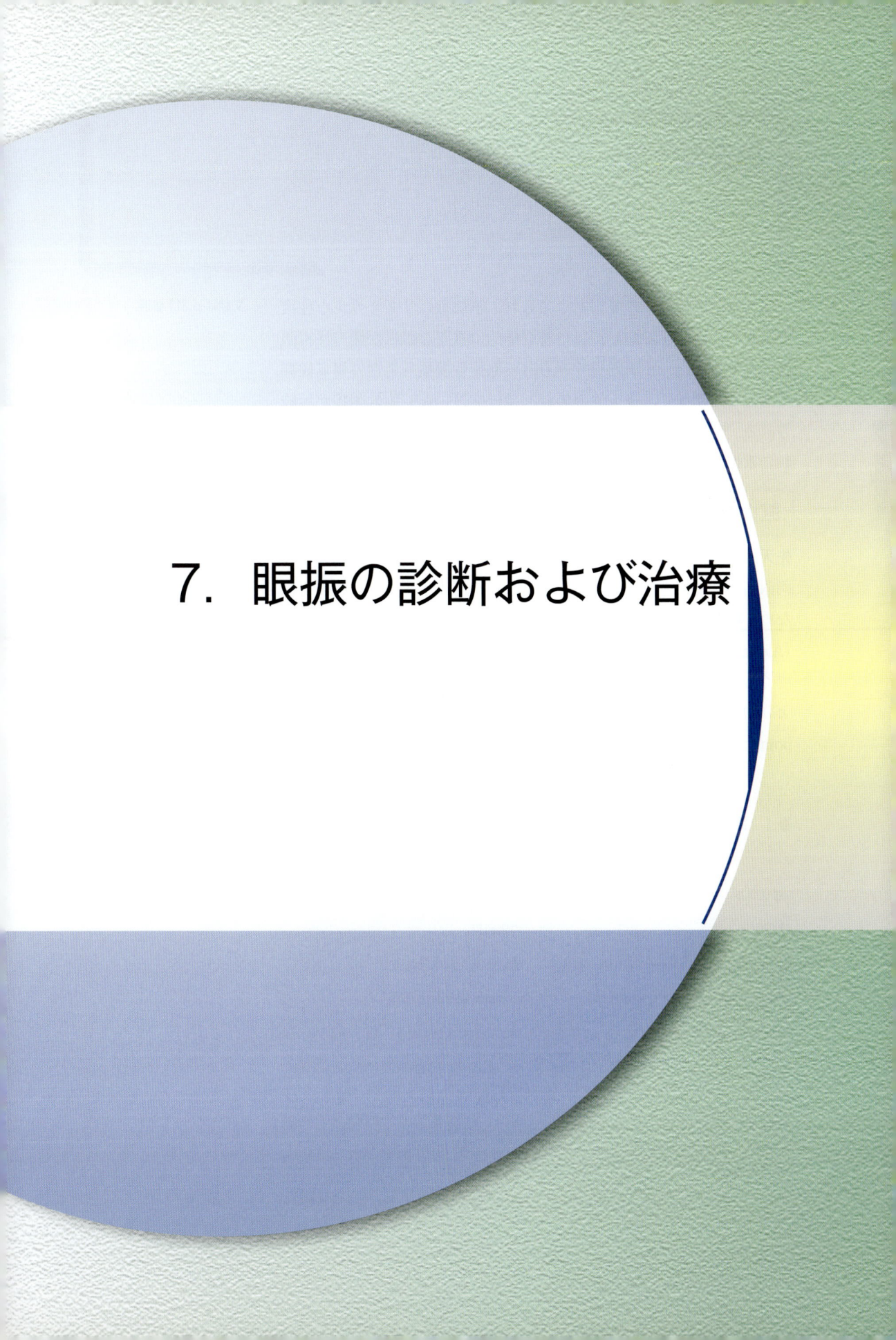

眼振の分類

眼振は，眼位保持の障害と考えられ，不随意にリズミカルな往復運動を呈する病態である．特に神経学的に重要な眼振が側方注視眼振であり，また，正面固視でみられる回旋性眼振も延髄外側症候群であることが多く，後天性の場合，ほぼ間違いなく脳幹障害が示唆される．治療方法も大きく異なるので，先天性と後天性との鑑別は特に重要である．

文献は p.311 参照．

眼振の分類（1）先天性（広義）眼振（表1, 図1）

先天眼振：両眼性でほぼ水平性（垂直，回旋性も一部），振幅はほぼ両眼同程度で側方視方向の急速相の眼振を認める．通常，動揺視はない．特徴として，① 視線を変えるなど側方視させると強度が増幅（Alexander の法則），② 固視が一般的に悪く固視点を中心窩にもってくるといった波形（foveation）がみられ，③ 固視（注視努力）により増強される，④ 輻湊で抑制されることが多い，⑤ 静止位（null point）で見ようとしていることから起きている頭部の異常がみられ

表1 眼振の種類とその責任病巣

型	責任病巣と疾患
注視眼振	脳幹
解離眼振	内側縦束
periodic alternating nystagmus（PAN）	前庭小脳，前庭神経核
oculopalatal tremor（myoclonus）	Guillain-Mollaret 三角
upbeat nystagmus	橋・延髄接合部の障害，Wernicke 脳症
downbeat nystagmus	craniocervical junction（Arnold-Chiari 奇形など）
see-saw 眼振	傍トルコ鞍部腫瘍，視交叉病変あるいは Cajal 間質核
輻湊・後退眼振	中脳水道近傍
点頭けいれん（spasmus nutans）	視交叉部グリオーマ，頭蓋咽頭腫の除外

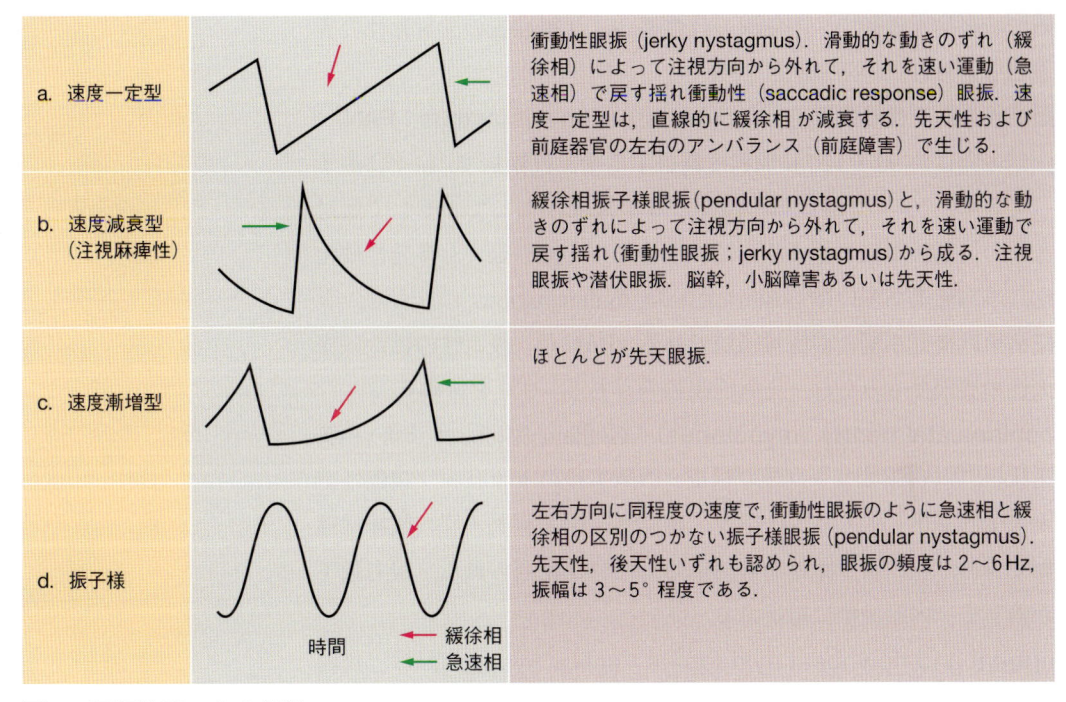

a. 速度一定型		衝動性眼振（jerky nystagmus）．滑動的な動きのずれ（緩徐相）によって注視方向から外れて，それを速い運動（急速相）で戻す揺れ衝動性（saccadic response）眼振．速度一定型は，直線的に緩徐相が減衰する．先天性および前庭器官の左右のアンバランス（前庭障害）で生じる．
b. 速度減衰型（注視麻痺性）		緩徐相振子様眼振（pendular nystagmus）と，滑動的な動きのずれによって注視方向から外れて，それを速い運動で戻す揺れ（衝動性眼振；jerky nystagmus）から成る．注視眼振や潜伏眼振．脳幹，小脳障害あるいは先天性．
c. 速度漸増型		ほとんどが先天眼振．
d. 振子様		左右方向に同程度の速度で，衝動性眼振のように急速相と緩徐相の区別のつかない振子様眼振（pendular nystagmus）．先天性，後天性いずれも認められ，眼振の頻度は 2〜6 Hz，振幅は 3〜5°程度である．

時間　←緩徐相　←急速相

図1　眼振波形による分類（waveforms of nystagmus）

る，⑥暗所，閉瞼，睡眠により眼振は抑制される，がある．潜伏眼振とは，一眼を遮閉すると他眼の眼振が遮閉眼に向かって増幅される先天眼振である．視運動性眼振誘発時には健常者と逆反応する．一般的な先天眼振には，プリズム療法，コンタクトレンズによる矯正，biofeedback 法，あるいは手術療法など，さまざまな治療がなされている．

点頭けいれん（spasmus nutans）：水平性の振子様眼振が生後6か月前後で出現し，3〜5歳くらいには消失する．前庭動眼反射を用いた頭部の揺れ（head oscillation）を示す．弱視や屈折異常の合併に注意する．

眼振の分類（2）後天性眼振（表1，図1）

後天的に眼振が出現した場合，先天性眼振と異なり動揺視（oscillopia）や複視を訴える．治療のほとんどが，抗けいれん薬を中心とした内服治療である．

注視眼振（end point nystagmus）：側方注視時に注視方向に急速相をもつ衝動性眼振で，多くは脳幹障害である．

解離眼振：眼振の振幅・方向が両眼で著明に異なるもの．内側縦束の障害において，健側注視時外転眼に認められる単眼性眼振はきわ

めて特徴的な徴候で，内転眼の代償機序，注視眼振の非対称性の表現と考えられている．

周期性方向交代性眼振（periodic alternating nystagmus；PAN）：一定方向に約90〜120秒間程度継続する衝動性眼振で，徐々に治まっていく．10〜20秒間ほど眼振がない期間があって，そして反対方向の衝動性眼振が始まる．このサイクルを繰り返す．多発性硬化症，小脳腫瘍あるいは posterior fossa malformations にみられ，責任病巣は前庭小脳と前庭神経核である．PAN は，後天性のほかに先天性の要因でもみられ，先天性眼振のうち 5〜9％ を占める．

oculopalatal tremor（myoclonus）：Guillain-Mollaret 三角（小脳歯状核−赤核−下オリーブ核で構成）の障害後の下オリーブ核仮性肥大により発生してくる．水平性，垂直性の振子様タイプの眼振様運動である．軟口蓋や眼輪筋も同期した揺れが認められる．視力低下が著しく，内服治療に抵抗する．

upbeat and downbeat nystagmus：upbeat nystagmus は，正面視で認められ，上方視に伴い増強する．側方視では増強しない．中脳，橋・延髄接合部，小脳の出血・梗塞などでの障害あるいは Wernicke 脳症で認められる．downbeat nystagmus は，下方視あるいは側方視で増強する（Alexander の法則）場合がある．craniocervical junction（Arnold-Chiari 奇形）障害，ビタミン B_1 欠乏症，頭部打撲，多発性硬化症などで発症する．

see-saw 眼振：一眼の挙上と内方回旋，他眼の下降と外方回旋が半サイクルで残り，半サイクルは逆方向に動く振子様眼振．傍トルコ鞍部腫瘍，視交叉病変あるいは Cajal 間質核の病変を考える．

輻湊・後退眼振（convergence-retraction nystagmus）：松果体腫瘍など中脳吻側，後交連を含む病変を考える．上転衝動運動命令時に誘発される．外眼筋の同時収縮により両眼内転（輻湊）するために後退が惹起される．

まとめ

　眼振の特徴，発生時期を考慮してしっかりと診断・鑑別した後，揺れに伴う視覚障害に対する治療を積極的に行うべきである．

〔原　直人〕

眼振の検査

　眼振の評価として，眼振の状態（方向・振幅・頻度など）を記載する主観的な評価法と，他覚的に測定および記録し波形を詳細に解析する評価法がある．眼振の形状から律動眼振（jerk nystagmus）や振子眼振（pendular nystagmus）の2種類に分けられる．律動眼振は急速相と緩徐相があり，眼振の方向は急速相の向かう方向とされている．

　眼振の定量的検査には，直流眼球電図法（direct current electro-oculography；DC-EOG）や電気眼振図（electronystagmography；ENG），赤外線角膜輪部反射法，ビデオ眼球運動記録法，サーチコイル法などがある．眼振の種類や程度の把握は，診断および治療法の選択のうえで重要である．

検査法（1）DC-EOG，ENG

　眼球には常に角膜側が陽性，網膜側が陰性になる電位差（最大で約6mV）が存在しており，眼球常在電位と呼ばれている．眼球の左右の皮膚に電極を貼り，眼球運動により発生した電位変動を記録する方法である．上下眼瞼の皮膚に電極を貼り，垂直眼球運動を記録することも可能であるが，筋電図などのノイズが混入し安定した結果は得られにくい．侵襲性が少ないため乳幼児から小児においても検査可能である．

　DC-EOGは直流増幅を用いた方法で，眼球運動の原波形を記録するため実際の眼球偏位の大きさが得られる．しかし，体動の影響を受けて基線が動揺しやすいなどの欠点がある．一般的に，交流増幅を用いた方法をENGということが多いが，区別してAC-ENG（alternate current electronystagmography）と示す場合もある．交流増幅のため，ノイズの影響を受けにくいとされている．正面から左右や上下方向へ10°ずつ視線をずらし眼振を記録する．眼位波形は振幅（振れ幅の角度，単位はdegree）と頻度（1秒間の波形の数，単位はHz）にて評価する．眼振強度は，振幅と頻度を乗算して求める．眼振強度の最も弱い位置を静止位と評価する．眼位の微分波形

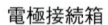

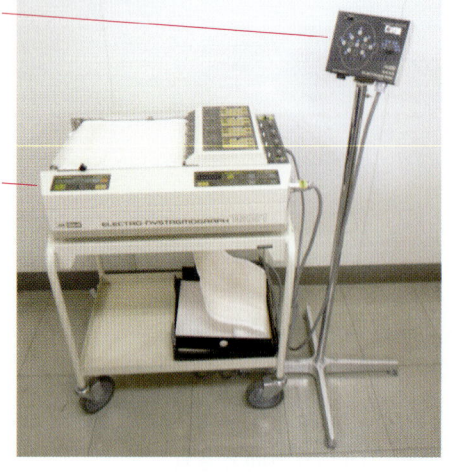

図1　ENGの本体
電極からの電位変動は電極接続箱を経由し，増幅器で増幅され記録されていく．ノイズ（交流ノイズの混入，基線の動揺，筋電図などの混入）が生じていないか確認する．
ENG：electronystagmography（電気眼振図）

では眼球運動速度（単位 degree/second）を定量評価し，眼振の状態を評価する．眼振の評価という意味では，直流増幅と交流増幅のどちらにおいても，眼振の方向や振幅，頻度，緩徐相の状態を把握することは可能である．筆者らの施設では，直流と交流の切り替えが可能で，増幅器と記録器が一体になっているニスタグモグラフ（日本電気，三栄社）を用いている（図1）．眼位波形では，0点（正中線）よりも上方に記録されれば右方視，下方であれば左方視を示している．

検査法（2）赤外線角膜輪部反射法

赤外線を角膜と強膜にあて，その反射光の入力差から眼球運動を検出する方法．直流増幅を用いるため基線のずれがなく，測定精度は良好である．涙液や眼瞼の影響を受けやすく，上下の眼球運動の記録には適していない．原理上，閉瞼時には測定できない．

検査法（3）ビデオ眼球運動記録法

ヘッドマウント装置を頭にかぶり，瞳孔重心や虹彩紋理を赤外線CCDカメラで記録し眼球運動を解析する方法である．虹彩紋理のパターンの解析により，回旋の眼球運動の分析が可能である．閉瞼時には測定できない．モバイル型アイマークレコーダ（ナックイメージテクノロジー）であるEMR-9（図2）は，近赤外光を照射し角膜反射像および瞳孔像方式により眼球運動と瞳孔反応の同時計測ができる．2値化などの処理により角膜反射像および瞳孔中心を検出し，視線方向を求めている．専用ソフトを用い，ゲイズプロットや注視

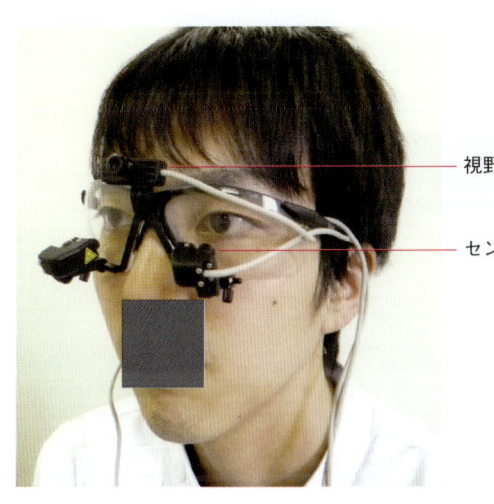

図2　EMR-9の外観
実際の記録は，記録用ゴーグルを装着し頭部を固定し，視標を呈示する．ビデオ出力には，被検者の視野を写す視野映像，両眼の眼球ライブ画像，両眼の眼球ライブ画像を2値化処理した眼球2値化映像を表示することができる．

パターンの分析が可能である．

検査法（4）サーチコイル法

細い電線をドーナツ状に巻いたコンタクトレンズ（サーチコイル）を磁場の中で動かすと，電線に電流が発生する．つまり，被検者を囲む外部磁場で起こる電流の方向と，被検者が眼球に装着しているサーチコイルで起こる電流の方向の位相で眼球位置を求めるものである．サーチコイルを眼に装着した被検者を磁場発生装置内に座らせ，眼前1mにあるスクリーン上の視標を見させ眼球運動を記録する．測定精度は高く，記録電位も安定している．水平，垂直，回旋の眼球運動を記録できる．閉瞼時においても測定可能である．専用のサーチコイルを用いれば，二次元および三次元記録も可能である．やや侵襲的な方法であるため，角結膜障害が出現する可能性があるため注意が必要である．

判定

先天眼振であれば，緩徐相の状態（速度増加型・振子型など），急速相の方向の変化，静止位の状態，静止位の移動の有無などで眼振の種類を確定する．後天眼振であれば，波形の性状，眼振様運動，全身所見，他の神経学的検査所見などを総合的に評価し確定診断する．

> **カコモン読解** 第18回 臨床実地問題 37

2歳の男児．いつも図のような頭位をとっている．考えられるのはどれか．

a Möbius 症候群
b 眼球振盪
c 左眼上斜筋麻痺
d 右眼 Duane 症候群
e 左眼 Brown 症候群

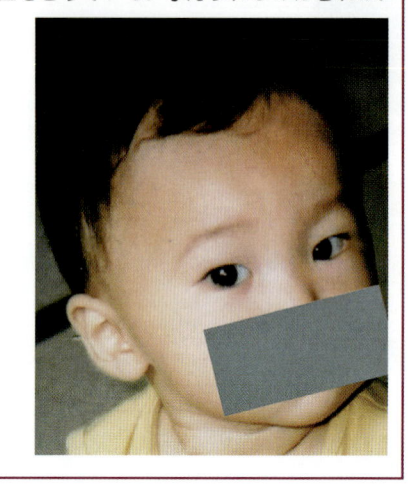

解説 顔を左に回し，右方視で物を見る頭位異常が確認できる．麻痺性斜視による代償性頭位異常，あるいは静止位をもつ眼球振盪（眼振）に伴う頭位異常が考えられる．

a．Möbius 症候群は，先天性の両側性外転神経麻痺，顔面神経麻痺，側方注視麻痺などをきたす．内斜視と両眼の外転制限があり，頭位異常はない．

b．眼振のなかでも，ある方向を見るときに眼振が軽快または消失する（静止位）眼位性眼振であれば頭位異常を伴う．この写真では，右方静止位の眼位性眼振で顔を左へ回して物を見ていると考えられる．

c．上斜筋麻痺は，患側の麻痺性上斜視になり，代償的に顎下げ，健側への顔回しおよび健側への頭部傾斜がみられる．年齢から先天上斜筋麻痺が考えられるが，左眼上斜筋麻痺であれば，顔を右に回すはずである．

d．Duane 症候群は3型に分類され，I型は外転障害，II型は内転障害，III型は外転および内転障害であり，すべての型において内転時瞼裂狭小・眼球後退がみられる．右眼 Duane 症候群 II 型で正面視において外斜視があり，健側に顔を回す代償性の頭位異常であると考えられなくもない．しかし，Duane 症候群のなかでは I 型が最も多く，右眼 Duane 症候群 I 型であれば，顔を右に回す．

e．年齢から先天 Brown 症候群（上斜筋腱鞘症候群）が考えられるが，これは，上斜筋腱鞘が硬いことに起因する患眼の内上転障害である．左眼 Brown 症候群に伴う頭位異常であれば，顔を右に回し，顎上げがみられる．

模範解答 b

カコモン読解　第24回 臨床実地問題32

15歳の女子，出生早期からの頭位異常と眼の揺れを訴えて来院した．電気眼振図を図に示す．最も考えられるのはどれか．

a 動揺視がみられる
b 左への顔回しがみられる．
c 輻湊により眼振の振幅が増強する．
d 遮閉眼を左右変えると眼振の方向が変わる．
e Jensen法の適応である．

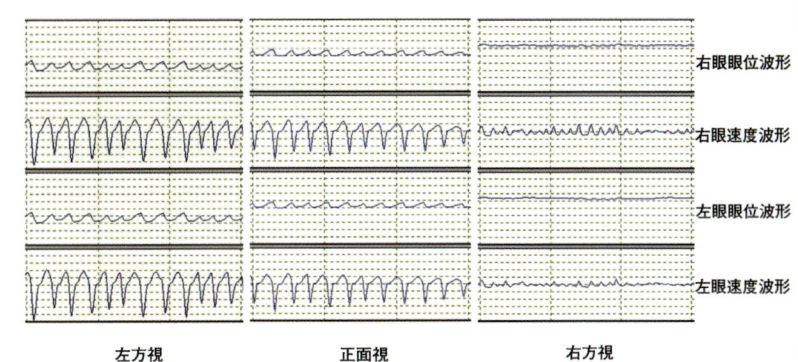

（図：右眼眼位波形，右眼速度波形，左眼眼位波形，左眼速度波形　左方視／正面視／右方視）

解説　電気眼振図の結果より，正面視と左方視で律動眼振がみられ，右方視では眼振は減弱する．この症例は，右方に静止位がある乳児眼振（先天眼振）であると考えられる．乳児眼振の発症時期は出生後2～3か月であり，5歳頃までに静止位が確立される．特定の方向を見ると眼振が減弱する静止位をもつことがあり，その場合，頭位異常を生じる．

a．動揺視を自覚しないことが多く，眼振の振幅が大きい方向でみると視力低下を訴える．

b．この症例は静止位が右方にあるため頭位異常を伴い，左への顔回しをして右方視で物を見ると考えられる．

c．乳児眼振は，暗所・閉瞼・輻湊で減弱し，固視努力や精神的緊張で増強する．

d．遮閉眼を左右変えると眼振の方向が変わるのは，潜伏眼振[*1]である．律動眼振では，急速相の方向を見ると眼振が増強するAlexanderの法則がみられる．

e．Jensen法は，外転神経麻痺による麻痺性内斜視などに行われる．乳児眼振に対しては眼振の抑制される向きが正面になるように，両眼の水平直筋を交互に後転・短縮するKestenbaum手術などを行う．

模範解答　b

（山下　力，三木淳司）

[*1] 潜伏眼振
潜伏眼振では，両眼視下では眼振がみられないのに，片眼遮閉すると開放眼の方向に急速相をもつ振動眼振が発現する．遮閉眼を替えると眼振の急速相も逆転する．交代性上斜位や内斜視に合併することが多い．

眼振の治療

わが国で使えるのはCL装用と外眼筋手術

　眼振のなかで眼科での治療対象になるのは，先天眼振と原因疾患の治療が行われた後天眼振である．先天性では，まずコンタクトレンズ（CL）による自覚的改善の有無をみる．この臨床的な改善は，以前は触覚によるfeed backによると考えられていたが，実際には眼振の真の減弱ではなく，CLのほうが屈折異常の光学的矯正に優れているためである．さらに欧米ではガバペンチン（抗てんかん薬ニューロンチン®），メマンチン/ガバペンチン（アルツハイマー型認知症治療薬Ebixa®またはニューロンチン®）などのさまざまな薬物療法が試みられているが，わが国においては保険適応にはなっていない．また，鍼治療や定位的上丘破壊術なども現在では用いられていない．これまで成書に記載されているプリズム療法は，理論的には正しいが，実際には患者の眼精疲労が強いため長期の続行が困難であり，現在利用できるものはCLと外眼筋手術である．

異常頭位のある眼振に対する手術

　静止位を正面に移動させ，異常頭位を矯正する手術である．結果的には視機能の改善もかなり得られることが多い[1]．face turnのある向きへのともむき筋の短縮と，その逆方向へのともむき筋の後転を行う．

Anderson法：ともむき筋の後転．片眼の外直筋後転と他眼の内直筋後転の併施．

後藤法：ともむき筋の短縮．片眼の外直筋短縮と他眼の内直筋短縮の併施．

Kestenbaum法：Anderson法と後藤法の併施．片眼の外直筋短縮と内直筋後転，他眼の外直筋後転と内直筋短縮．

ストレート・フラッシュ法：Kestenbaum法の両眼の筋移動量を段階的に変化させる方法（**図1**）．通常face turnが20°以上であれば原法を，15°前後の場合はマイナス1法を用いる（**表1**）．

文献はp.311参照．

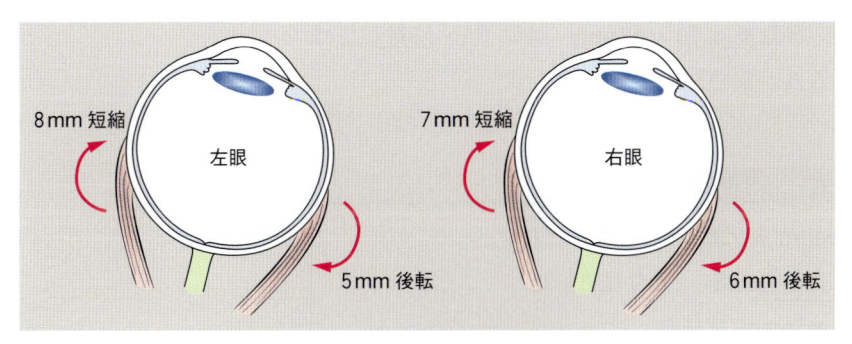

図1 ストレート・フラッシュ法（Kestenbaum 変法）
右方視 25°に中和点（左方に face turn）がある患者での手術法.

表1 ストレート・フラッシュ法で右方視 25°に中和点（左方に face turn）がある患者での手術量

手術眼	手術筋	術式	原法	プラス1法	マイナス1法
右眼	外直筋	後転	6mm	7mm	5mm
	内直筋	短縮	7mm	8mm	6mm
左眼	内直筋	後転	5mm	6mm	4mm
	外直筋	短縮	8mm	9mm	7mm

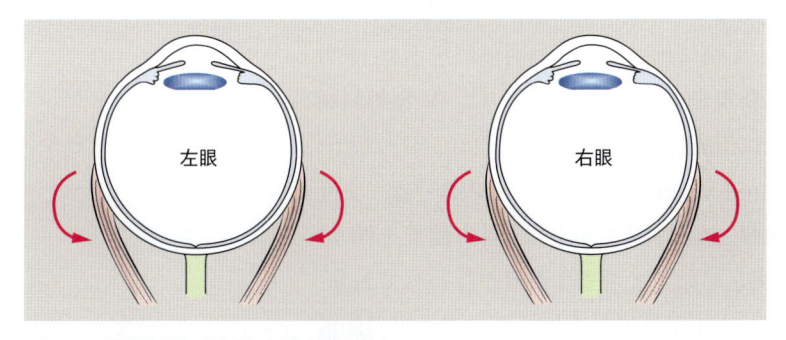

図2 両眼水平四直筋大量後転術
すべての内外直筋をそれぞれ 10〜12mm 後転する.

異常頭位のない眼振に対する手術

　異常頭位のない眼振や異常頭位の変動する周期性交代性眼振（periodic alternating nystagmus；PAN）[2] などに用いる手術．水平四直筋大量後転術が最も手術効果が大きい．

　PAN とは，水平方向に急速相をもつ律動眼振で 90〜120 秒程度1方向に向けての眼振があったあとで，数秒から十数秒の眼振休止期（interlude）があり，その後眼振の向きが逆転するもの．

水平四直筋大量後転術（図2）[3]：両眼の内外直筋を赤道部を越えて

後方に縫着する方法. 後転量は 10 ～ 12 mm. 特に PAN に対しては劇的に効果を上げることが多い.

> **カコモン読解** 第 24 回 一般問題 94
>
> 手術治療で Kestenbaum 法が適応となるのはどれか.
> a 眼位性眼振　b 周期内斜視　c V 型外斜視
> d 交代性上斜位　e Duane 症候群

解説　Kestenbaum 法は両眼の一対のともむき筋（内外直筋）の後転と，反対の一対のともむき筋の短縮をすることにより異常頭位を矯正する手術（**図 1** 参照）で，先天眼振のうち，眼位の向きにより眼振の強さが変化し，正面視以外に静止位（中和点）を有する眼位性眼振の手術である.

a. 眼位性眼振（時に頭位性眼振ともいう）は，眼位により眼振の強さが変化し，異常頭位を示す眼振で，正しい選択肢である.

b. 周期内斜視は，1 日おきに大角度の内斜視と正位とがみられる現象で，隔日性内斜視ともいう. 最終的に内斜視の状態で落ち着くことがほとんどなので，それを待って両眼の内直筋の後転を行う.

c. 水平斜視角が上方視で正面視に比べてより外斜偏位を示し，下方視でより内斜偏位を示す外斜視をいう. 手術としては，V 型外斜視では両眼外直筋の後転の際に上方に移動する.

d. 交代性上斜位（dissociated vertical deviation；DVD）は，交互に片眼を遮閉した際に遮閉眼（非固視眼）が上転（外方回旋を伴う）する状態をいう. DVD に関してはさまざまな手術が行われており，決定的なものはない. しかし，下斜筋過動を伴うものでは下斜筋前方移動術が，伴わないものでは上直筋後転，時に加えて Faden 手術（後部強膜縫着術）を併施するのが一般的である.

e. Duane 症候群では I 型，II 型，III 型があり，それぞれに正面視で外斜視，正位，内斜視がある. 基本的にはどのタイプでも外斜視なら外直筋後転，内斜視なら内直筋の後転を行うが，側方視で眼球の上転（up shoot）や下転（down shoot）がみられるものでは，後転筋の付着部から後方を中央で二つに割り，強膜に縫いつける Y-splitting 法を併施する.

模範解答　a

（木村直樹，三村　治）

文献

項目起始頁	文献番号	文献
		■ 弱視・斜視診療の考えかた
2	1	Fawcett SL, et al：The critical period for susceptibility of human stereopsis. Invest Ophthalmol Vis Sci 2005；46：521-525.
2	2	Fujikado T, et al：Visual function after foveal translocation with 360-degree retinotomy and simultaneous torsional muscle surgery in patients with myopic neovascular maculopathy. Am J Ophthalmol 2001；131：101-110.
2	3	Mohan K, et al：Unilateral lateral rectus muscle recession and medial rectus muscle resection with or without advancement for postoperative consecutive exotropia. J AAPOS 2006；10：220-224.
2	4	Shimojyo H, et al：Age-related changes of phoria myopia in patients with intermittent exotropia. Jpn J Ophthalmol 2009；53：12-17.
		■ 外眼筋の解剖
7	1	Helveston EM：Surgical management of strabismus. 5th ed. Oostende: Wayenborgh Publishing；2005. p.15-53.
7	2	Keech RV, et al：The medial rectus muscle insertion site in infantile esotropia. Am J Ophthalmol 1990；109：79-84.
7	3	丸尾敏夫ら：斜視と眼球運動異常．東京：文光堂；2002．p.266.
7	i	Wright KW：Surgical Anatomy. Color Atlas of Strabismus Surgery. 3rd ed. New York：Springer Science＋Business Media, LLC；2007. p.91-101.
7	ii	林　孝雄：外眼筋の解剖．眼科臨床に必要な解剖生理．東京：文光堂；2005．p.38-44.
		■ 外眼筋の作用
15	1	Boeder P：Cooperative acting of extraocular muscle. Br J Ophthalmol 1962；46：397.
		■ 外眼筋の pulley について教えてください
25	1	Miller JM：Functional anatomy of normal human rectus muscles. Vision Res 1989；29：223-240.
25	2	Demer JL, et al：Evidence for fibromuscular pulleys of the recti extraocular muscles. Invest Ophthalmol Vis Sci 1995；36：1125-1136.
25	3	Demer JL, et al：Evidence for active control of rectus extraocular muscle pulleys. Invest Ophthalmol Vis Sci 2000；41：1280-1290.
25	4	Kono R, et al：Quantitative analysis of the structure of the human extraocular muscle pulley system. Invest Ophthalmol Vis Sci 2002；43：2923-2932.
25	5	Demer JL：Pivotal role of orbital connective tissues in binocular alignment and strabismus. The Friedenwald lecture. Invest Ophthalmol Vis Sci 2004；45：729-738.
25	6	Kono R, et al：Active pulleys：magnetic resonance imaging of rectus muscle paths in tertiary gaze. Invest Ophthalmol Vis Sci 2001；43：2179-2188.
25	7	Rutar T, et al："Heavy eye" syndrome in the absence of high myopia：A connective tissue degeneration in elderly strabismic patients. J AAPOS 2009；13：36-44.

文献番号：アラビア数字（1, 2, 3…）は本文中に参照位置のある文献，ローマ数字（i, ii, iii…）は項目全体についての参考文献であることを示します．

項目起始頁	文献番号	文献
25	— 8	Demer JL, et al：Functional imaging of human extraocular muscles in head tilt dependent hypertropia. Invest Ophthalmol Vis Sci 2011；52：3023-3031.
		■輻湊・開散と斜視
29	— i	内海　隆：輻湊・開散と調節，AC/A比．丸尾敏夫編．視能矯正学　改訂第3版．東京：金原出版；2012．p.159-171.
29	— ii	不二門　尚：III 両眼視機能と眼球運動．輻湊・開散と屈折，調節，AC/A比．丸尾敏夫編．視能学　増補版．東京：文光堂；2006．p.166-175.
29	— iii	西本浩之：輻湊，開散，近見反応の障害．若倉雅登編．神経眼科外来．東京：メジカルビュー社；1999．p.232-234.
29	— iv	長谷部　聡：輻湊．山本　節編．視能矯正学用語解説辞典．東京：メディカル葵出版；2010．p.201-202.
		■3D映像を見るときの輻湊と調節の関係について教えてください
35	— 1	Fincham EF, et al：The reciprocal actions of accommodation and convergence. J Physiol 1957；137：488-508.
35	— 2	『3DC安全ガイドライン』 　http://www.3dc.gr.jp/jp/scmt_wg_rep/guide_index.html
35	— 3	松下賢治ら：融像性輻輳と調節の関係　プリズム負荷試験による検討．視覚の科学 1997；18；80-83.
		■AC/A比の臨床的意義について教えてください
38	— 1	不二門　尚：AC/A比．丸尾敏夫ら編．視能学　第2版．東京：文光堂；2011．p.190-192.
38	— 2	内海　隆：AC/A比．丸尾敏夫編．視能矯正学　改訂第3版．東京：金原出版；2012．p.167-171.
38	— 3	内海　隆ら：小児における二重焦点レンズの適応とその評価．眼科臨床医報 1989；83：614-622.
38	— 4	濱村美恵子ら：調節性内斜視におけるAC/A比とその臨床的意義．眼科臨床医報 1993；87：1350-1353.
38	— 5	澤田　薗ら：初診時眼位からみた高度遠視における眼位変動の検討．眼科臨床紀要 2012；5：158-162.
38	— 6	加藤和男：調節性内斜視の診断，殊に検査法．眼科 1990；37：775-780.
38	— 7	Miyata M, et al：Influence of accommodative lag upon the far-gradient measurement of accommodative convergence to accommodation ratio in strabismic patients. Jpn J Ophthalmol 2006；50：438-442.
		■複視と抑制
41	— 1	von Noorden GK, et al：Examination of the patient—III sensory signs, symptoms, and binocular adaptations in strabismus. In：Binocular Vision and Ocular Motility：Theory and Management of Strabismus. 6th ed. St. Louis：Mosby；2002．p.211-245.
41	— 2	Melmoth DR, et al：Grasping deficits and adaptations in adults with stereo vision losses. Invest Ophthalmol Vis Sci 2009；50：3711-3720.
41	— 3	Mazyn LI, et al：The contribution of stereo vision to one-handed catching. Exp Brain Res 2004；157：383-390.
41	— 4	Mazyn LI, et al：Stereo vision enhances the learning of a catching skill. Brain Res 2007；179：723-726.

項目起始頁	文献番号	文献
41 – 5		Bauer A, et al：The relevance of stereopsis for motorists：a pilot study. Graefe's Arch Clin Exp Ophthalmol 2001；239：400-406.
41 – 6		Jampolsky A：Characteristics of suppression in strabismus. Arch Ophthalmol 1955；54：683-696.

■ 視力の発達

47 – 1		粟屋　忍：乳幼児の視力発達と弱視．眼科臨床医報 1985；79：1821-1826.
47 – 2		大山信郎：乳幼児の視力．日本眼科学会雑誌 1950；54：104-107.
47 – 3		勝海　修ら：Visual hand display による生後 6 か月までの視力発達の測定．臨床眼科 2008；62：1451-1456.
47 – 4		Dobson V, et al：Visual acuity in human infants：a review and comparison of behavioral and electrophysiological studies. Vision Res 1978；18：1469-1483.
47 – 5		Hoyt CS, et al：Ophthalmological examination of the infant. Developmental aspects. Surv Ophthalmol 1982；26：177-189.
47 – 6		Moskowitz A, et al：Developmental changes in the human visual system as reflected by the latency of the pattern reversal VEP. Electroencephalogr Clin Neurophysiol 1983；56：1-15.
47 – 7		湖崎　克ら：幼稚園児の視力について．臨床眼科 1966；20：661-666.

■ 立体視の発達

50 – 1		田淵昭雄：両眼視機能の発達．大月　洋編．すぐに役立つ眼科診療の知識：両眼視．東京：金原出版；2007．p.3-7.
50 – 2		矢ヶ崎悌司：眼位異常と両眼視．大月　洋編．すぐに役立つ眼科診療の知識：両眼視．東京：金原出版；2007．p.101-105.
50 – 3		Birch EE：Stereopsis in infants and its developmental relationship to visual acuity. In：Simon K, editor. Early visual development, normal and abnormal. New York：Oxford University Press；1993. p.224-236.
50 – 4		Fawcett SL, et al：The critical period for susceptibility of human stereopsos. Invest Ophthalmol Vis Sci 2005；46：521-525.
50 – 5		Chino YM：Developmental visual deprivation. In：Levin LA, et al, editors. Adler's Physiology of the Eye. Philadelphia：Elsevier Saunders；2011. p.732-749.
50 – 6		Chino YM, et al：Postnatal development of binocular disparity sensitivity in neurons of the primate visual cortex. J Neurosci 1997；17：296-307.
50 – 7		Kumagami T, et al：Effect of onset age of strabismus on the binocular responses of neurons in the monkey visual cortex. Invest Ophthalmol Vis Sci 2000；41：948-954.
50 – 8		Mori T, et al：Effects of the duration of early strabismus on the binocular responses of neurons in the monkey visual cortex（V1）. Invest Ophthalmol Vis Sci 2002；43：1262-1269.
50 – 9		Zhang B, et al：Rapid plasticity of binocular connections in developing monkey visual cortex（V1）. Proc Natl Acad Sci USA 2005；102：9026-9031.
50 – 10		Sakai E, et al：Cortical effects of brief daily periods of unrestricted vision during early monocular form deprivation. J Neurophysiol 2006；95：2856-2865.

■ 弱視の定義と分類

54 – 1		粟屋　忍：弱視の諸問題．眼科臨床医報 1983；77：23-27.
54 – 2		Wong AM, et al：Suppression of metabolic activity caused by infantile strabismus and strabismic amblyopia in striate visual cortex of macaque monkeys. J AAPOS 2005；9：37-47.

項目起始頁	文献番号	文献
54	3	Sincich LC, et al：Neuronal projections from V1 to V2 in amblyopia. J Neurosci 2012；32：2648-2656.
54	4	Miki A, et al：Decreased activation of the lateral geniculate nucleus in a patient with anisometropic amblyopia demonstrated by functional magnetic resonance imaging. Ophthalmologica 2003；217：365-369.
54	5	久保田伸枝：弱視の定義・分類．丸尾敏夫ら編．弱視診療の実際．東京：文光堂；1998. p.10-13.
54	6	Lang J：Management of microtropia. Br J Ophthalmol 1974；58：281-292.
54	7	von Noorden GK, et al：Strabismus：A decision making approach. St. Louis；Mosby：1984.
		■弱視の病因論について，これまでの変遷を含めて教えてください
58	1	Wiesel TN, et al：Single-cell responses in striate cortex of kittens deprived of vision in one eye. J Neurophysiol 1963；26：1003-1017.
58	2	Hess RF：Amblyopia：site unseen. Clin Exp Optom 2001；84：321-336.
58	3	Miki A, et al：Decreased activation of the lateral geniculate nucleus in a patient with anisometropic amblyopia demonstrated by functional magnetic resonance imaging. Ophthalmologica 2003；217：365-369.
58	4	Hess R, et al：Deficient responses from the lateral geniculate nucleus in humans with amblyopia. Eur J Neurosci 2009；29：1064-1070.
58	5	Brown B, et al：Assessment of neuroretinal function in a group of functional amblyopes with documented LGN deficits. Ophthalmic Physiol Opt 2013；33：138-149.
		■小児の屈折・視力検査
62	1	関谷善文：屈折検査・視力検査．樋田哲夫編．眼科プラクティス 20 小児眼科診療．東京：文光堂；2008. p.34-39.
62	2	仁科幸子：検影法，小児の屈折検査のコツ．坪田一男編．眼科プラクティス 9 屈折矯正完全版．東京：文光堂；2006. p.25-26.
62	3	仁科幸子：小児眼科検査のポイント，検査一般．樋田哲夫編．眼科プラクティス 20 小児眼科診療．東京：文光堂；2008. p.28-33.
62	4	三宅三平：視力検査．丸尾敏夫編．眼科診療プラクティス 27 小児視力障害の診療．東京：文光堂；1997. p.20-29.
62	5	調　廣子：乳幼児の視力検査．日本視能訓練士協会誌 2006；35：1-7.
62	6	植村恭夫：視力検査．弱視の診断と治療．東京：金原出版；1997. p.9-19.
		■眼球形状発達の定量解析について教えてください
70	1	Atchison DA, et al：Shape of the retinal surface in emmetropia and myopia. Invest Ophthalmol Vis Sci 2005；46：2698-2707.
70	2	Iwata H, et al：Diallele analysis of root shape of Japanese radish (*Raphanus sativus L.*) based on elliptic Fourier descriptors. Breed Sci 2000；50：73-80.
70	3	Ishii K, et al：Quantitative evaluation of changes in eyeball shape in emmetropization and myopic changes based on elliptic Fourier descriptors. Invest Ophthalmol Vis Sci 2011；52：8585-8591.
70	4	Iwata H, et al：SHAPE：A computer program package for quantitative evaluation of biological shapes based on elliptic Fourier descriptors. J Hered 2002；93：384-385.

■コントラスト感度検査

項目起始頁	文献番号	文献
73 - 1		Hess RF, et al：The threshold contrast sensitivity function in strabismic amblyopia：evidence for a two type classification. Vision Res 1977；17：1049-1055.
73 - 2		Zele AJ, et al：Anisometropic amblyopia：spatial contrast sensitivity deficits in inferred magnocellular and parvocellular vision. Invest Ophthalmol Vis Sci 2007；48：3622-3631.
73 - 3		山出新一：眼科臨床におけるMTF（コントラスト感度）研究の動向．日本眼科紀要1991；42：1542-1553.
73 - 4		Huang C, et al：Treated amblyopes remain deficient in spatial vision：a contrast sensitivity and external noise study. Vision Res 2007；47：22-34.
73 - 5		Chatzistefanou KI, et al：Contrast sensitivity in amblyopia：the fellow eye of untreated and successfully treated amblyopes. JAAPOS 2005；9：468-474.

■弱視の治療法のエビデンス

項目起始頁	文献番号	文献
77 - 1		佐藤美保：学童期における眼科学校医の斜視，弱視治療．日本の眼科2010；81：217-220.
77 - 2		宮田 学ら：成人弱視治療の可能性．II．弱視治療．眼科2010；52：196-202.
77 - 3		内海 隆：多施設共同研究PEDIGにおける片眼弱視治療の紹介と私見．眼科臨床紀要2011；4：954-959.
77 - 4		Holmes JM, et al：Amblyopia. Lancet 2006；367：1343-1351.
77 - 5		野邊由美子ら：小児に対するアトロピンの調節麻痺作用の検討．日本眼科紀要1988；39：1201-1205.
77 - 6		百々令巳子ら：微小角斜視の臨床像．眼科臨床医報1996；90：1208-1212.
77 - 7		湖崎 克ら：小児視覚発達と可塑性．神経進歩1978；22：1001-1014.
77 - 8		飯田朋美ら：不同視のアトロピン点眼治療における近見訓練の重要性．眼科臨床紀要2012；5：134-137.

■3歳児眼健診の有効性

項目起始頁	文献番号	文献
82 - 1		Snowdon SK, et al：Preschool vision screening. Health Technol Assess 1997；1：1-83.
82 - 2		Carlton J, et al：The clinical effectiveness and cost-effectiveness of screening programmes for amblyopia and strabismus in children up to the age of 4-5 years：a systematic review and economic evaluation. Health Technol Assess 2008；12：1-194.
82 - 3		杉浦寅男：三歳児眼科健康診査調査報告（IV）平成20年度．日本の眼科2010；81：311-313.
82 - 4		中村桂子ら：三歳児眼科検診の現状．日本視能訓練士協会によるアンケート調査結果．眼科臨床医報2007；101：85-90.
82 - 5		山田昌和：弱視スクリーニングのエビデンス．あたらしい眼科2010；27：1635-1639.
82 - 6		Schmucker C, et al：Effectiveness of early in comparison to late(r)treatment in children with amblyopia or its risk factors：A systematic review. Ophthalmic Epidemiol 2010；17：7-17.

■斜視の定義と分類

項目起始頁	文献番号	文献
86 - 1		Engle E：Genetic basis of congenital strabismus. Arch Ophthlmol 2007；125：189-195.
86 - 2		Crone RA：Fixation disparity. In：Diplopia. Amsterdam：Excerpta Medica；1973. p.81-86.
86 - 3		Steffen H, et al：Heterotropie. In：Kaufmann H, et al, editors. Strabismus 4. Auflage. Stuttgart：Thieme Verlag；2012. p.221-261.
86 - 4		Lang J：Stellungsfehler und konkomitierende Schielformen. In：Strabismus：Diagnostik Schielformen Therapie. 5. Auflage. Bern：Hans Huber Verlag；2003. p.119-174.

項目起始頁	文献番号	文献
86 - 5		大月　洋：代償不全性の strabismus surusoadductorius. 上下斜視・眼筋麻痺の治療. 東京：金原出版；1994. p.119-123.
		■ 斜視の病因論について教えてください
95 - 1		Matsuo T, et al：Vertical abnormal retinal correspondence in three patients with congenital absence of the superior oblique muscle. Am J Ophthalmol 1988；106：341-345.
95 - 2		Uchiyama E, et al：Paretic side/normal side ratios of cross-sectional areas of the superior oblique muscle vary largely in idiopathic superior oblique palsy. Am J Ophthalmol 2010；149：508-512.
95 - 3		Matsuo T, et al：Case report and literature review of inferior rectus muscle aplasia in 16 Japanese patients. Strabismus 2009；17：66-74.
95 - 4		Engle EC：Genetic basis of congenital strabismus. Arch Ophthalmol 2007；125：189-195.
95 - 5		Jiang Y, et al：ARIX gene polymorphisms in patients with congenital superior oblique muscle palsy. Br J Ophthalmol 2004；88：263-267.
95 - 6		Ohkubo SI, et al：Phenotype-phenotype and genotype-phenotype correlations in patients with idiopathic superior oblique muscle palsy. J Hum Genet 2012；57：122-129.
95 - 7		Matsuo T, et al：The prevalence of strabismus and amblyopia in Japanese elementary school children. Ophthalmic Epidemiol 2005；12：31-36.
95 - 8		Cotter SA, et al：Risk factors associated with childhood strabismus. The multi-ethnic pediatric eye disease and Baltimore pediatric eye disease studies. Ophthalmology 2011；118：2251-2261.
95 - 9		Jacobson LK, et al：Periventricular leukomalacia：an important cause of visual and ocular motility dysfunction in children. Surv Ophthalmol 2000；45：1-13.
95 - 10		Matsuo T, et al：Heredity versus abnormalities in pregnancy and delivery as risk factors for different types of comitant strabismus. J Pediatr Ophthalmol Strabismus 2001；38：78-82.
95 - 11		Matsuo T, et al：Concordance of strabismic phenotypes in monozygotic versus multizygotic twins and other multiple births. Jpn J Ophthalmol 2002；46：59-64.
95 - 12		Taira Y, et al：Clinical features of comitant strabismus related to family history of strabismus or abnormalities in pregnancy and delivery. Jpn J Ophthalmol 2003；47：208-213.
95 - 13		Rice A, et al：Replication of the recessive STBMS1 locus but with dominant inheritance. Invest Ophthalmol Vis Sci 2009；50：3210-3217.
95 - 14		Shaaban S, et al：Chromosomes 4q28.3 and 7q31.2 as new susceptibility loci for comitant strabismus. Invest Ophthalmol Vis Sci 2009；50：654-661.
95 - 15		Kinnear PE, et al：Albinism. Surv Ophthalmol 1985；30：75-101.
		■ 眼位の検査
99 - 1		Prism Adaptation Study Research Group：Efficacy of prism adaptation in the surgical management of acquired esotropia. Arch Ophthalmol 1990；108：1248-1256.
99 - 2		Ohtsuki H, et al：Preoperative prism correction in patients with acquired esotropia. Graefe's Arch Clin Exp Ophthalmol 1993；231：71-75.
99 - 3		Ohtsuki H, et al：Comparison of surgical results of responders and non-responders to the prism adaptation test in intermittent exotropia. Acta Ophthalmol Scand 1997；75：528-531.
99 - 4		Ohtsuki H, et al：Prognostic factors for successful surgical outcome with preoperative prism adaptation test in patients with superior oblique palsy. Acta Ophthalmol Scand 1999；77：536-540.

項目起始頁	文献番号	文献
		■ 融像の検査
103 − 1		von Noorden GK：Binocular Vision and Ocular Motility：Theory and Management of Strabismus. 5th ed. St.Louis：CV Mosby；2002.
		■ 立体視の検査
109 − i		Julesz B：Foundations of Cyclopean Perception. Chicago：The University of Chicago Press；1971.
109 − ii		Stanworth A：Modified major amblyoscope. Br J Ophthalmol 1958；42：270-287.
109 − iii		Ogle KN：Theory of the space-eikonometer. J Opt Soc Am 1946；36：20-35.
109 − iv		Lang J：The two-pencil test for testing stereopsis. Klin Monbl Augenheilkd 1983；182：576-578.
109 − v		Nongpiur ME, et al：Horizontal Lang two-pencil test as a screening test for stereopsis and binocularity. Indian J Ophthalmol 2010；58：287-290.
109 − vi		増田麗子ら：遠視性不同視症例に於ける不等像視の測定．日本視能訓練士協会誌 2007；36：37-43.
109 − vii		阿部遥佳ら：Frisby Stereotest と Titmus StereoTest との比較．眼科臨床紀要 2009；2：143-148.
109 − viii		Herzau V, et al：Examination of stereoscopic vision with the phase-difference haloscope. Klin Monbl Augenheilkd 1975；167：413-420.
109 − ix		Miyake S, et al：Aniseikonia in patients with a unilateral artificial lens, measured with Aulhorn's phase difference haploscope. J Am Intraocul Implant Soc 1981；7：36-39.
109 − x		Pugesgaard T, et al：Predictive value of Lang two-pencil test, TNO sereotest, and Bagolini glasses. Orthoptic examination of an adult group. Acta Ophthalmol 1987；65：487-490.
109 − xi		Frisby JP：Random-dot stereograms for clinical assessment of stereopsis in children. Dev Med Child Neurol 1975；17：802-806.
109 − xii		勝海 修ら：小児における Pencil-in-hole 法による立体視機能の評価．第 67 回日本臨床眼科学会．2013；東京.
		■ 網膜対応の検査
122 − 1		von Noorden GK, et al：Examination of the patient－III sensory signs, symptoms, and binocular adaptations in strabismus. Binocular Vision and Ocular Motility：Theory and Management of Strabismus. 6th ed. St. Louis：Mosby；2002. p.211-245.
122 − 2		赤津史郎：網膜対応：その理論と実際．間歇性外斜視における二重対応と正常対応の比較．日本視能訓練士協会誌 1992；20：84-90.
122 − 3		Cooper J, et al：Suppression and retinal correspondence in intermittent exotropia. Br J Ophthalmol 1986；70：673-676.
122 − 4		Bagolini B：I. Sensorial anomalies in strabismus（suppression, anomalous correspondence, amblyopia）. Doc Ophthalmol 1976；41：1-22.
		■ 眼球運動の検査
130 − i		向野和雄ら：視野，眼位，眼球運動，両眼視の検査．Clinical Neuroscience 2004；22：1407-1411.
130 − ii		Leigh RJ, et al：The Neurology of Eye Movements. 4nd ed. New York：Oxford University Press；2006.

項目起始頁	文献番号	文献
		■ fMRIによる両眼視機能の評価について教えてください
139	1	Nishida Y, et al：Stereopsis-processing regions in the human parieto-occipital cortex. Neuroreport 2001；12：2259-2263.
139	2	Miki A, et al：Functional magnetic resonance imaging and its clinical utility in patients with visual disturbances. Surv Ophthalmol 2002；47：562-579.
		■ 眼球運動のシミュレーション
142	i	Miller JM：Orbit™ 1.8 Gaze Mechanics Simulation User's Manual. 1st edition. San Francisco：Eidactics；1999.
		■ 器具一覧
146	i	Wrigh KW（江本有子ら訳）：補遺 III 手術器具．斜視手術カラーアトラス．東京：シュプリンガー・ジャパン；2009．p.185-186.
146	ii	Ferris JD, et al（佐藤美保監訳）：第1章 手術の器具と糸．動画でわかる斜視の手術．東京：中山書店；2010．p.3-11.
		■ 後転術および前転術
161	1	Wrigh KW（江本有子ら訳）：第11章 直筋後転術，第14章 直筋 tightening 法．斜視手術カラーアトラス．東京：シュプリンガー・ジャパン；2009．p.85-96, p.155-120.
161	2	Ferris JD, et al（佐藤美保監訳）：第3章 強膜に固定する直筋後転術，第4章 固定する直筋短縮術．動画でわかる斜視の手術．東京：中山書店；2010．p.25-35.
		■ 斜筋手術
164	1	Wright KW（江本有子ら訳）：第17章 下斜筋弱化術，第18章 上斜筋腱 tightening 法，第19章 上斜筋腱弱化術．斜視手術カラーアトラス．東京：シュプリンガー・ジャパン；2009．p.131-142, p.143-153, p.155-162.
164	2	Ferris JD, et al（佐藤美保監訳）：第9章 下斜筋手術，第10章 上斜筋手術．動画でわかる斜視の手術．東京：中山書店；2010．p.71-77, p.79-92.
		■ 乳児内斜視手術
168	1	von Noorden GK：A reassessment of infantile esotropia. XLIV Edward Jackson memorial lecture. Am J Ophthalmol 1988；105：1-10.
168	2	丸尾敏夫：長期予後からみた小児の斜視手術．眼科臨床医報 1999；93：422-430.
168	3	Wright KW, et al：High-grade stereo acuity after early surgery for congenital esotropia. Arch Ophthalmol 1994；112：913-919.
168	4	Birch EE, et al：Why does early surgical alignment improve stereoacuity outcomes in infantile esotropia? J AAPOS 2000；4：10-14.
168	5	Ing MR, et al：Outcome study of stereopsis in relation to duration of misalignment in congenital esotropia. J AAPOS 2002；6：3-8.
168	6	Shirabe H, et al：Early surgery for infantile esotropia. Br J Ophthalmol 2000；84：536-538.
168	7	坂井栄一ら：眼科医のための先端医療．視覚中枢の発達からみた乳児内斜視のマネージメント．あたらしい眼科 2003；20：1405-1407.
168	8	Ing MR：Early surgical alignment for congenital esotropia. J Pediatr Ophthalmol Strabismus 1983；20：11-18.
168	9	Zak TA, et al：Early surgery for infantile esotropia：results and influence of age upon results. Can J Ophthalmol 1982；17：213-218.

項目起始頁	文献番号	文献
168 - 10		Choi RY, et al：The accuracy of experienced strabismologists using the Hirschberg and Krimsky tests. Ophthalmology 1998；105：1301-1306.
168 - 11		Birch E, et al：Risk factors for the development of accommodative esotropia following treatment for infantile esotropia. J AAPOS 2002；6：174-181.
168 - 12		二宮悦子ら：乳児内斜視における術後屈折異常の眼位への影響．臨床眼科 2006；60：1189-1192.

■ 調節性内斜視の治療成績

175 - 1		Baker JD, et al：Early-onset accommodative esotropia. Am J Ophthalmol 1980；90：11-18.
175 - 2		中川 喬：調節性内斜視の治療と管理．眼科 Mook No.31 視能矯正．東京：金原出版；1987. p.187-192.
175 - 3		矢ヶ﨑悌司：内斜視の長期予後．眼科臨床医報 1999；93：734-741.
175 - 4		Mulvihill A, et al：Outcome in refractive accommodative esotropia. Br J Ophthalmol 2000；84：746-749.
175 - 5		村木早苗：調節性内斜視の治療—滋賀医大の症例から．眼科臨床紀要 2010；3：33-39.
175 - 6		Wilson ME, et al：Binocularity in accommodative esotropia. J Pediatr Ophthalmol Strabismus 1993；30：233-236.
175 - 7		Inatomi A：Retinal correspondence in typical accommodative esotropia. Graefe's Arch Clin Exp Ophthalmol 1988；226：165-167.
175 - 8		久保田伸枝：調節性内斜視の治療および長期予後．眼科 1990；32：781-785.
175 - 9		早川友恵ら：部分調節性内斜視の長期管理方法について．弱視斜視学会雑誌 1992；19：288-292.

■ 後天内斜視の治療

178 - 1		von Noorden GK：Binocular vision and ocular motility. In：von Noorden GK editor. Esodeviations. 4th ed. St. Louis：CV Mosby；1990. p.305-315.
178 - 2		矢ヶ﨑悌司：後天内斜視の管理．日本の眼科 2007；78：1725-1730.
178 - 3		Helveston EM：Cyclic strabismus. Am Orthopt J 1973；23：48-51.
178 - 4		Lepore FE：Divergence paresis. J Neuro-Ophthalmol 1999；19：242-245.
178 - 5		荒井元美：眼球の輻輳麻痺と開散麻痺．神経内科 2009；70：8-12.
178 - 6		Scheiman M, et al：Divergence Insufficiency. Am J Optom & Physiol Optics 1986；63：425-431.

■ 間欠性外斜視の手術

185 - 1		von Noorden GK：Principles of surgical treatment. In：Binocular vision and ocular motility. 4th ed. St. Louis：CV Mosby；1990. p.479.
185 - 2		Duke-Elder S, et al：Treatment. In：System of Ophthalmology Vol VII. Ocular Motility and Strabismus. St. Louis：CV Mosby；1990. p.323-325.
185 - 3		Durnian JM, et al：The psychosocial effects of adult strabismus：a review. Br J Ophthalmol 2011；95：450-453.
185 - 4		初川嘉一ら：小児の間欠性外斜視に対する後転短縮術の治療成績：多施設研究．日本眼科学会雑誌 2011；115：440-446.
185 - 5		Adler FH：Pathologic physiology of strabismus. Arch Ophthalmol 1953；48：19-29.
185 - 6		初川嘉一：本音で語ろう間欠性外斜視．日本視能訓練士協会誌 2010；39：29-33.

項目起始頁	文献番号	文献
185 - 7		初川嘉一：間欠性外斜視に対するFaden手術の治療成績．眼科臨床紀要 2008；1：51-55.
185 - 8		Parks MM：Concomitant exodeviations. In：Duane TD, editor. Clinical Ophthalmology. Philadelphia：Lippincott；1988.
185 - 9		Yang HK, et al：Bilateral vs unilateral medial rectus resection for recurrent exotropia after bilateral lateral rectus recession. Am J Ophthalmol 2009；148：459-465.
185 - 10		Romano P, et al：World-wide surveys of current management of intermittent exotropia by MD strabologists. Binocular Vision & Eye Muscle Surgery Qtrly 1993；8：167-176.
185 - 11		小田早苗ら：外斜視の再手術効果の検討．眼科臨床医報 2005；99：316-319.
185 - 12		Yazdian Z, et al：Re-recession of the lateral rectus muscles in patients with recurrent exotropia. J AAPOS 2006；10：164-167.
185 - 13		Kim HS, et al：Consecutive esotropia in intermittent exotropia patients with immediate postoperative overcorrection more than 17 prism diopters. Korean J Ophthalmol 2007；21：155-158.
185 - 14		梶田雅義：両眼視を考慮した光学的治療のコツb．コンタクトレンズ．大月　洋編．すぐに役立つ眼科診療の知識　両眼視．東京：金原出版；2007．p.156-159.

■ 間欠性外斜視と立体視の関連について教えてください

193 - i		Fu VL, et al：Assessment of a new Distance Randot stereoacuity test. J AAPOS 2006；10：419-423.
193 - ii		枩田亨二ら：外斜視手術の効果について手術年齢と術後のもどりに関する統計学的検討．日本眼科紀要 1984；35：690-696.
193 - iii		Adams WE, et al：Improvement in distance stereoacuity following surgery for intermittent exotropia. J AAPOS 2008；12：141-144.
193 - iv		笠原史絵ら：間欠性外斜視術後の遠見立体視の長期予後．眼科臨床医報 2005；99：246-249.

■ 斜位近視はなぜ成人で起きるのでしょうか？

197 - 1		Wilhelm H, et al：Die Altersabhangigkeit der Pupillennahreaktion. Klin Monatsbl Augenheilkd 1993；203：110-116.
197 - 2		Shimojyo H, et al：Age-related changes of phoria myopia in patients with intermittent exotropia. Jpn J Ophthalmol 2009；53：12-17.
197 - 3		Schor CM：The influence of interactions between accommodation and convergence on the lag of accommodation. Ophthalmic Physiol Opt 1999；19：134-150.
197 - 4		Nonaka F, et al：Convergence accommodation to convergence (CA/C) ratio in patients with intermittent exotropia and decompensated exophoria. Jpn J Ophthalmol 2004；48：300-305.

■ 成人の恒常性外斜視の手術

200 - 1		丸尾敏夫ら：診療所での日帰り斜視手術．眼科臨床紀要 2011；4：151-156.
200 - 2		Bradbury JA, et al：Secondary exotropia. J Pediatr Ophthalmol Strabismus 1993；30：163-166.
200 - 3		丸尾敏夫ら：晩期続発外斜視とその手術．眼科臨床紀要 2011；4：335-339.
200 - 4		丸尾敏夫ら：感覚性斜視とその手術．眼科臨床紀要 2011；4：226-230.
200 - 5		丸尾敏夫：眼科プラクティス29 これでいいのだ斜視診療．東京：文光堂；2009.
200 - 6		丸尾敏夫ら：斜視手術患者の複視と両眼視機能．眼科臨床紀要 2011；4：1043-1047.
200 - 7		丸尾敏夫ら：成人斜視手術2,000例の種類と両眼視機能．眼科臨床紀要 2014；7：337-342.
200 - 8		丸尾敏夫：斜視　患者の気持ち・医者の気持ち．日本視能訓練士協会誌 2011；39：9-19.

項目起始頁	文献番号	文献
		■ A-V 型斜視の手術と適応
203	1	Jampolsky A：Bilateral anomalies of the oblique muscles. Trans Am Acad 1957；61：689-698.
203	2	von Noorden GK：Binocular Vision and Ocular Motility-Theory and Management of Strabismus. 6th. St. Louis：Mosby；2002.
203	3	田中靖彦：A-V 現象に対する手術の長期予後について．眼科臨床医報 1976；70：1216-1227.
203	4	杉田潤太郎ら：V 型外斜視における両側下斜筋 Myectomy の効果．眼科臨床医報 1978；72：1369-1374.
203	5	坂上達志ら：下斜筋過動を伴う V 型外斜視の手術の量定について．臨床眼科 1982；36：945-950.
		■ 上斜筋麻痺の手術と適応
210	1	Keskinbora KH：Anterior transposition of the inferior oblique muscle in the treatment of unilateral superior oblique palsy. J Pediatr Ophthalmol Strabismus 2010；47：301-307.
210	2	Gräf M, et al：Superior oblique tucking with versus without additional inferior oblique recession for acquired trochlear nerve palsy. Graefe's Arch Clin Exp Ophthalmol 2010；248：223-229.
210	3	Hatz KB, et al：When is isolated inferior oblique muscle surgery an appropriate treatment for superior oblique palsy? Eur J Ophthalmol 2006：16：10-16.
		■ 交代性上斜位の手術
217	1	林　孝雄：交代性上斜位．丸尾敏夫ら編．視能学 第 2 版．東京：文光堂；2011. p.362-364.
217	2	大庭正裕：交代性上斜位（DVD）．丸尾敏夫ら編．眼科プラクティス 29 これでいいのだ斜視診療．東京：文光堂；2009. p.136-142.
217	3	久保田伸枝：交代性上斜位手術方法と量定．眼科 1981；23：665-669.
217	4	岩重博康：交代性上斜位の治療．眼科臨床医報 1993；87：1111-1118.
217	5	佐藤美保ら：下斜筋前方移動術の長期経過．眼科臨床医報 1997；91：191-195.
217	6	矢ヶ﨑悌司ら：下斜筋前方移動術の適応と手術効果に関する検討．眼科臨床医報 2000；94：666-670.
217	7	Fard MA：Anterior and nasal transposition of the inferior oblique muscle for dissociated vertical deviation associated with inferior oblique muscle overaction. J AAPOS 2010；14：35-38.
217	8	Velez FG, et al：Surgical management of dissociated vertical deviation associated with A-pattern strabismus. J AAPOS 2009；13：31-35.
		■ Dissociated strabismus complex
220	1	von Noorden GK, et al：Cyclovertical deviations. In：Binocular Vision and Ocular Motility：Theory and Management of Strabismus. 6th ed. St. Louis：Mosby；2002. p.211-245.
220	2	Guyton DL：Dissociated vertical deviation：etiology, mechanism, and associated phenomena. J AAPOS 2000；4：131-144.
220	3	Wilson ME, et al：Dissociated horizontal deviation. J Pediatr Ophthalmol Strabismus 1991；28：90-95.
220	4	矢ヶ﨑悌司ら：斜視の常識と非常識 斜視手術．あたらしい眼科．1995；12：403-413.
220	5	Wilson ME, et al：Outcomes from surgical treatment for dissociated horizontal deviation. J AAPOS 2000；4：94-101.

項目起始頁	文献番号	文献
220 - 6		Romero-Apis D, et al：Dissociated horizontal deviation：clinical findings and surgical results in 20 patients. Binocular Vision 1992；7：135-138.
		■ 麻痺性斜視のプリズム治療
224 - 1		牧野伸二：プリズム治療．眼科 2000；52：863-869.
224 - 2		鈴木利根ら：種々の部分遮蔽を併用した眼筋麻痺の光学的治療．神経眼科 2012；29：270-275.
224 - 3		三宅三平：両眼視を考慮した光学的治療のコツ c．プリズム治療．大月 洋編．すぐに役立つ眼科診療の知識 両眼視．東京：金原出版；2007. p.160-164.
224 - 4		木村理恵子：複視に対するプリズム治療と多様な部分遮閉法との組み合わせ．臨床眼科 2012；66：1677-1681.
224 - 5		鈴木利根ら：眼球運動障害者のロービジョンケア．あたらしい眼科 2013；30：465-470.
		■ 動眼神経麻痺の斜視手術
228 - 1		Ferris JD, et al：Surgical techniques in ophthalmology series：Strabismus Surgery. Philadelphia：Elsevier；2007.
228 - 2		木村亜紀子：複視の手術治療．あたらしい眼科 2010；27：889-896.
228 - 3		木村亜紀子：回旋斜視に対する手術戦略．眼科臨床医報 2004；98：218-222.
228 - 4		周　允元ら：動眼神経麻痺による麻痺性斜視手術の検討．眼科臨床医報 2005；99：19-21.
228 - 5		石倉涼子ら：動眼神経麻痺による上斜視に用いた水平筋全幅移動術．眼科臨床紀要 2011；4：165-168.
228 - 6		増谷洋子ら：上下直筋全幅移動術が奏効した動眼神経不全麻痺の 1 例．臨床眼科 2012；66：987-990.
		■ 滑車神経麻痺の斜視手術
235 - 1		中馬秀樹：脳神経の走行（III〜VII）．大鹿哲郎ら編．眼科プラクティス 6 眼科臨床に必要な解剖生理．東京：文光堂；2005. p.280-292.
235 - 2		江本博文ら：脳神経疾患と斜視．丸尾敏夫ら編．眼科プラクティス 29 これでいいのだ斜視診療．東京：文光堂；2009. p.170-175.
235 - 3		坂上達志：核および核下性眼球運動障害（麻痺性斜視）．大鹿哲郎編．眼科学 第 2 版．東京：文光堂；2011. p.838-846.
235 - 4		丸尾敏夫ら：麻痺性斜視の手術．斜視と眼球運動異常．東京：文光堂；2002. p.307-336.
235 - 5		岡本真奈ら：代償不全上斜筋麻痺と後天滑車神経麻痺の手術術式の比較．眼科臨床紀要 2012；5：55-58.
235 - 6		林　孝雄：麻痺性斜視の一般的手術法．眼科臨床紀要 2012；5：33-37.
		■ 癒着性斜視に対する羊膜移植術について教えてください
247 - 1		Wright KW：The fat adherence syndrome and strabismus after retina surgery. Ophthalmology 1995；93：411-415.
247 - 2		川島素子ら：癒着性斜視に対する羊膜移植．眼科手術 2004；17：511-517.
247 - 3		Tseng SC, et al：Amniotic membrane transplantation with or without limbal allografts for corneal surface reconstruction in patients with limbal stem cell deficiency. Arch Ophthalmol 1998；116：431-441.

項目起始頁	文献番号	文献
247 - 4		Shimazaki J, et al：Transplantation of amniotic membrane and limbal autograft for patients with recurrent pterygium associated with symblepharon. Br J Ophthalmol 1998；82：235-240.
247 - 5		Yamada M, et al：Fat adherence syndrome after retinal surgery treated with amniotic membrane transplantation. Am J Ophthalmol 2001；132：280-282.
247 - 6		Strube YNJ, et al：Amniotic membrane transplantation for restrictive strabismus. Ophthalmology 2011；118：1175-1179.
		■ 副鼻腔内視鏡術後の斜視について教えてください
250 - 1		Huang CM, et al：Medial rectus muscle injuries associated with functional endoscopic sinus surgery：characterization and management. Ophthal Plast Reconstr Surg 2003；19：25-37.
		■ Duane 症候群
253 - 1		Duane A：Congenital deficiency of abduction, associated with impairment of adduction, retraction movements, contraction of the palpebral fissure and oblique movements of the eye. Arch Ophthalmol 1905；34：133-159.
253 - 2		Huber A：Electrophysiology of the retraction syndromes. Br J Ophthalmol 1974；58：293-300.
253 - 3		Hotchkiss MG, et al：Bilateral Duane's retraction syndrome. A clinical-pathologic case report. Arch Ophthalmol 1980；98：870-874.
253 - 4		Miller NR, et al：Unilateral Duane's retraction syndrome（Type 1）. Arch Ophthalmol 1982；100：1468-1472.
253 - 5		Demer JL, et al：Magnetic resonance imaging evidence for widespread orbital dysinnervation in dominant Duane's retraction. Invest Ophthalmol Vis Sci 2007；48：194-202.
253 - 6		Traboulsi EI：Congenital abnormalities of cranial nerve development：Overview, molecular mechanisms, and further evidence of heterogeneity and complexity of syndromes with congenital limitation of eye movements. Trans Am Ophthalmol Soc 2004；102：373-389.
253 - 7		Miyake N, et al：Human $CHN1$ mutations hyperactivate α2-chimaerin and cause Duane's retraction syndrome. Science 2008；321：839-843.
253 - 8		Miller NR：Strabismus syndromes：The congenital cranial dysinnervation Disorders（CCDDs）. In：Taylor D, et al editors. Pediatric Ophthalmology and Strabismus, 3rd Edition. Edinburgh：Elsevier Saunders；2005. p.933-941.
253 - 9		丸尾敏夫ら：背理性神経支配．斜視と眼球運動異常．東京：文光堂；2002. p.95-101.
253 - 10		Jampolsky A：Duane syndrome. In：Rosenbaum AL, et al, editors. Clinical Strabismus Management, principles and surgical techniques. Philadelphia：Saunders；1999. p.325-346.
		■ Brown 症候群
263 - i		林　孝雄：斜視特殊型．眼科プラクティス 29 これでいいのだ斜視診療．東京：文光堂；2009. p.122-135.
263 - ii		牧野伸二：特殊な斜視．専門医のための眼科診療クオリファイ 9 子どもの眼と疾患．東京：中山書店；2012. p.88-94.
263 - iii		Wilson ME, et al：Brown's syndrome. Surv Ophthalmol 1989；34：153-172.
263 - iv		Helveston EM：Brown syndrome：Anatomic considerations and pathophysiology. Am Orthopt J 1993；43：31-35.
263 - v		矢ヶ﨑悌司：Brown 症候群．あたらしい眼科 2001；18：1129-1135.

項目起始頁	文献番号	文献
		■ General fibrosis syndrome
266	1	Heuck G：Uber angeborenen vererbten Beweglichkeits —Defect der Augen. Klin Monatsbl Augenheilked 1879；17：253-306.
266	2	Brown HW：Congenital structural anomalies. In：Allen JH, editor. Strabismus Ophthalmic Symposium 1. St Louis：CV Mosby；1950.
266	3	菅原美雪ら：General Fibrosis Syndrome の7例．日本眼科学会雑誌 1982；86：15-26.
266	4	馬嶋昭生：眼疾患の遺伝．臨床遺伝学叢書8．眼疾患の遺伝．東京：医学書院；1977.
266	5	武田哲治ら：General fibrosis syndrome の1例．日本眼科紀要 1977；28：1475-1480.
266	6	久保田真吾ら：上眼瞼にも線維化を認めた general fibrosis syndrome の症例．眼科臨床医報 1991；85：94-98.
266	7	中島　徹ら：Verga 腔，透明中隔腔嚢胞および巨大大槽と general fibrosis syndrome．日本眼科学会雑誌 1990；94：537-543.
266	8	佐藤泰広ら：General fibrosis syndrome の1家系．臨床眼科 1993；47：1100-1101.
266	9	Ahmad Yazdani MD, et al：Classification and surgical management of patients with familial and sporadic forms of congenital fibrosis of the extraocular muscles. Ophehalmology 2004；3：1035-1042.
		■ 重症筋無力症
272	1	三村　治：重症筋無力症の診断．三村　治編：新臨床神経眼科学．東京：メディカル葵出版；2001. p.149-151.
272	2	日本神経治療学会治療指針作成委員会：標準的神経治療　高齢発症重症筋無力症．神経治療 2010；27：239-254.
272	3	Zhou L, et al：Clinical comparison of muscle-specific tyrosine kinase（MuSK）antibody-positive and -negative myasthenic patients. Muscle Nerve 2004；30：50-60.
272	4	Yoshikawa H, et al：Randomised, double-blind, placebo-controlled study of tacrolimus in myasthenia gravis. J Neurol Neurosurg Psychiatry 2011；82：970-977.
		■ 慢性進行性外眼筋麻痺
275	1	三村　治：外眼筋ミオパチー．眼科 2012；54：399-406.
275	2	大平明彦ら：慢性進行性外眼筋麻痺と筋緊張性ジストロフィ各1例の外眼筋の臨床病理．日本眼科学会雑誌 2012；116：657-663.
275	3	Kleinle S, et al：Detection and characterization of mitochondrial DNA rearrangements in Pearson and Kearns-Sayre syndromes by long PCR. Hum Genet 1997；100：643-650.
		■ 固定内斜視
278	i	太田道孝ら：固定内斜視の画像学的研究．日本眼科学会雑誌 1995；99：980-985.
278	ii	Herzau V, et al：Zur Pathogenese der Eso- und Hypotropie bei hoher Myopie. Klin Monatsbl Augenheilkd 1996；208：33-36.
278	iii	Krzizok TH, et al：Elucidation of restrictive motility in high myopia by magnetic resonance imaging. Arch Ophthalmol 1997；115：1019-1027.
278	iv	Yamaguchi M, et al：Surgical procedure for correcting globe dislocation in highly myopic strabismus. Am J Ophthalmol 2010；149：341-346.

項目起始頁	文献番号	文献
		■ 眼振の分類
286	i	Liu GT, et al：Neuro-Ophthalmology：Diagnosis and Management. 2nd Edition. Philadelphia：Saunders；2010. p.587-610.
286	ii	Strupp M, et al：Pharmacotherapy of vestibular and ocular motor disorders, including nystagmus. J Neurol 2011；258：1207-1222.
		■ 眼振の治療
294	1	Kumar A, et al：Improvement in visual acuity following surgery for correction of head posture in infantile nystagmus syndrome. J Pediatr Ophthalmol Strabismus 2011；48：341-346.
294	2	Gradstein L, et al：Congenital periodic alternating nystagmus. Diagnosis and management. Ophthalmology 1997；104：918-928.
294	3	Boyle NJ, et al：Benefits of retroequatorial four horizontal muscle recession surgery in congenital idiopathic nystagmus in adults. J AAPOS 2006；10：404-408.

索引

あ行

アイステスト	273
アイマークレコーダ	290
赤フィルタ	107
赤フィルタ検査	124, 125
赤緑フィルタ	193
顎上げ	184, 233, 266, 268
顎上げ頭位	208
顎下げ	207, 238
アセチルコリン	272
アダプテーションテスト	100
アトロピン	3, 64, 78, 100, 171
アトロピン硫酸塩	40, 63
安静位の固視ずれ	88
医原性眼窩骨折	245
石原式近点計	34
異常眼球運動	210
異常対応	200, 264
異常対応角	122
異常頭位	210
異常輻湊運動	269
異常網膜対応（→網膜異常対応）	122
位相差ハプロスコープ	111, 113, 124
板つきレンズ	63
遺伝子座	98
稲富法	231, 232
陰性残像検査	126
内よせ	18, 105
ウブレチド®	40, 78
上目遣い	207
運動性融像	103–105
エドロホニウム塩化物	133, 273
エピネフリン入り麻酔薬	154
エラスチン	26, 27
エルプ®糸	147, 161, 164
円蓋部切開	159
円蓋部切開法	155, 156, 157
遠視性不同視	54
延髄外側症候群	286
遠見立体視	193, 194
黄斑偏位	93
近江・ベレンス氏眼筋クランプ	149, 162, 165
横紋筋	268
おおい試験	102
大型弱視鏡	34, 38, 104, 107, 111, 112, 121, 124, 201, 203, 211, 212, 235
太田母斑	257
オートレフラクトメータ	62
大まかな立体視	182
オキシブプロカイン塩酸塩	153
悪心・嘔吐	154

か行

外回旋偏位	220
外眼角距離	94
外眼筋	8, 15, 136
外眼筋麻痺	275
開瞼器	147
開散	18, 29
開散位	86
開散側	105
開散不全型内斜視	180
開散不全麻痺	33
開散麻痺	33
開散麻痺型内斜視	33
外斜位	87, 186, 190, 269
外斜視	38, 42, 90, 185, 257, 258, 264, 266
外斜偏位	32
回旋作用	17
回旋斜位	86
回旋斜視	233
回旋性眼振	286
回旋点	36
回旋複視	43, 210
回旋偏位	211
外側膝状体	59, 109
階段状波形	134
外直筋	7, 8, 25, 164, 206, 281
外直筋拘縮	251
外直筋後転（術）	159, 174, 187, 188, 202, 205, 207, 222, 252
外直筋切除短縮術	282
外転	16
外転障害	253
外転神経	7
外転神経麻痺	33, 226, 230, 233, 262
回避的頭位	207
外方回旋斜位	87
開放型骨折	242
外方偏位	220
海綿静脈洞	236, 255
解離眼振	286, 287
下眼窩裂	7
下眼静脈	7
核下性	130
隔日性内斜視	296
核性	130
角膜曲率半径	170
角膜混濁	55
角膜反射	65, 265
角膜反射像	170, 172
角膜反射法	92, 93
重なり	109
下斜位	87
下斜筋	9, 11, 159, 164, 281
下斜筋過動（症）	91, 98, 164, 205, 210, 217, 262, 296
下斜筋減弱術	203
下斜筋後転（術）	166, 203, 213, 237, 264
下斜筋手術	247
下斜筋切筋（術）	203, 205, 237
下斜筋切腱（術）	203, 205
下斜筋切除術	213
下斜筋切断	166
下斜筋前方移動（術）	212, 218, 237, 296
渦静脈	9, 10
カストロヴィエホ氏キャリパー	149
カストロヴィエホ氏持針器	149
下直筋	7–9, 11, 17, 25, 164
下直筋 Faden 法	213
下直筋後転（術）	212, 237, 282
下直筋鼻側移動	237
滑車	7
滑車神経	7
滑車神経核	96
滑車神経麻痺	91, 132, 208, 210, 226, 235, 238, 257
滑動性眼球運動	10, 134
滑動性追従運動	238
下転	16, 258
過動	130, 134
ガバペンチン	294
眼位ずれ	92, 93
眼位定性検査	99
眼位の戻り	185
眼位変化	171
感音難聴	257
眼窩間隔離症	257
感覚性外斜視	200
感覚性内斜視	180
感覚性融像	103, 104, 105
眼窩骨折後	242
眼窩整復術	243

眼窩底骨折	243	強度近視性斜視	278, 279, 282, 283	甲状腺眼症	6, 136, 184, 208, 224, 234, 239, 262
眼窩吹き抜け骨折	136	強度近視性内斜視	136	交代遮閉試験	92, 99, 130
眼窩壁骨折	250, 262	強膜穿孔	158	交代遮閉法	120
眼球運動	130, 142	局所麻酔	151, 174	交代性斜視	89
眼球運動速度	290	筋円錐	278	交代性上斜位	98, 168, 213, 217, 238, 262, 293, 296
眼球形状	70	近見反応	197		
眼球後退	253	近見立体視	193, 194	交代点滅法	38
眼球固定鑷子	149, 150, 161	筋絞扼型骨折	242	交代プリズム遮閉試験	46, 100, 102, 128, 212, 220
眼球上下偏位	253	筋ジストロフィ	257		
眼球常在電位	289	近視性内斜視	179	抗てんかん薬	294
眼球振盪（症）	268, 292	筋生検	275	後転術	161, 162
眼球電図	33, 134	近接性輻湊	30, 31, 38	後天性眼振	287
眼球の形状評価法	71	筋喪失	162, 240	後転短縮術	186
眼筋型筋無力症	274	緊張性輻湊	29, 30	後天内斜視	90, 178
眼筋トーヌス	152	筋腹萎縮	96	後部強膜縫着術	213, 296
間欠性外斜視	2, 44, 90, 97, 100, 101, 123, 181, 185, 186, 192, 193, 197, 218, 220, 265	筋腹縫着術	282	コエンザイム Q10	277
		筋紛失	158	呼吸抑制	154
		筋無力症	272	国際斜視学会	187
間欠性内斜視	3	空間周波数	65	湖崎氏マイクロサージャリー用持針器	149
眼瞼下垂（症）	55, 238, 250, 257, 266, 268, 272, 275, 277	空間周波数特性	73		
		屈折異常弱視	54, 56	固視	47, 54, 168, 286
還元型ヘモグロビン	139	屈折検査	62	固視検査	92
眼瞼挙筋腱膜	12	屈折性調節性内斜視	31, 38	固視交代	209
鉗子	150	屈折度数	197	固視除去眼位	86
眼軸長	279	組み込みレンズ	224	固視ずれ	87
冠状断 CT 画	243	グリーン氏斜視鈎	148	骨条件	138
眼振	286	クループ症候群	269	骨折	242
眼振休止期	295	クレンメ	149, 161	固定斜視	90
眼心臓反射	151	経結膜切開法	205	固定内斜視	136, 180, 278, 280
眼振波形	287	ゲイズプロット	290	コラーゲン	25, 26
眼精疲労	3, 5, 185, 197, 210, 215	経線弱視	54	コラーゲン線維	270
間接はりあい筋	19	形態覚遮断弱視	52, 54, 56, 58	コリンエステラーゼ	40, 133, 277
完全調節性内斜視	89	形態覚遮断弱視モデル	59	コンタクトレンズ	191
完全麻痺	228	けいれん	277	コントラスト感度	73
眼動脈	7	結膜下麻酔	153	混乱視	41
顔面神経麻痺	257	結膜切開法	155		
眼優位（性）カラム	58, 60	牽引試験	133, 228, 240, 264, 283	**さ** 行	
眼優位性コラム	50	検影器	63		
眼優位（性）ヒストグラム	59	検影法	62, 63	サーチコイル法	291
緩徐相	287, 289	嫌悪反応	65	最大斜視角	102
偽 MLF 症候群	273	減張切開	155, 157	再発性翼状片	247
偽外斜視	93	原発外斜視	200	サイプレジン®	63, 64, 172
機械的斜視	246	原発性外斜視	90	サリドマイド胎芽病	256, 257
偽滑車神経麻痺	273	瞼裂狭小	253	酸化ヘモグロビン	139
気管挿管	152	瞼裂内切開法	155, 156, 158	三杆法	111, 114, 121
器質弱視	54	瞼裂不同	92	三叉迷走反射弓	154
偽斜視	92	抗 AChR 抗体	274	残像検査	107, 124, 126
キシロカイン®	153	抗 MuSK 抗体	274	三白眼	93
基礎型内斜視	178	口蓋裂	257	残余外斜視	188, 203
拮抗筋	231	光学系 MTF	74	視運動眼振	237
偽内斜視	93, 94	抗けいれん薬	287	視運動性眼振	47, 65–67, 69
機能の MRI	60	高血圧	234	視覚感受性期	54
機能の磁気共鳴画像法	139	抗コリンエステラーゼ薬	40, 133	視覚系 MTF	74
偽薬	77	虹彩異色症	257		
キャリパー	149, 161, 165	虹彩欠損	257	自覚の斜視角	105
球後麻酔	153	虹彩毛様体炎	10	視覚誘発電位	47, 65–67, 69, 76
急性内斜視	179, 181	交差固視	168	視空間	122
急速相	287, 289	交差性複視	42, 43, 108, 125, 230, 264	シクロペントラート	172
鏡筒	124	光軸	94	シクロペントラート塩酸塩	63
共同筋	131	高脂血症	234	視交叉	109, 286, 288
共同性斜視	89, 95	恒常性外斜視	186, 200	視交叉部グリオーマ	286

視差感受性ニューロン	50	上下直筋全幅移動術	231, 232	スプリング剪刀	155, 173
視軸	94	上下複視	210, 215	スプリングハンドル剪刀	147
持針器	149	小細胞系	74	スリット光	5
視神経	7	上斜位	87	正位	86
視神経炎	76	上斜筋	7, 9, 11, 236	正弦波格子縞	73
視神経管	7	上斜筋過動	217	静止位	286
ジスチグミン臭化物	40	上斜筋強化手術	166	正常網膜対応（→網膜正常対応）	122
耳石眼反射	132	上斜筋腱延長術	166	正常両眼視遅発性内斜視	90
実験弱視	58	上斜筋減弱術	166	成人	200
字づまり視標	49, 80	上斜筋腱鞘症候群	263, 292	成人の斜視	2
字づまり視力	67	上斜筋腱切断術	264	生理的眼位	86
シネモードMRI	250, 252	上斜筋腱縫い上げ術	166	生理的複視	32
シノプトフォア	124	上斜筋後部腱切断術	166	赤外線角膜輪部反射法	290
字ひとつ視標	49, 80	上斜筋切除術	264	赤色ぼろ線維	275
字ひとつ視力	66	上斜筋前部前転（術）	212, 213, 237	赤緑フィルタ	193
視放線	109	上斜筋タッキング	237	鑷子	147
脂肪脱	166	上斜筋短縮	237	絶対的眼位	86
脂肪癒着症候群	240, 247, 250	上斜筋麻痺	210, 216, 226, 262, 292	切短後転術	204
縞視力カード	47, 68	焼灼器	205	線維結合織	268
縞視力測定	65	上直筋	7–9, 17, 281	前眼部虚血	10, 219, 231, 232
シャーバス氏斜視鈎	148	上直筋 Faden 法	213	線形の遠近効果	109
斜位	86	上直筋後転	218, 237, 296	全身麻酔	151, 174
斜位近視	32, 197	上直筋後転術	213, 282	前髄帆	235
斜筋手術	164	上直筋耳側移動	237	選択視法	47, 65, 67, 69
斜筋説	203	上直筋切除短縮術	282	前庭眼反射	238
弱視	60, 77, 176	上転	16, 258	前庭神経核	286
弱視治療の開始時期と治癒率	84	上転斜視角	218	先天家族性顔面筋低下症	253
斜頸	210	焦点深度	198	先天眼瞼下垂	253
斜視角	101, 170, 174, 180, 193, 195, 196, 203, 209, 218	衝動性眼球運動	10, 134, 238	前転術	161, 163
		衝動性眼振	287	先天上斜筋麻痺	215
斜視角測定検査法	128	上頭頂小葉	140	先天（性）外眼筋線維症	95, 96, 253, 262, 271
斜視鈎	148, 161, 165, 174, 205	小児	62		
斜視弱視	54, 56	小児視力発達曲線	48	先天性外斜視	95
斜視弱視モデル	59	小児麻痺	97	先天（性）眼振	286, 293
斜視手術	242	小脳歯状核-赤核-下オリーブ核	288	先天性斜視症候群	183
遮閉試験	92, 99	小脳腫瘍	288	先天性上斜筋麻痺	91, 95, 96
遮閉-遮閉除去試験	99	小嚢胞状角膜浮腫	10	先天性頭蓋神経支配異常	96
遮閉-非遮閉試験	92, 130	静脈麻酔	153	先天内斜視	89, 168
遮閉膜	226	徐脈	154	先天白内障	55, 257
斜偏位	224	白子症	98	先天汎下垂体機能低下	257
就学前健康診査	82	シリコーン	264	剪刀	148
周期性交代性眼振	295	心奇形	256	前頭眼野	140, 141
周期性内斜視	179	深径覚	114	前頭神経	7
周期性方向交代性眼振	288	神経支配異常説	203	潜伏眼振	218, 293
周期内斜視	296	進行性側彎症	253	前毛様体血管保存減弱術	261
重症筋無力症	272	深視力計	114	前毛様体動脈	8, 10
手術量	187, 295	心伝導障害	277	総腱輪	7, 12
術後外斜視	173, 200	心拍モニタリング	151	相乗的開散	258
術後冠状断CT画像	243	ジンバル様	27	双生児研究	97
術後内斜視	180, 189	水晶体亜脱臼	42	相対調節	35
腫瘍	32	水晶体偏位	42	相対調節遠点	36
順応試験	100	垂直眼振	208	相対調節近点	36
瞬目反射	47	垂直複視	43	相対的な大きさ	109
上外直筋縫着術	281	水平筋説	203	相対輻湊	35
松果体腫瘍	288	水平筋の付着部異常説	203	ソープ鑷子	147
小眼球	257	水平四直筋大量後転術	295	続発外斜視	200
上眼瞼挙筋	7, 270	水平性の複視	230	続発性斜視	90
上眼瞼挙筋短縮術	277	水平注視麻痺	253	速筋線維	10
上眼静脈	7	水平複視	42	外よせ	18, 105
上下筋過動	262	ステロイド	239, 247, 274		
上下直筋説	203	ストレート・フラッシュ法	294		

た行

第1眼位	228, 229, 251, 257, 263
第1偏位	227, 233
第2偏位	227, 233
第一次視覚中枢	50
第一次硝子体過形成遺残	257
対応欠如	200, 264
対光-近見反応解離	32
対光反射	47
大細胞系	74
対座法	130
大斜視角	32
代償性頭位異常	184
代償的両眼視異常	44
代償不全型上斜筋麻痺	96
代償不全性	210
大脳皮質異常説	58
多局所 ERG	61
タクロリムス	274
多施設共同研究	77
多瞳孔	42
多発性硬化症	288
多卵性多胎児	97
単眼視による動的パララックス	109
単眼刺激反応特性	51
単眼性の手掛かり	109
単眼複視	42
単眼プリズム遮閉試験	46, 128
遅筋線維	10
運動	130
チトクローム	277
注視眼振	286, 287
注視パターン	290
注視反射	47
注視野	269
中心窩	41, 42
中心性漿液性脈絡網膜症	76
中脳橋移行部	235
中脳水道	235
中脳背側症候群	32
調節	35, 36, 38
調節性内斜視	3, 31, 38, 51, 89, 97, 175, 181
調節性輻湊	30, 31, 38, 89, 100, 130
調節性輻湊対調節	30
調節麻痺薬	63
調節麻痺薬（点眼）	64
超早期手術	169
調和性異常対応	55
調和性異常網膜対応	122, 125
調和性複視	200
直筋全幅移動術	229
直接はりあい筋	19
直流眼球電図法	289
追視	47
ツインチャート NC-10®	194
吊り上げ術	271
低コントラスト視力	74
低調節性輻湊過多	89
デマル鈎	148
手持ち式オートレフラクトメータ	62
点眼麻酔	153
電気眼振図	289, 290, 293
テンシロン・テスト	133, 277
点頭けいれん	286, 287
動眼神経	7
動眼神経核	96
動眼神経麻痺	228, 262, 272
東京女子医大第二式グレーティングカード	65, 68
瞳孔間距離	94
瞳孔径	197
瞳孔中心線	94
同時外転	258
同時視	41
同時知覚	109, 113
同質図形	105
同時プリズム遮閉試験	46, 128, 221
同側（性）複視	42, 125, 230, 234, 264
糖尿病網膜症	76
頭部傾斜	184
頭部打撲	288
動揺視	287
読書眼位	239
特発性上斜筋麻痺	91, 96
ともひき筋	17
ともむき筋	17, 131, 294

な行

内眼角距離	92
内眼角間距離/瞳孔間距離	94
内眼角贅皮	92, 93, 94, 257
内斜位	87, 190
内斜視	31, 38, 42, 89, 168, 173, 175, 178, 233, 257, 264
内斜視手術	168
内斜偏位	33
内側縦束	23, 273, 286, 287
内直筋	7, 8, 25, 164
内直筋後転術	159, 207, 222
内直筋後方縫着	179
内直筋前転	174
内直筋損傷	250
内直筋短縮（術）	187, 188, 202, 252
内直筋断裂	252
内転	16
内転時の過度の上転	90
内反症手術	247
内方回旋	211
内方回旋斜位	87
軟部条件	138
二重焦点レンズ	38
二重対応	123
ニスタグモグラフ	290
乳児眼振	293
乳児内斜視	51, 89, 97, 168, 175, 218
ニューロンチン®	294
人形の眼反射	131

は行

縫い代	143
ネジ式開瞼器	146, 147
脳室周囲白質軟化症	97
脳性麻痺	97
パーキンソニズム	33
バイクリル® 糸	161, 165
背理性固視	55
背理性神経支配	266, 269
背理性複視	123, 200
白内障	55, 154, 192, 283
バゴリーニ線条ガラス試験（→Bagolini 線条ガラス試験）	101, 182
バックル除去	249
ハプロスコープ	87
パラソル細胞	74
原田-伊藤法	213, 237
バラッケ開瞼器	147
バラッケ氏マイクロ持針器	149
はりあい筋	17, 23
バンガータ開瞼器	147
半透明遮閉版	130
ひき運動	17
非吸収糸	240
非球面定数	71
非共同性斜視	95, 184
非共同性内斜視	180
非屈折性調節性内斜視	31, 38, 184
微小角斜視	176
微小視野	4
微小斜視	43, 44, 80, 91, 95, 182
微小斜視弱視	54, 176, 182
微小内斜視	95
鼻側水平移動術	212
ビタミン B_1	277
ビタミン B_1 欠乏症	288
ビタミン B_2	277
ひっぱり試験	102, 144, 264
非低調節性輻湊過多	90
鼻毛様体神経	7
ピロカルピン	40
風景的遠近効果	109
プーリー，プリー（→pulley）	
フーリエ解析	70
フーリエ記述子	71
フェンタニル	154
フォトレフラクトメータ	62
不完全遮閉法	120
不完全麻痺	228, 229
複合神経麻痺	262
複視	2, 32, 41, 42, 91, 123, 180, 185, 192, 200, 208, 210, 214, 224, 226—228, 231, 234, 237, 242, 264, 266, 287
複視検査	107
副腎皮質ステロイド	274
輻湊	18, 29, 35, 36, 105, 133, 188, 190, 266

輻湊開散運動	23			よせ運動	18
輻湊過多（型）内斜視	89, 178	**ま 行**		読み分け困難	49, 66, 80
輻湊近点	133				
輻湊けいれん	32	マイクロ角膜縫合鑷子	146	**ら 行**	
輻湊・後退眼振	286, 288	マイクロペリメトリ	76		
輻湊性調節	197, 198	マイトマイシンC	247	ラリンジアルマスク	152
輻湊不全	32	マイナス1法	295	乱視	63
輻湊不全麻痺	32	膜プリズム	224	立体視	41, 50, 109, 169, 193
輻湊麻痺	32	麻酔法	151	立体視感受性期	51
副鼻腔内視鏡	250	まつわり距離	8, 9	立体視スコア	196
不調和性異常網膜対応	122	麻痺筋	130	立体視の感受性期	3
物体の明暗	109	麻痺性斜視	23, 42, 89, 95, 143, 184,	立体視発達の感受性期間	183
不同視	111, 183		224, 228	律動眼振	289, 293, 295
不同視弱視	54, 56, 76	麻痺性内斜視	233	リドカイン	153
不同視弱視モデル	59	慢性進行性外眼筋麻痺	95, 275	離反運動	18
不等像視	111, 119	見かけの調節力	191	両外直筋後転術	186
部分遮閉法	224, 226	ミジェット細胞	74	両眼加重	139, 141
部分調節性内斜視	31, 38, 89, 175	未熟児網膜症	172	両眼眼瞼下垂	238
部分白内障	4	道づれ領	55, 122, 129	両眼視	36, 41
プラス1法	295	ミトコンドリアDNA	275	両眼単一視	109
振子眼振	289	味涙反射	257	両眼同方向運動	131
振子様眼振	287	むき運動	17, 23, 29, 131, 183	両眼複視	42
プリズム	183	むき運動不全	263	両眼離反運動	238
プリズム眼鏡	5	無鈎鑷子	155	両側外直筋	187
プリズム遮閉試験	46, 99, 169	メートル角	36, 89	両側性Duane症候群	258
プリズム順応試験	101, 102, 211	メスチノン®	274	輪部切開法	155, 157
プリズム中和法	120	メタアナリシス	83	累進屈折力レンズ	38
プリズム治療	224, 228	メマンチン	294	涙腺神経	7
プリズムバー	34	免疫抑制薬	274	レチノスコープ	63
プリズム膜	239	網膜異常説	58	ロストマッスル	162
プリズム融像幅	106	網膜異常対応	122, 129, 176, 184		
プリズム療法	287	網膜色素変性	277	**わ 行**	
フレネルプリズムレンズ	101	網膜正常対応	122, 200		
プログラフ®	274	網膜像ずれ	109	輪通し法	111, 112, 120
プロポフォール	153	網膜対応	122		
分離	123	網膜対応欠如	122	**数字**	
分離性回旋偏位	220	網膜対応点	122		
分離性水平偏位	220	網膜電図	58	一塩基多型	98
平滑筋	26	網膜剥離	76	1眼同時3筋手術	219
米国小児眼科学会	187	網膜剥離バックル術	247	一次健診	83
ベノキシール®	153	モーメント	203	一次視覚野	60
ヘマトキシリン-エオジン	268	文字コントラスト感度検査	73	1次偏位	22, 23
ヘリカルCT	138	モスキート鉗子	149, 205	一卵性双生児	97
片眼性斜視	88	戻り	185, 276	二次健診	83
偏光眼鏡	121	森実（式）ドットカード	66, 68	二次性斜視	90
偏光フィルタ	193			二次性内斜視	180
偏光フィルタ眼鏡	115	**や 行**		2次偏位	22, 23
偏心固視	79			二卵性双生児	97
偏心固視点	55	有鈎鑷子	147	3歳児健診	82
片側後転短縮術	187	融像	5, 41, 103, 109, 170, 180, 182	三杆法	111, 114, 121
ペンライト	65, 93, 169	融像除去眼位	86	三次健診	83
房室ブロック	277	融像性輻湊	30, 31, 35, 38	3直筋の切腱	232
放射状切開	155	融像性輻湊運動	21, 183	3D	35
傍正中橋網様体	23	融像幅	113	3Dコンソーシアム	36
傍トルコ鞍部腫瘍	286, 288	癒着性斜視	247	4-0エルプ®糸	147
ボツリヌス毒素	202	陽性残像検査	126	4Δ基底外方試験	182
ボトックス®	251	陽性残像試験	124	4 prism diopters base-out test	182
本態性乳児内斜視	168	羊膜移植術	247	9方向むき眼位	211, 235
		翼状片	247		
		抑制	41, 117, 184		
		抑制暗点	43, 44, 182		

ギリシャ文字

α-chimaerin	253
α 角	94
γ 角	202
κ 角	93, 94

A−E

A 型外斜視	208
A 型内斜視	203, 208, 238
abnormal retinal correspondence	200
AC/A 比	30, 38, 94, 184
accommodative convergence	30, 130
accommodative convergence/accommodation	30, 38, 184
accommodative esotropia	31
AChR	272, 274
adjustable suture technique	239
Adler	185
afterimage test	124, 126
albinism	98
Alexander の法則	286, 293
alignment	130
alternate cover test	99, 130
alternate current electronystagmography	289
alternate prism cover test	46, 100, 128, 212, 220
Ames	110
ametropic amblyopia	54
Anderson 法	294
angle of anomaly	122
angular vision	67
animal(s)	115, 172, 178
animals test	128
aniseikonia	111, 119
anisometropia	111
anisometropic amblyopia	54
anomalous retinal correspondence	122, 184
antagonistic muscle	17
anterior ciliary artery	10
APCT	100, 211, 220
ARC	122, 200
areal perspective	109
ARIX	96
Arnoid-Chiari 奇形	286, 288
Aulhorn	113
AV	67
A-V 型斜視	91, 203, 217, 262
Bagolini 線条ガラス試験	45, 68, 69, 101, 107, 121, 123, 124, 129, 172
Bagolini striated glasses test	123, 124, 182
band-pass 型	73, 74
Baumgarten	266
Bell 現象	131, 266, 268
Bielschowsky 頭部傾斜試験	132, 216, 237
Bielschowsky type	90
binocular diplopia	42
binocular rivalry	43
binocular single vision	109
binocular vision	41
biofeedback 法	287
bipolar cautery	160
Birch	116
blur point	105, 107
Boeder 理論	16
BOLD 効果	139
break point	105
Brian-Franceshetti 型	179
Brodmann	60
Brown 症候群	184, 262, 263, 292
Burian type	90
Cajal 間質核	286, 288
Cardiff Acuity Test	65
CAT-2000	74
CCDD	96, 253
CCO	275
central tenotomy	261
CFEOM	95, 96, 253, 271
CHN1	253, 256
chronic progressive external ophthalmoplegia	95, 275
circle(s)	115, 172, 178
circles test	128
Clarke	84
Cole	242
comitant strabismus	95
confusion	42
congenital cranial dysinnervation disorder	253
congenital cranial dysinnervation disorders	96
congenital esotropi	168
congenital fibrosis of extraocular muscles	95
congenital fibrosis of the extraocular muscles	253, 271
connective tissue septa	250
consecutive exotropia	200
constant exotropia	200
convergence	18, 29, 30
convergence insufficiency	32
convergence palsy	32
convergence paresis	32
convergence-retraction nystagmus	288
convergence spasm	32
convergent strabismus fixus	278
cortical vision	67
cover test	99
cover-uncover test	99, 130
CPEO	95, 275
craniocervical junction	286
crossed diplopia	43
cross fixation	184
Crouzon 病	93
CST	79
CSV-1000E	73
CT	99
CUT	99
CV	67
cyclopean perception	110
cyclo-swap-test	79
cytochrome c oxidase	275
Dartmouth 学派	120
DC-EOG	289
DeMorsier 症候群	257
deoxyhemoglobin	139
Descemet 膜皺襞	10
DHD	220
diplopia	42
diplopia field	5, 6
direct current electrooculography	289
dissociated horizontal deviation	220
dissociated strabismus complex	220
dissociated torsional deviation	220
dissociated vertical deviation	98, 168, 213, 220, 296
dissociation	123
divergence	18, 29
divergence palsy	33
DNA 多型	98
doll's eye phenomenon	131
Dorellop 管	255
double depressor palsy	131
double-elevator palsy	181
downbeat nystagmus	208, 286, 288
down shoot	257, 258, 296
down shoot eye slip due to muscle slip	259
DTD	220
Duane 症候群	95, 181, 184, 253, 262, 292, 296
Duane 橈側列欠損症候群	253
Duane-Holt-Oram syndrome	256
Duane retraction syndrome 1	256
duction	17, 130
DURS1	256
DURS2	256
DURS2 locus	253
Dutch Applied Science Institute	116
DVD	98, 168, 213, 220, 296
Ebixa®	294
EBM	77
Eidactics	142
EIE	168
elastin	27
electromyogram	253
electronystagmography	289, 290
electro-oculogram	33, 134
electroretinogram	58
EMG	253
EMR-9	291
end point nystagmus	287
ENG	289, 290
EOG	33, 134
ERG	58
esotropia	278

essential infantile esotropia	168
evidence based medicine	77
exophoria	269
eye slip due to muscle slip 理論	258

F-J

Faden 手術	179, 222, 296
Faden 法	217
Far-Gradient 法	184
fat adherence syndrome	247
FEF	140
Ferris	165
fibrosis	266
Fick 座標	15
field of view	138
Fincham	35
fly	115, 172, 178
fly test	128
fMRI	59, 60, 139
forced choice PL	65
forced duction test	133, 251
form vision deprivation amblyopia	54
Fourier 解析	70
FOV	138
fovea	41, 42
foveation	286
FPL 法	65
Franceschetti type	90
Fresnel プリズムレンズ	101
Frieden wald-Guyton	271
Frisby Stereotest	111, 117, 118
frontal eye field	140
functional magnetic resonance imaging	60
functional MRI	139
fusion	41, 109
fusional convergence	30
general fibrosis syndrome	256, 266
glissade	134
global stereopsis	113
Goldenhar 症候群	257
Grating acuity card	68
grating acuity cards 法	47
grating stimuli paddles	65, 68
Guillain-Mollaret 三角	286, 288
Guyton の小切開斜視手術	156
half-angle rule	27
hand-eye coodination	79
hang-loose 法	217
haploscope	124
harmonious anomalous retinal correspondence	122
head oscillation	287
Health Technology Assessment	82
heavy eye syndrome	278
Hering	110
Hering (の法) 則	23, 128, 131
Hering's law of equal innervation	23
Hess 赤緑試験	34, 131, 132, 134, 211, 215, 224, 227, 234, 252, 272

Hess チャート	4, 6, 142, 248
Heuck	266
HGPPS	253
highly myopic strabismus	278
Hirschberg	269
Hirschberg 試験	130
Hirschberg 法	45, 92, 93, 100, 170, 180
horizontal diplopia	42
horizontal gaze palsy with progressive scoliosis	253
Horner 症候群	272
Hotchkiss	253
HTA	82
Huber	253
Huber 分類	254
human smooth muscle α-actin 免疫染色	27
Hummelsheim 法	23, 232
infantile esotropia	168
interlude	295
IO	164, 281
IR	164
iseikonic	120
IVC 層	60
Jampolsky 法	258
Jampolsky 理論	259
Jensen 法	151, 231, 232, 293
jerk nystagmus	289
jerky nystagmus	287
Julesz	110
junction 障害	288

K-O

Kearns-Sayre syndrome	277
Kestenbaum 手術	293
Kestenbaum 法	294
KIF21A	96
Klippeil-Feil 症候群	257
Knapp 分類	211
Krimsky	269
Krimsky プリズム試験	172
Krimsky 法	45, 100, 170, 180
KSS	277
L 字状結膜切開	159
lack of retinal correspondence	122, 200
Landolt 環字一つ視標	67
Landolt 環並列視標	67
Lang	91, 111
Lang Stereotest	66, 111, 117, 121
Lang two pencil test	111, 121
Lang type	90
LEA Gratings	65
levator aponeurosis	12
light and dark	109
light-near dissociation	32
limbal incision	155
linear perspective	109
Listing (の法) 則	21, 27
Listing 平面	21

Listing's half-angle rule	27
Lockwood 靱帯	11, 12
lost muscle	151, 173, 240
low-pass 型	73, 74
LR	164, 281
LRC	200
M 系	74
M-5R	147
MA	36
Maddox レンズ	121
magno cell system	74
major amblyoscope	38, 111, 112, 124
Marcus Gunn 現象	257, 260, 261
Marfan 様運動過剰症候群	257
Masson trichrome 染色	27
medial longitudinal fasciculus	23, 273
meridional amblyopia	54
meter angle	36
mfERG	61
microdebrider	250
microsatellite 領域	98
microstrabismus	182
microtropia	43, 44, 80, 95
microtropic amblyopia	54
midget cell	74
Miller	26, 253
MLF	23, 273
Möbius 症候群	253, 257, 292
modulation transfer function	73
monocular cue	109
monocular cue for stereopsis	109
monocular diplopia	42
monocular movement parallax	109
monofixation syndrome	169
Moore-Johnson- 石川変法	78
MR	164
MRI	25, 250, 252, 253, 268, 282
mtDNA	275
MTF	73
Müller 筋	270
Multi-Ethnic Pediatric Eye Disease Study Group	83
multifocal ERG	61
multiple-center study	77
muscle specific tyrosine kinase	274
MuSK	274
myoclonus	288
myopic strabismus fixus	278
NAT	120
NC-10®	194
near point of convergence	133
near swap	79
near switch	79
negative afterimage test	126
New Aniseikonia Test	120
Nikon ツインチャート NC-10®	194
noncomitant strabismus	95
nonrefractive accommodative esotropia	38
Noonan 症候群	257

normal retinal correspondence	122, 200	
normosensorial late onset esotropia		90
NPC		133
NRC		122, 200
nterposition		109
ocular counter-rolling reflex		238
ocular dominance column		60
oculopalatal tremor		286, 288
Ogle		110
OKIHIRO 症候群		256
OKN	47, 65-67, 69, 132, 237	
operant PL		65
OPL 法		65
optokinetic nystagmus	47, 65, 67, 132, 237	
Orbit™		142
organic amblyopia		54
orthophoria		86
orthoposition		88
orthotropia		88
oscillopia		287
over action		134
over-depression in adduction		91
over-elevation in adduction		90
oxy/deoxy 比		139
oxyhemoglobin		139

P－T

P$_{100}$ 頂点潜時		49
P 系		74
PAN		288, 295
panogrphic method		121
Panum		110
Panum の融像圏		109
Panum の融像感覚圏		103
Panum's fusional area		109
paradoxical diplopia		123
paradoxical innervation		269
paramedian pontine reticular formation		23
parasol cell		74
paresis		33
Parks 円蓋部切開法		156
Parks の3段階法		210, 214
Parks の手術式		187
partial volume effect		138
parvo cell system		74
PAT		101, 211
PCT		99
PDH		113
Pediatric Eye Disease Investigator Group		77
PEDIG		77
Pelli-Robson chart		73
pencil-in-hole 法		111, 112
pendular nystagmus		289
pendular nystamus		287

periodic alternating nystagmus	286, 288, 295	
perverted convergence movement		269
phase difference haploscope		113, 124
phoria myopia		32
PHOX2A		96
PL		65, 67, 69
PL 法		47, 65
placebo		77
Pola test		111, 114
PONV		154
positive afterimage test		124, 126
posterior fossa malformations		288
postoperative nausea and vomiting		154
PPRF		23
preferential looking	47, 65, 67, 69	
primary exotropia		200
prism adaptation test		101, 211
prism cover test		99
proximal convergence		30
pseudostrabismus		92
pulley	11, 21, 25, 91, 143, 279	
pulley 組織の構成要素		27
Purkinje-Sanson 第1像		170, 172
Q 値		71
quick method		66
ragged-red fiber		275
random dot stereogram		110
Randot Preschool Stereoacuity Test		116
Randot Stereo Test		111
range of fusion		113
range of motion		130
reading position		239
recovery point		105
red filter test		124, 125
relative size		109
response AC/A 比		38
retinal correspondence		122
retinal corresponding point		122
retinal disparity		109
retinotopic mapping		60
saccadic eye movement		134, 238
saccadic response		287
SALLA		256
Schillinger 法		231, 232
secondary exotropia		200
see-saw 眼振		286, 288
SEM		134
sensory exotropia		200
Sherrington 則		23
Sherrington reciprocal innervation 則		23
short TI inversion recovery		137
simultaneous abduction		258
simultaneous perception	41, 109, 113	
simultaneous prism cover test	46, 128, 221	
single prism cover test		46, 128

skew deviation		131, 224
skiascopy		62
slipped muscle	173, 174, 240	
slow saccade		134
Smith		242
smooth pursuit eye movement		134
smooth pursuit movement		238
SNP		98
Southern ブロット		276
space eikonometer		120
spasmus nutans		286, 287
SPCT		221
SPEM		134
SR		281
SS		43
staircase method		66
staircase pattern		134
stereopsis		41
stereoscopic vision		109
Stilling		253
Stilling-Türk-Duane retraction syndrome		253
stimulus AC/A 比		38
STIR 画像		137
strabismic amblyopia		54
strabismus deorsoadductorius		91
strabismus sursoadductorius		90
stretch receptor		10
subnormal binocular vision		169
suppression		117, 184
suppression scotoma		43, 44
Swan 法		205
synergistic divergence		258
synergistic muscle		17
synoptophore		124
TAC		65, 68
Teller Acuity Cards®	65, 68, 69	
Tenon 囊	11, 25, 155, 173, 205, 240	
Tenon 囊下麻酔		153
Tillaux のらせん		7, 8, 212
Titmus Stereo Test	34, 111, 114, 121, 128, 143, 169, 178, 193, 261	
TNO 法		116
TNO Stereo Test	69, 111, 116, 261	
torsional diplopia		43
transconjunctival incision in the cul-de-sac		156
transconjunctival incision in the palpebral opening		156
translucent occluder		130
trochlea-tendon complex		263
T.S.T.		178
TST		169, 193
TUBB3		96
Türk		253
Tweed		27
two-pencil 法		120
two pencil test		111

U-Z

unharmonious anomalous retinal correspondence	122
upbeat nystagmus	286, 288
up shoot	257, 258, 296
V型外斜視	203, 205, 208, 238, 296
V型内斜視	208
V度	203
V_1	7, 50
V5	141
V5野	140
Van Eeckhoutte	242
van Gieson 染色	27
VDT 症侯群	32
vectographic method	115, 121
Vector Vision	73
VEP	47, 65, 66, 67, 69, 76
vergence	18
vergence movement	238
version	17, 29, 130
vertical diplopia	43
vestibulo-ocular reflex	238
Vieth-Müller circle	103
visual display terminal	32
visual evoked potential	47, 65, 67, 76
visual space	122
visuomotor task	79
vocal anesthesia	152
von Hippe-Lindau 病	257
von Noorden	168, 242
VOR	238
waveforms of nystagmus	287
Wernicke 脳症	286
Wheatstone	109
Whitnall 靭帯	11
Wieger 靭帯	13
Wolff-Parkinson-White syndrome	277
Worth 4灯試験	34, 45, 107, 124, 126
Worth four-dot test	124, 126
WPW 症侯群	277
Wright	165
yoke muscle	17, 19
Y-splitting 法	296
Y-splitting and recession	258

中山書店の出版物に関する情報は,小社サポートページをご覧ください.
http://www.nakayamashoten.co.jp/bookss/define/support/support.html

---

専門医のための眼科診療クオリファイ　22
弱視・斜視診療のスタンダード

2014年6月19日　初版第1刷発行 ©〔検印省略〕

シリーズ総編集………大鹿哲郎
　　　　　　　　　　大橋裕一

編集………………不二門　尚

発行者……………平田　直

発行所……………株式会社 中山書店
　　　　　　〒113-8666 東京都文京区白山1-25-14
　　　　　　TEL 03-3813-1100（代表）　振替 00130-5-196565
　　　　　　http://www.nakayamashoten.co.jp/

本文デザイン・装丁……藤岡雅史（プロジェクト・エス）

印刷・製本………中央印刷株式会社

ISBN978-4-521-73919-9
Published by Nakayama Shoten Co., Ltd.　　　　　　　Printed in Japan
落丁・乱丁の場合はお取り替えいたします

・本書の複製権・上映権・譲渡権・公衆送信権（送信可能化権を含む）は株式会社中山書店が保有します.

　JCOPY ＜(社)出版者著作権管理機構 委託出版物＞
本書の無断複写は著作権法上での例外を除き禁じられています．複写される場合は，そのつど事前に，(社)出版者著作権管理機構（電話 03-3513-6969, FAX 03-3513-6979, e-mail: info@jcopy.or.jp）の許諾を得てください．

本書をスキャン・デジタルデータ化するなどの複製を無許諾で行う行為は，著作権法上での限られた例外（「私的使用のための複製」など）を除き著作権法違反となります．なお，大学・病院・企業などにおいて，内部的に業務上使用する目的で上記の行為を行うことは，私的使用には該当せず違法です．また私的使用のためであっても，代行業者等の第三者に依頼して使用する本人以外の者が上記の行為を行うことは違法です．

Righton

ハンディレフ　レチノマックス3　*Retinomax 3*
ハンディオートレフラクトケラトメータ　レチノマックスK-プラス3　*Retinomax K-plus 3*

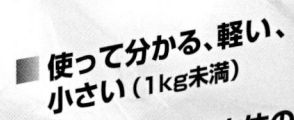

■ 使って分かる、軽い、小さい（1kg未満）

■ 水平センサーが本体の傾きを検出・表示

■ 瞳孔サイズを自動測定（表示・プリント）

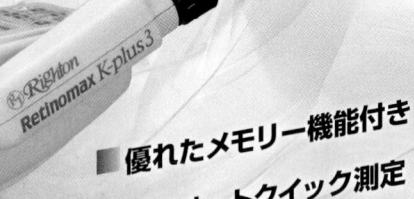

■ 優れたメモリー機能付き

■ 切替え不要のオートクイック測定

■ 細くてにぎりやすいグリップ

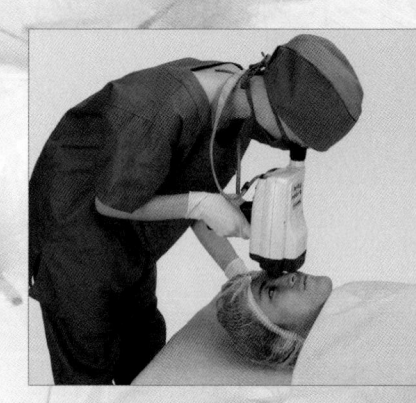

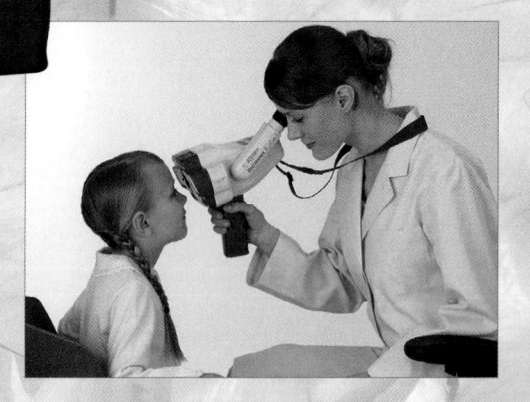

さらに機動力をアップ

6秒間測定が行われないと自動的にクイックモード（0.07秒で高速測定）。
水平センサーが本体の傾きを検出して、精確に数値を表示。
瞳孔サイズを自動測定（表示・プリント）して、緊張性調節などを確認可能。
最後に測定した人のデータ／最大50人（100眼）のデータをメモリー。
ACアダプター内蔵のステーションにDCコードで接続すれば、長時間測定可能。
「5回測定＋「リトライ3回」で、測定精度と安定度が向上。」
レチノマックスシリーズの優れた機能を継承。

製造販売元
株式会社ライト製作所
〒981-3521　宮城県黒川郡大郷町中村字屋敷前45番地の1
TEL（022）359-2711　FAX（022）359-3413
本社・営業　〒174-8633　東京都板橋区前野町1丁目47番3号
TEL（03）3960-2275　FAX（03）3960-2285
ホームページ：http://www.rightmfg.co.jp
Eメール：eigyousitsu@rightmfg.co.jp

サービス
株式会社東北ライト製作所
〒981-3521　宮城県黒川郡大郷町中村字屋敷前45番地の1
TEL（022）359-3113　FAX（022）359-3213

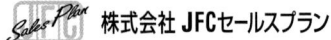

国内総代理店（眼科市場）
Sales Plan
株式会社 JFCセールスプラン
本　　社　〒113-0033　東京都文京区本郷4-3-4　明治安田生命本郷ビル
　　　　　TEL（03）5684-8531　FAX（03）5684-8533
大阪支店　TEL（06）6271-3341　FAX（06）6271-3345
名古屋営業所　TEL（052）261-1931　FAX（052）261-1933
福岡営業所　TEL（092）414-7360　FAX（092）414-3463

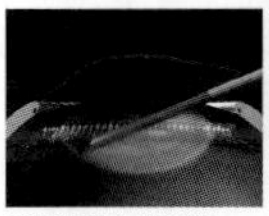
超音波乳化吸引術

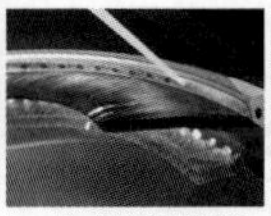
レーザー線維柱帯形成術

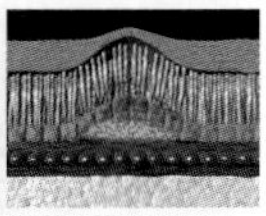
滲出型加齢黄斑変性

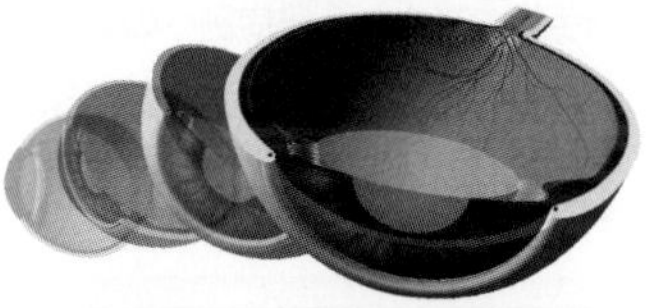

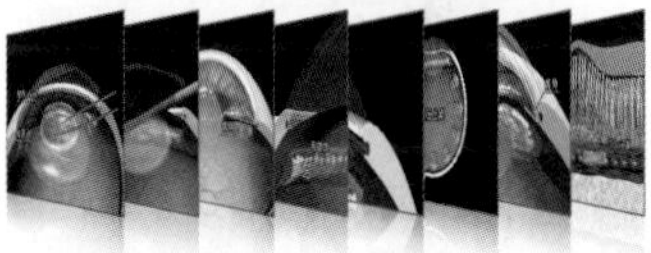

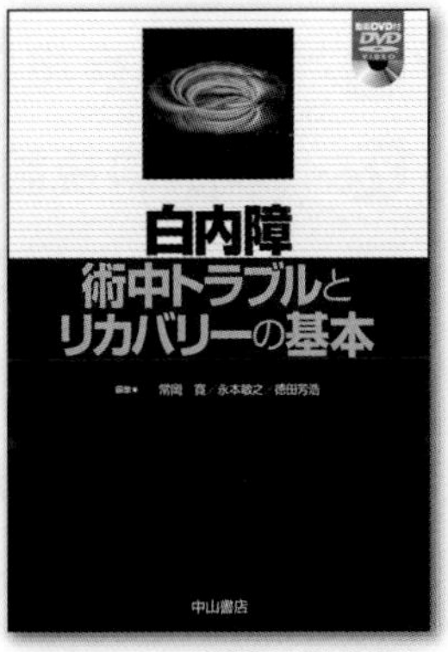

著者40年の歩みのまさに『集大成』！
白内障手術が完璧にマスターできる！

[動画＋本文PDF] DVD付

連続写真と動画で学ぶ
白内障手術パーフェクトマスター
基本から難症例への対処法まで

入局以来40年を白内障手術とともに歩んできた著者が，12年間1万5千件の手術に基づき，白内障手術の基本から難症例への対処法までを，多数の連続写真と動画によって詳細に解説．

特徴
- 写真中に手技のポイントが直接記載されており，非常にわかりやすい．
- 患者さんへの手術説明やインフォームド・コンセントにも役立つ内容．
- DVDには本文全頁のPDFファイルと計4時間40分に及ぶ動画188本を収載．

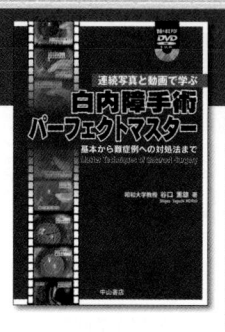

著●谷口重雄（昭和大学教授）

B5版／上製／4色刷／344頁
定価（本体23,000円＋税）
ISBN978-4-521-73910-6

専門医認定をめざす，専門医の資格を更新する眼科医必携！
変化の速い眼科領域の知見をプラクティカルに解説

専門医のための 眼科診療クオリファイ

第Ⅲ期（21～30巻）刊行開始！

シリーズ総編集●大鹿哲郎（筑波大学）　大橋裕一（愛媛大学）
●B5判／4色刷／各巻約250頁

●各巻の構成と編集

㉑	眼救急疾患スクランブル	坂本泰二（鹿児島大学）	定価（本体14,500円＋税）
㉒	弱視・斜視診療のスタンダード	不二門 尚（大阪大学）	定価（本体14,000円＋税）
㉓	眼科診療と関連法規	村田敏規，鳥山佑一（信州大学）	本体予価13,500円
㉔	前眼部の画像診断	前田直之（大阪大学）	本体予価13,500円
㉕	角膜混濁のすべて	井上幸次（鳥取大学）	本体予価13,500円
㉖	ロービジョンケアの実際	山本修一（千葉大学）	本体予価13,500円
㉗	視野検査とその評価	松本長太（近畿大学）	本体予価13,500円
㉘	近視の病態とマネジメント	大野京子（東京医科歯科大学）	本体予価13,500円
㉙	眼形成手術	嘉鳥信忠（聖隷浜松病院）渡辺彰英（京都府立医科大学）	本体予価13,500円
㉚	眼の発生と解剖	大鹿哲郎（筑波大学）	本体予価13,500円

パンフレットございます！

おトクで確実です!!
第Ⅲ期 購読申込受付中!!

第Ⅲ期（全10冊）本体予価合計
~~136,500円＋税~~
↓ セット価格
120,000円＋税
（16,500円 off!!）

※送料サービス
※お支払は前金制
※お申し込みはお出入りの書店または直接中山書店までお願いします

※配本順，タイトルは諸事情により変更する場合がございます．

中山書店　〒113-8666　東京都文京区白山1-25-14　TEL 03-3813-1100　FAX 03-3816-1015
http://www.nakayamashoten.co.jp/